全国中等医药卫生职业教育"十二五"规划教材

解 剖 学 基 础

（供护理、助产、康复技术、农村医学等专业用）

主　编　张　真（哈尔滨市卫生学校）
副主编　程田志（南阳医学高等专科学校）
　　　　王发宝（牡丹江市卫生学校）
　　　　杜　喆（沈阳医学院附属卫生学校）
　　　　马德全（黑龙江护理高等专科学校）
　　　　贺　生（南阳医学高等专科学校）

中国中医药出版社
·北　京·

图书在版编目（CIP）数据

解剖学基础／张真主编 . —北京：中国中医药出版社，2013.8（2016.11重印）

全国中等医药卫生职业教育"十二五"规划教材

ISBN 978-7-5132-1517-6

Ⅰ . ①解… Ⅱ . ①张… Ⅲ . ①人体解剖学 – 中等专业学校 – 教材

Ⅳ. ① R322

中国版本图书馆 CIP 数据核字（2013）第 131744 号

中 国 中 医 药 出 版 社 出 版

北京市朝阳区北三环东路 28 号易亨大厦 16 层

邮政编码 100013

传真 010 64405750

龙口市众邦传媒有限公司印刷

各地新华书店经销

*

开本 787×1092 1/16 印张 20.5 字数 456 千字

2013 年 8 月第 1 版 2016 年 11 月第 4 次印刷

书 号 ISBN 978-7-5132-1517-6

*

定价 49.00 元

网址 www.cptcm.com

全国中等医药卫生职业教育"十二五"规划教材
专家指导委员会

全国中等医药卫生职业教育"十二五"规划教材
《解剖学基础》编委会

前　言

　　"全国中等医药卫生职业教育'十二五'规划教材"由中国职业技术教育学会教材工作委员会中等医药卫生职业教育教材建设研究会组织，全国120余所高等和中等医药卫生院校及相关医院、医药企业联合编写，中国中医药出版社出版。主要供全国中等医药卫生职业学校护理、助产、药剂、医学检验技术、口腔修复工艺专业使用。

　　《国家中长期教育改革和发展规划纲要（2010－2020年）》中明确提出，要大力发展职业教育，并将职业教育纳入经济社会发展和产业发展规划，使之成为推动经济发展、促进就业、改善民生、解决"三农"问题的重要途径。中等职业教育旨在满足社会对高素质劳动者和技能型人才的需求，其教材是教学的依据，在人才培养上具有举足轻重的作用。为了更好地适应我国医药卫生体制改革，适应中等医药卫生职业教育的教学发展和需求，体现国家对中等职业教育的最新教学要求，突出中等医药卫生职业教育的特色，中国职业技术教育学会教材工作委员会中等医药卫生职业教育教材建设研究会精心组织并完成了系列教材的建设工作。

　　本系列教材采用了"政府指导、学会主办、院校联办、出版社协办"的建设机制。2011年，在教育部宏观指导下，成立了中国职业技术教育学会教材工作委员会中等医药卫生职业教育教材建设研究会，将办公室设在中国中医药出版社，于同年即开展了系列规划教材的规划、组织工作。通过广泛调研、全国范围内主编遴选，历时近2年的时间，经过主编会议、全体编委会议、定稿会议，在700多位编者的共同努力下，完成了5个专业61本规划教材的编写工作。

　　本系列教材具有以下特点：

　　1. 以学生为中心，强调以就业为导向、以能力为本位、以岗位需求为标准的原则，按照技能型、服务型高素质劳动者的培养目标进行编写，体现"工学结合"的人才培养模式。

　　2. 教材内容充分体现中等医药卫生职业教育的特色，以教育部新的教学指导意见为纲领，注重针对性、适用性以及实用性，贴近学生、贴近岗位、贴近社会，符合中职教学实际。

　　3. 强化质量意识、精品意识，从教材内容结构、知识点、规范化、标准化、编写技巧、语言文字等方面加以改革，具备"精品教材"特质。

　　4. 教材内容与教学大纲一致，教材内容涵盖资格考试全部内容及所有考试要求的知识点，注重满足学生获得"双证书"及相关工作岗位需求，以利于学生就业，突出中等医药卫生职业教育的要求。

　　5. 创新教材呈现形式，图文并茂，版式设计新颖、活泼，符合中职学生认知规律及特点，以利于增强学习兴趣。

　　6. 配有相应的教学大纲，指导教与学，相关内容可在中国中医药出版社网站

（www. cptcm. com）上进行下载。本系列教材在编写过程中得到了教育部、中国职业技术教育学会教材工作委员会有关领导以及各院校的大力支持和高度关注，我们衷心希望本系列规划教材能在相关课程的教学中发挥积极的作用，通过教学实践的检验不断改进和完善。敬请各教学单位、教学人员以及广大学生多提宝贵意见，以便再版时予以修正，使教材质量不断提升。

中等医药卫生职业教育教材建设研究会

中国中医药出版社

2013 年 7 月

编写说明

　　本教材是按照《国家中长期教育改革和发展规划（2010~2020）纲要》要求，由中国职业技术教育学会教材工作委员会中等医药卫生职业教育教材建设研究会和中国中医药出版社组织编写的"全国中等医药卫生职业教育'十二五'规划教材"之一。

　　本教材以中等卫生职业教育教学指导意见为依据，兼顾全国卫生专业技术资格考试大纲要求，以培养高素质服务型和技能型人才为目标，凝聚教材创新和教育教学改革最新成果，在坚持基本理论、基本知识、基本技能基础上，遵循理论知识"必需、够用、实用"的原则，突出知识要点和实验要点，注意理论与临床紧密结合，力求教材贴近社会需求、贴近职业岗位需求、贴近学生现状、贴近执业资格考试，充分展现出本教材具有很强实用性和适应性的基本特征。本教材供护理、助产、康复技术、农村医学等专业使用。

　　本教材在编写形式上做了新的尝试：①知识要点：突出需要掌握、熟悉、了解的知识内容，揭示难点性内容，便于学生关注和教师备课。②知识链接或知识拓展：便于学生拓宽视野，培养学习和思维能力。③课堂互动：适当位置设置课堂互动，以培养学生的自学能力和创造性。④巧记忆：采取记忆口诀等方式以方便学生记忆和巩固知识。⑤同步训练：利于学生对掌握知识情况进行自我评价。⑥实验指导：便于师生实验教学。⑦插图：精选插图三百余幅，图像清晰，图文并茂，彰显本学科形态结构特征。

　　本教材共十二章。绪论和第一章由陈文苑编写；第二章由杜喆编写；第三章第一节由李桂军编写，第三章第二节由马德全和申雨娟编写；第四章由张冬、张真和郑天来编写；第五章由刘恒幼编写；第六章由王发宝编写；第七章第一节由王辉编写，第七章第二节由贺生编写；第八章由张真、张冬和郑天来编写；第九章由程田志编写；第十章由程田志编写；第十一章第一节王双生和李楠编写，第十一章第二节由赵鸿生和程田志编写，第十一章第三节由马德全编写，第十一章第四节由张真编写；第十二章由程田志编写。实验指导由相应章节编者编写。郑天来整理和绘制部分插图。

　　本教材凝聚了解剖学教学一线教师的智慧和心血，他们在百忙教学工作中放弃休息时间查阅大量资料，汲取兄弟院校教材建设成果，同心协力，真诚合作，得到了各参编院校领导的支持和帮助，在此深表感谢！由于时间和水平有限，难免有不足之处，诚请广大师生和读者提出宝贵意见，以便再版时修订！

《解剖学基础》编委会

2013年6月

目 录

绪　　论

 知识要点

> 掌握：解剖学方位术语。
> 熟悉：解剖学基础的概念；人体的组成。
> 了解：解剖学在医学中的地位；组织切片的染色法。
> 难点：方位和轴。

你知道自己的身体是由什么组成的吗？为什么心脏会跳动？为什么打针会疼痛？胚胎是怎样形成的？人体是神秘的，人类对自己的身体充满了浓厚的兴趣。《解剖学基础》将带你畅游神秘的人体，让你认识人体的组成、分部和结构，了解解剖学基础在医学中的地位。

一、解剖学基础的概念和在医学中的地位

（一）解剖学基础的概念

解剖学基础是一门研究正常人体形态结构的科学，其基本任务是探索和阐明人体器官与组织的形态特征、位置毗邻关系、生长发育规律和基本功能。根据研究和学习方法的不同，可分为系统解剖学、局部解剖学、影像应用解剖学和组织学、胚胎学等。本教材主要叙述系统解剖学、组织学和胚胎学。

系统解剖学主要是按照人体各系统（如运动系统、消化系统、神经系统等）描述各器官的形态结构；组织学是借助显微镜观察的方法，研究人体的细胞、组织、器官微细结构的科学；胚胎学是研究人体发生发育过程中，形态结构变化规律的科学。

（二）解剖学基础在医学中的地位

解剖学基础是一门重要的医学基础课程，它为其他基础医学和临床医学的学习，提供正常人体形态结构和发生发育规律的基础知识，以便更好地理解和分析人体的正常生理功能与病理变化，判断器官与组织的正常与异常，从而对疾病作出正确的诊断和治疗。正如清代名医王清任说："治病不明脏腑，何异于盲子夜行。"据统计，医学中 1/3 以上的名词均来源于解剖学，可见人体解剖学是一门重要的医学基础学科，是学习中医

和西医的必修课程。

 课堂互动

说一说：医学生学习解剖学基础的重要性是什么？

二、人体的组成和分部

（一）人体的组成

人体的基本结构和功能单位是细胞。许多形态结构相似、功能相近的细胞借细胞间质结合在一起构成组织。构成人体的基本组织有上皮组织、结缔组织、肌组织和神经组织。由几种组织有机地结合在一起，构成具有一定形态和功能的结构，称器官，如心、肝、肾等。由结构和功能密切相关的器官连接在一起，共同完成一种连续的生理功能，称系统。人体可分为9个系统，分别是运动系统、消化系统、呼吸系统、泌尿系统、生殖系统、脉管系统、感觉器官、内分泌系统和神经系统。各系统在神经系统的支配和调节下，相互联系，密切配合，完成各种复杂的生命活动，使人体成为一个完整统一的有机体。

消化、呼吸、泌尿及生殖系统的大部分器官都位于胸腔、腹腔和盆腔内，并借一定的孔道与外界相通，总称为内脏。

（二）人体的分部

按照人体的形态和部位，可将人体分为头、颈、躯干和四肢。头又分为颅部和面部。颈的后面称项部。躯干的前面又分为胸、腹、盆部和会阴；躯干的后面又分为背和腰。四肢分为上肢和下肢，上肢分为肩、臂、前臂和手；下肢分为臀、大腿、小腿和足。

 课堂互动

做一做：两人一组在活体上确认人体各个部位。

三、解剖学方位和术语

为了正确描述人体各器官、结构的位置及其相互关系，国际上规定了统一的解剖学姿势、方位、轴和面等术语。

（一）解剖学姿势

人体直立，两眼平视前方，上肢自然下垂，手掌向前，下肢并拢，足尖向前。在观察和说明人体各部的位置及其相互关系时，都应以此姿势为准（图0-1）。

 课堂互动

做一做：解剖学姿势，想一想它和立正姿势有什么不同的地方？

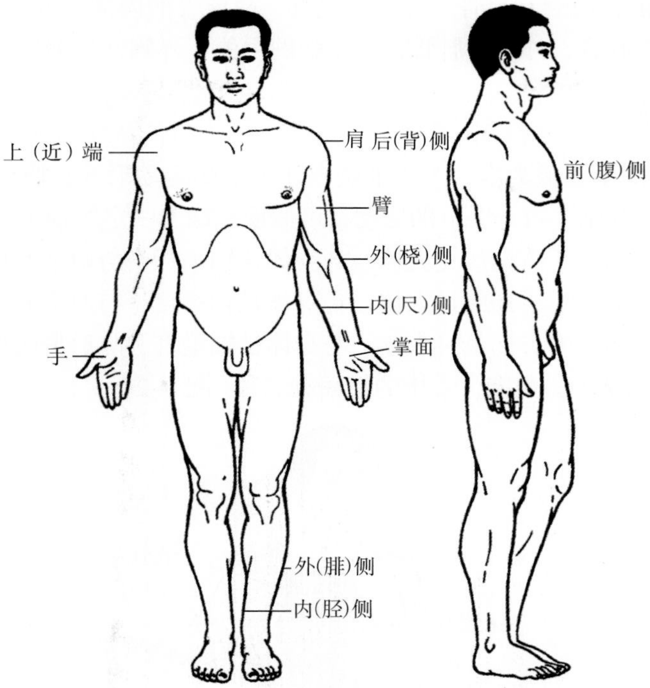

图 0-1　常用方位术语

巧 记 忆

解剖学姿势：直立垂臂并下肢，掌足向前眼平视。

（二）方位

以解剖学姿势为标准，规定了以下常用的方位术语，用以准确描述人体各结构之间的位置关系（图 0-1）。

1. **上和下**　用于描述器官或结构之间位置高低的术语。近头者为上，近足者为下。如眼位于鼻的上方，而口则位于鼻的下方。

2. **前和后**　是描述器官或结构之间与身体前、后面距离远近的位置关系术语。近腹侧面者为前，近背侧面者为后。

3. **内侧和外侧**　用于描述器官或结构之间与正中矢状面距离远近的位置关系术语。近正中矢状面者为内侧，反之为外侧。如眼位于鼻的外侧，而在耳的内侧。

4. **内和外**　是描述空腔器官或结构相互位置关系的术语。近腔者为内，远腔者为外。如心壁由内向外可分为内膜、肌层、外膜。

5. **浅和深**　用于描述与皮肤表面相对距离的位置关系术语。离皮肤近者为浅，远者为深。

6. **近侧和远侧**　用于描述四肢各部之间相互位置关系的术语。离躯干较近者称为近侧（近端或上端），离躯干较远者称为远侧（远端或下端）。

此外，由于前臂内侧有尺骨、外侧有桡骨，故前臂的内侧、外侧又分别称为尺侧、桡侧；小腿内侧有胫骨、外侧有腓骨，故小腿的内侧、外侧又分别称为胫侧、腓侧。

（三）轴和面

1. 轴　以解剖学姿势为准，为了准确叙述关节的运动形式，假设经过人体有三条相互垂直的线，称为轴。每个关节的运动都可假设围绕着一定的轴进行。

（1）垂直轴　为上下方向经过人体，与身体长轴平行、与地平面垂直的线。

（2）矢状轴　为前后方向经过人体，与身体长轴垂直、与地平面平行的线。

（3）冠状轴　为左右方向经过人体，与身体长轴垂直、与地平面平行的线。

2. 面　以解剖学姿势为准，常用的切面有三种（图0-2）。

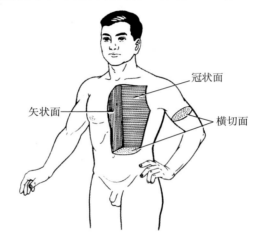

图0-2　人体切面术语

（1）矢状面　沿矢状轴方向，将人体或器官纵切为左、右两部分的切面。将人体分为左、右完全对称两半的切面，称为正中矢状面。

（2）冠状面　沿冠状轴方向，将人体或器官纵切为前、后两部分的切面，又称额状面。

（3）水平面　与上述两种切面垂直，将人体分为上、下两部分的切面，又称为横切面。

如以器官本身为标准，沿其长轴所做的切面为纵切面；与长轴垂直的切面则为横切面。

 课堂互动

做一做：在你的前臂上画出上述三种切面的方向。

附：组织切片的常用染色法

组织切片的染色是使无色的组织结构呈现颜色，增加对比度，便于镜下分辨。在组织学中，染色方法很多，但没有一种方法能使细胞全部结构同时呈现不同颜色。最常用的染色方法是苏木素－伊红染色法（简称 HE 染色）。苏木素为碱性染料，可将细胞核内的染色质和胞质内的核糖体染成紫蓝色；伊红为酸性染料，可将细胞质（浆）和细胞外基质中的成分染成粉红色。凡组织结构对苏木素起紫蓝色反应的称为嗜碱性，对伊红起红色反应的称为嗜酸性，对碱性或酸性染料亲和力均不强者则称为中性。

同步训练

一、名词解释

组织　器官　解剖学姿势

二、填空题

1. 人体由_____、_____、_____和_____构成。

2. _____、_____、_____和_____系统的大部分器官都位于体腔内，并借一定的孔道与外界相通，称内脏。

三、单项选择题

1. 以解剖学姿势为准，近头者为（　　　　）
   A. 上　　　　　　B. 下　　　　　　C. 近侧　　　　　　D. 远侧　　　　　　E. 内侧

2. 四肢近躯干者称为（　　　　）
   A. 内侧　　　　B. 外侧　　　　C. 近侧　　　　D. 远侧　　　　E. 上

3. 沿前后方向将人体分为左、右两部分的切面是（　　　　）
   A. 矢状面　　　B. 冠状面　　　C. 水平面　　　D. 纵切面　　　E. 正中矢状面

四、简答题

举例说明人体常用的轴有哪些？

第一章　细　　胞

📖 **知识要点**

掌握：细胞的基本结构。

熟悉：细胞器的概念、结构和功能；细胞核的结构。

了解：细胞的形态；细胞膜的结构。

难点：细胞膜的结构。

　　细胞是人体结构和功能的基本单位，一般要借助显微镜才能看到。人体内的细胞具有不同的形态和特定功能，人体的结构和一切生命活动都与细胞密切相关。如果将人体比喻成高楼大厦，细胞就是其中的一砖一瓦。要全面深入地学好人体的形态结构和功能，首先必须学好细胞的基础知识。

　　人体由数以亿计的细胞组成，细胞大小不一，形态各异。人体内大多数细胞的直径为 $6 \sim 30\mu m$，一般都要借助显微镜才能看到（成熟的卵细胞直径可达 $100 \sim 140\mu m$，肉眼勉强可见）。细胞的形态与其执行的功能和所处的部位密切相关，如血液中的红细胞呈两面微凹的圆盘形，肌细胞呈细长形，神经细胞有很多突起，上皮细胞呈扁平形、立方形、柱形等（图 1-1）。

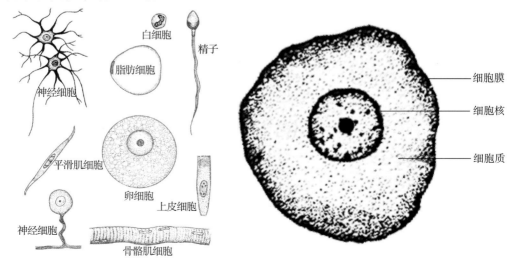

图 1-1　人体细胞的形态　　　　　图 1-2　光镜下细胞结构示意图

人体细胞尽管千差万别，但仍有共同的基本结构。细胞的基本结构为细胞膜、细胞质和细胞核三部分（图 1-2）。

第一节　细　胞　膜

细胞膜是细胞表面的一层薄膜，也称质膜，主要由脂质、蛋白质和糖类组成（图 1-3）。

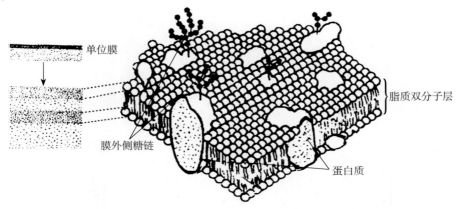

单位膜

膜外侧糖链

脂质双分子层

蛋白质

图 1-3　细胞膜分子结构示意图

细胞膜在光镜下难以分辨。电镜下，细胞膜呈现两暗夹一明的三层结构，即内、外两层呈深暗色，中间一层呈浅色。凡具有这三层结构图像的膜，称为单位膜。

细胞膜的分子结构，目前被广泛接受的是液态镶嵌模型学说（图 1-3），其基本内容是：以液态的脂质双分子层为基架，其中镶嵌着有不同结构、不同功能的蛋白质。脂质分子的双层膜通透性很低，是很好的隔膜；膜上的蛋白质分子，有的嵌在脂质分子之间叫"镶嵌蛋白质"，有的附着在脂质双层分子的表面叫"附着蛋白质"；糖分子多位于细胞膜的外表面，与蛋白质分子结合成糖蛋白，或与脂质分子结合成糖脂。镶嵌蛋白质与细胞膜的物质转运功能有关，附着蛋白质与细胞的变形运动、吞噬等有关，糖蛋白和糖脂与细胞的标识及抗原性有关。

第二节　细　胞　质

细胞质位于细胞膜与细胞核之间，是细胞完成多种生命活动的场所，由基质、细胞器和包含物组成。

一、基质

基质为无定型的胶状物质。基质中含有水、无机盐、脂质、糖类、蛋白质、氨基酸和核苷酸等，是细胞质内有形成分的生活环境，又是细胞进行多种物质代谢的重要场所。

二、细胞器

细胞器是指悬浮于细胞质内、具有特定的形态结构、执行一定生理功能的有形成分。光镜下可见到线粒体、高尔基复合体、中心体等细胞器。电镜下除看到上述细胞器外，还可看到溶酶体、内质网、核糖体、微体以及微管、微丝和中间丝等细胞器（图1-4）。若把细胞内部比作是一个繁忙的工厂，那么细胞器就是忙碌不停的"车间"，承载着细胞的生长、修复和控制等方面的功能。

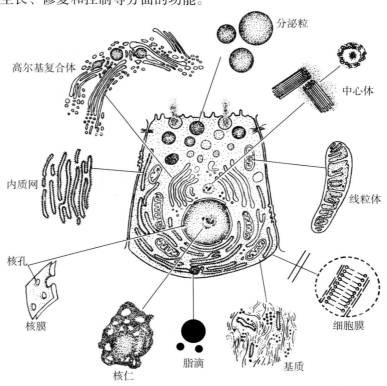

图 1-4　细胞超微结构示意图

1. 核糖体　又称核蛋白体，是一种颗粒状结构，主要由核糖核酸（RNA）和蛋白质组成，是细胞内合成蛋白质的场所。

2. 内质网　是细胞质内互相连通的膜性囊管系统。根据其表面有无核糖体附着而分为两类：

（1）粗面内质网　大多为扁平囊状，表面附着大量核糖体，具有合成和输送蛋白质的作用。

（2）滑面内质网　多呈分支管泡状，表面光滑，无核糖体附着。功能多而复杂，如合成激素、参与脂类和糖类代谢、解毒和调节钙离子储存及释放等。

3. 高尔基复合体　光镜下，高尔基复合体一般位于细胞核一侧，中心体的附近，呈网状。电镜下，由扁平囊泡、小泡和大泡三部分组成。高尔基复合体的主要功能是对粗面内质网合成的蛋白质进行加工、浓缩及包装形成分泌颗粒，故比喻为"细胞的加工厂"。此外，高尔基复合体还与溶酶体的形成有关。

4.**线粒体**　光镜下呈线状、杆状或颗粒状。人体细胞中，除成熟红细胞外，都有线粒体。线粒体的主要功能是产生三磷酸腺苷（ATP），为细胞活动提供能量，故其有"细胞供能站"之称。

5.**溶酶体**　溶酶体是由一层单位膜围成的小体，普遍存在于各种细胞中，内含多种水解酶，具有极强的消化分解物质的能力。它主要消化吞噬或吞饮进入细胞内的异物或细胞自身衰老的结构，因而常被称为细胞内的"清除器"。

6.**中心体**　光镜下，中心体位于细胞核附近，由中心粒和中心球构成，参与细胞的分裂活动。

7.**细胞骨架**　为细胞内丝状结构的总称，包括微丝、微管、中间丝等。它们有构成细胞支架、参与细胞运动和细胞分裂等功能。

主要细胞器的功能归纳如下（表1-1）。

表 1-1　主要细胞器的功能

细胞器	功能
核糖体	蛋白质的合成场所
内质网	粗面内质网：合成和输送蛋白质 滑面内质网：与糖、脂类、胆固醇激素的代谢和分泌等有关，解毒
高尔基复合体	对蛋白质进行加工、浓缩，形成分泌颗粒或溶酶体
线粒体	对营养物质进行氧化，释放能量（ATP）
溶酶体	消化分解被细胞吞噬的异物或细胞内衰老的结构

三、包含物

包含物不是细胞器，而是细胞质内一些不固定的有形成分，它们或是细胞贮存的营养物质，或是细胞的代谢产物，如脂滴、糖原、色素颗粒等。

第三节　细　胞　核

人体内的细胞（除成熟的红细胞外）通常具有一个细胞核，也有两个（如肝细胞、心肌细胞），甚至几十个乃至几百个的（如骨骼肌细胞）。细胞核的形态多呈圆形、卵圆形，也有其他形态的如分叶核、马蹄形核等。细胞核常位于细胞中央，有的偏于一侧。在电镜下观察，细胞核主要由核膜、核仁、染色质和核基质构成（图1-4）。

一、核膜

核膜为核表面的一层薄膜，由内、外两层单位膜构成，两层膜之间有间隙，称核周隙。外层核膜表面附有核糖体颗粒。核膜上有核孔，是细胞核和细胞质之间进行物质交换的通道。

二、核仁

核仁一般呈圆球状，多见一个，位置不定，常偏于核的一侧。核仁的主要成分是核糖核酸（RNA）和蛋白质，是合成核糖体的场所。

三、染色质与染色体

染色质是细胞间期核内分布不甚均匀、易被碱性染料着色的物质，其化学成分主要是 DNA 和蛋白质。在细胞分裂期，染色质细丝螺旋盘曲缠绕成一条条粗棒状的结构，即染色体，光镜下清晰可见。所以染色质与染色体是同一物质在细胞不同时期的两种表现形式。

染色体的数目是恒定的。人体细胞有 46 条染色体，组成 23 对。其中 22 对为常染色体，其形态男、女相同；另一对为性染色体，决定人类的性别，在男性为 XY，在女性为 XX。染色体是遗传物质的载体。

四、核基质

核基质又称核液，含水、蛋白质、无机盐等，能为核内代谢活动提供适宜的环境。

知识拓展

细胞培养技术

细胞培养技术也叫细胞克隆技术。细胞培养分为动物细胞培养和植物细胞培养，其中动物细胞培养是指在体外无菌条件下，模拟体内正常生理状态下的基本条件和环境，分离培养机体组织细胞或建立细胞系，并使得细胞在体外培养容器中生长或繁殖的方法。细胞培养技术在临床上常用于细胞学、遗传学、免疫学、病理学（肿瘤学）、实验医学等多种学科研究。

巧 记 忆

细胞结构歌诀：细胞膜，包最外，电镜三层看得清；

细胞质，在膜内，悬浮其中细胞器；

细胞核，在中间，遗传物质染色体。

同步训练

一、名词解释

细胞器

二、填空题

1.细胞是人体_____和_____的基本单位。

2.细胞的基本结构包括_____、_____和_____三部分。

3.细胞膜的化学成分主要是_____、_____和_____。

三、单项选择题

1.不属于细胞器的结构是（　　　）

　　A.溶酶体　　　B.中心体　　　C.线粒体　　　D.分泌颗粒　　　E.内质网

2.内含许多酶，可以促使物质氧化并释放能量的细胞器是（　　　）

　　A.溶酶体　　　B.中心体　　　C.线粒体　　　D.高尔基复合体　　　E.内质网

3.起防御和保护作用的细胞器是（　　　）

　　A.线粒体　　　B.中心体　　　C.高尔基复合体　　　D.溶酶体　　　E.内质网

4.染色质的主要化学成分（　　　）

　　A.DNA 和 RNA　　　B.RNA 和蛋白质　　　C.DNA 和蛋白质

　　D.RNA 和糖类　　　E.DNA 和糖类

四、简答题

简述细胞内主要细胞器的功能。

第二章　基本组织

📖 知识要点

　　掌握：血液组成，各种血细胞的正常值；神经元微细结构。
　　熟悉：被覆上皮的特点及其分布；疏松结缔组织的组成及各种细胞的功能；骨骼肌纤维的微细结构。
　　了解：腺上皮和腺；上皮组织的特殊结构；软骨组织和软骨、骨组织、心肌、平滑肌、神经胶质细胞、神经纤维和神经末梢的微细结构。
　　难点：上皮组织的特殊结构；血细胞的区别；神经元的微细结构。

　　人体具有4种基本组织，即上皮组织、结缔组织、肌组织和神经组织。人体器官的结构很复杂，但归纳起来都是由上述基本组织有机地结合而成。另外，每种组织均由特定的细胞和细胞间质构成。

第一节　上皮组织

　　上皮组织简称上皮，由密集排列的上皮细胞和少量的细胞间质组成。根据功能和分布，上皮可分为被覆上皮、腺上皮和感觉上皮。① 被覆上皮：覆盖于人体的外表面和体内各种管、囊、腔的内表面等，具有保护、吸收和分泌等功能。② 腺上皮：指以分泌功能为主的上皮。③ 感觉上皮：指具有特殊感觉功能的上皮，如眼、耳、鼻等处的上皮。

一、被覆上皮

（一）被覆上皮的分类及结构特点

　　被覆上皮种类多、分布广，按细胞的层数和形态不同，其分类和分布见图2-1。
　　被覆上皮虽然种类多，但具有以下共同特点：细胞多，细胞间质少，细胞排列紧密呈膜或层状；细胞有明显的极性，即朝向身体表面或有腔器官的腔面为游离面，与其相对的且与深部结缔组织相邻的一面为基底面；上皮组织内无血管，通过其深部的结缔组织渗透提供营养。

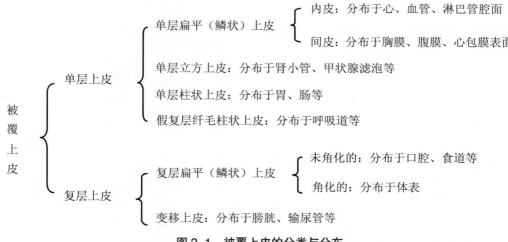

图 2-1 被覆上皮的分类与分布

巧 记 忆

被覆上皮特点歌诀：被覆上皮分单复，覆盖体表腔内外，
细胞多来间质少，极性明显无血管。

1. **单层扁平（鳞状）上皮** 很薄，只由一层扁平细胞组成（图 2-2，图 2-3）。从游离面看，细胞呈不规则形或多边形；细胞边缘呈锯齿状或波浪状，互相嵌合；核椭圆形，位于细胞中央。从切面看，细胞核呈扁形，胞质很薄，只有含核的部分略厚。

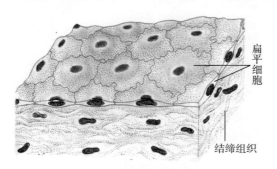

图 2-2 单层扁平上皮模式图

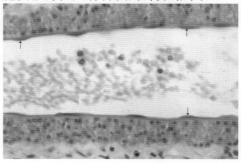

图 2-3 血管内皮细胞（高倍）
↑↓内皮细胞

衬贴在心、血管和淋巴管腔面的单层扁平上皮称内皮。内皮薄而光滑，有利于液体流动及物质透过。分布在胸膜、腹膜和心包膜表面的单层扁平上皮称间皮，分泌浆液，使细胞游离面湿润光滑，可减少器官运动时产生的摩擦。

巧 记 忆

单层扁平上皮歌诀：间皮内皮为单扁，间皮参构胸腹膜，
分泌浆液减摩擦，内皮分布心血管，
表面光薄利交换。

2. **单层立方上皮** 由一层立方形细胞组成（图 2-4，图 2-5）。从游离面看，细胞

呈六角形或多角形；从切面看，细胞呈立方形。细胞核圆形，位于细胞中央。此上皮见于肾小管、甲状腺滤泡和肝脏的小叶间胆管等处，具有吸收或分泌功能。

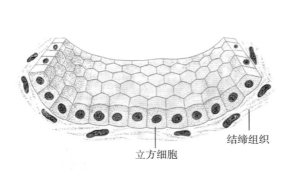

图2-4　单层立方上皮模式图

立方细胞　结缔组织

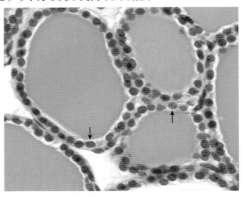

图2-5　单层立方上皮（高倍）
↑立方上皮细胞

3. 单层柱状上皮　由一层棱柱状细胞组成（图2-6，图2-7）。从切面看，细胞呈柱状，细胞核长圆形，靠近细胞基底部。此上皮见于胃、肠等处，具有吸收或分泌功能。在小肠和大肠腔面的单层柱状上皮中，柱状细胞间有许多散在的杯状细胞。杯状细胞形

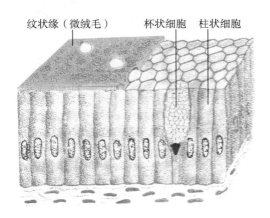

纹状缘（微绒毛）　杯状细胞　柱状细胞

图2-6　单层柱状上皮模式图

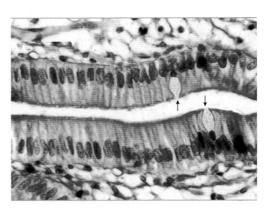

图2-7　单层柱状上皮（高倍）
↑杯状细胞

似高脚酒杯，它是一种腺细胞，分泌黏液，有滑润上皮表面和保护上皮的作用。

4. 假复层纤毛柱状上皮　由柱状细胞、杯状细胞、梭形细胞和锥形细胞等几种形状、大小不同的细胞组成，柱状细胞游离面具有纤毛（图2-8，图2-9）。由于几种细胞高矮不等，核的位置也高低不一，故从切面看很像复层上皮，但这些细胞基底端都附在同一基膜上，故实际仍为单层上皮。此上皮主要分布在呼吸管道的腔面。

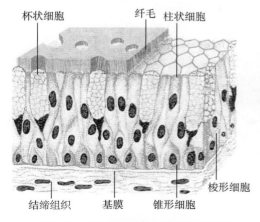

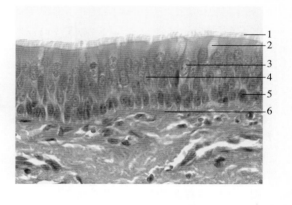

图 2-8 假复层纤毛柱状上皮模式图

图 2-9 气管切片（高倍）
1. 纤毛；2. 杯状细胞；3. 柱状细胞；
4. 梭形细胞；5. 锥形细胞；6. 基膜

5. 复层扁平上皮 由多层细胞组成，是最厚的一种上皮（图 2-10，图 2-11）。从切面看，细胞的形状和厚薄不一。紧靠基膜的一层细胞为立方形或矮柱状，此层以上是数层多边形细胞，再上为梭形细胞，浅层为几层扁平细胞。最表层的扁平细胞已退化，并不断脱落。基底层的细胞较幼稚，具有旺盛的分裂能力，新生的细胞渐向浅层移动，以补充表层脱落的细胞。此上皮与深部结缔组织的连接面弯曲不平，扩大了两者的连接面。

复层扁平上皮具有很强的机械性保护作用，具有耐摩擦和阻止异物侵入等作用。分布于口腔、食管和阴道等腔面的为未角化的复层扁平上皮，分布于皮肤表面的为角化的复层扁平上皮。

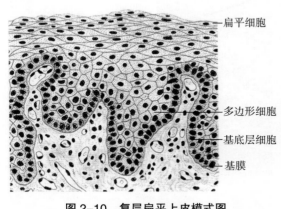

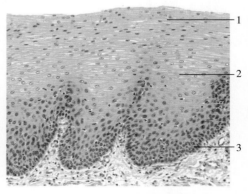

图 2-10 复层扁平上皮模式图

图 2-11 食管切片（高倍）
1. 表层细胞；2. 中间层细胞；3. 基底层细胞

6. 变移上皮 又称移行上皮，衬贴在排尿管道（输尿管和膀胱等）的腔面。该上皮的细胞形状和层数可随所在器官的收缩与扩张而发生变化（图 2-12，图 2-13）。

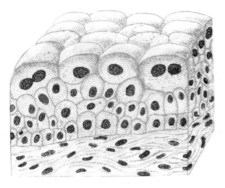 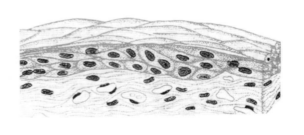

图 2-12　变移上皮模式图（收缩状态）　　　图 2-13　变移上皮模式图（扩张状态）

（二）上皮组织的特殊结构

1. 上皮细胞的游离面

（1）微绒毛　是细胞膜和细胞质共同突向腔面的细小指状突起，内部含微丝。微绒毛的作用是增加细胞游离面的表面积（图 2-14）。常见于肾小管、小肠等处上皮，有利于吸收。

（2）纤毛　是细胞顶端伸向腔面的突起，比微绒毛粗且长，纤毛向一定方向有节律地摆动（图 2-15）。主要见于呼吸道上皮，有利于痰的排出。

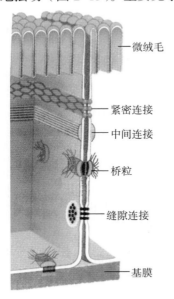 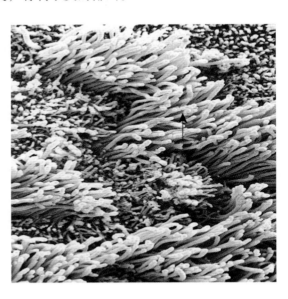

图 2-14　上皮细胞的特殊结构模式图　　　图 2-15　纤毛扫描电镜像

2. 上皮细胞的侧面　有紧密连接、中间连接、桥粒和缝隙连接四种细胞连接（图 2-14）。

3. 基底面　可见基膜（图 2-14），为上皮基底面与深部结缔组织间的薄膜，有支持和连接作用；它还是半透膜，有利于上皮细胞与深部结缔组织进行物质交换。

二、腺上皮和腺

具有分泌功能的上皮为腺上皮；由腺上皮构成的器官称腺体，简称为腺。

腺分为内分泌腺和外分泌腺两种（图2-16，图2-17）。

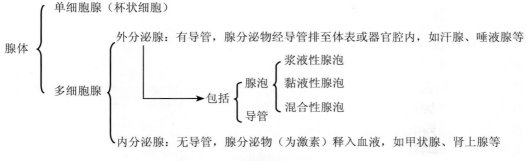

图 2-16　腺体分类和结构特点

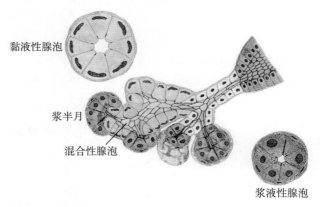

图 2-17　外分泌腺结构模式图

第二节　结缔组织

结缔组织由细胞和大量细胞间质（包括基质和纤维）组成。其主要特点是：细胞数量少，但种类多，细胞无极性；细胞间质多，因基质的状态不同结缔组织呈液态、胶体和固态等。结缔组织在人体内分布广泛，具有支持、营养、保护、修复和防御等功能。

根据结构和功能不同，结缔组织可分为以下几类（图2-18）：

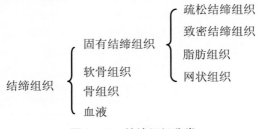

图 2-18　结缔组织分类

一、固有结缔组织

一般所说的结缔组织仅指固有结缔组织而言，其在人体内分布极其广泛，伴随血管、淋巴管和神经分布到各组织和器官内。

（一）疏松结缔组织

疏松结缔组织较柔软，具有弹性和韧性，广泛分布于器官、组织及细胞之间，发挥支持、连接、营养、防御以及修复等作用。其特点是细胞与纤维的含量较少，基质的含量较多，结构松散，呈蜂窝状，故又称蜂窝组织（图2-19）。当疏松结缔组织感染细菌（如链球菌、葡萄球菌等）时，可患急、慢性蜂窝织炎，这是外科常见的一种化脓性炎症。

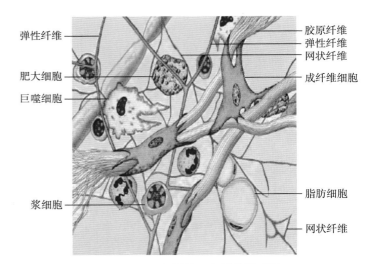

图 2-19　疏松结缔组织铺片模式图

1.细胞　疏松结缔组织的细胞数量少但种类多，具有如下几种细胞（表2-1）：

表 2-1　疏松结缔组织的细胞成分

	组织学结构			功能
	细胞形状	细胞核特点	细胞质特点	
成纤维细胞	扁平、多突起呈星形	较大，椭圆形，着色浅，核仁清楚	弱嗜碱性，内含丰富的粗面内质网和高尔基复合体	合成纤维和基质，有利于机体的创伤修复
巨噬细胞	呈卵圆形或有突起的不规则形	小，圆形或卵圆形	嗜酸性，内含丰富的溶酶体、吞噬体、吞饮小泡等	变形运动；吞噬异物、衰老的细胞；参与免疫调节
浆细胞	圆形、椭圆形	偏向一侧，核中的染色质排列成车轮状	嗜碱性，内含丰富的粗面内质网和发达的高尔基复合体	合成和分泌免疫球蛋白（即抗体），参与体液免疫
肥大细胞	圆形或卵圆形	核小，呈圆形或椭圆形，染色浅，位于细胞中央	充满粗大而均匀的异染颗粒，颗粒内含肝素、组胺等活性物质	肝素：抗凝血作用　组胺和慢反应物质：可使细支气管平滑肌痉挛、毛细血管通透性增加，导致机体出现全身或局部的过敏反应，如支气管哮喘、荨麻疹等
脂肪细胞	较大，呈球形	被挤到细胞的一侧	嗜酸性，内充满脂滴，制片时脂滴被溶解呈空泡状	合成和贮存脂肪，参与脂质代谢

巧 记 忆

疏松结缔组织细胞成分：（建）成巨大（白）浆房。

2. 细胞间质

（1）纤维 埋于基质中，包括胶原纤维、弹性纤维和网状纤维三种。①胶原纤维：数量最多，新鲜时呈白色，又叫白纤维。HE 染色呈粉红色，束状，粗细不等，波浪状弯曲，并互相交织成网。特点：韧性大，抗拉力强。②弹性纤维：较胶原纤维数量少，新鲜时呈黄色，又叫黄纤维。HE 染色不易着色。纤维较细，有分支，并交织成网。特点：弹性好。③网状纤维：数量最少。HE 染色不着色，用银染法，纤维呈黑色，故又称嗜银纤维。

（2）基质 是一种无色透明的胶状物，有一定的黏性。其主要成分是蛋白多糖和水。蛋白多糖的分子排列成有许多微孔隙的分子筛，大分子物质（如细菌等）不能通过，是基质成为限制细菌扩散的防御屏障。

（二）致密结缔组织

致密结缔组织是一种以纤维为主要成分的固有结缔组织，其特点是细胞和基质含量少，纤维多且粗大，排列致密，以支持和连接为其主要功能。包括：①规则的致密结缔组织，主要构成肌腱和腱膜；②不规则的致密结缔组织，见于真皮、硬脑膜、巩膜及许多器官的被膜等。

（三）脂肪组织

脂肪组织主要由大量群集的脂肪细胞构成，由疏松结缔组织分隔成小叶，主要分布在皮下组织、网膜和肠系膜等处。在成年男子一般占体重的 10% ~ 20%，女性往往更多一些，是体内最大的"能源库"。具有贮存脂肪、保持体温、参与能量代谢和支持填充等作用。

（四）网状组织

网状组织是造血器官和淋巴器官的基本组织成分，由网状细胞、网状纤维和基质构成。该组织为淋巴细胞发育和血细胞发生提供适宜的微环境。

二、软骨组织和软骨

软骨组织由软骨细胞、基质及纤维构成；软骨由软骨组织及其周围的软骨膜（为致密的结缔组织）构成。

（一）软骨组织的一般结构

1. 软骨细胞 位于软骨陷窝内，该细胞的形态与其发育成熟度有关。位于软骨周围部的属于幼稚的软骨细胞，扁而小，单个分布；靠近软骨中间的细胞，近似圆形，成群分布，称为同源细胞群。核呈椭圆形，胞质弱嗜碱性。

2. 软骨基质 呈胶状，主要为软骨黏蛋白和水，有一定硬度和弹性。

3. 纤维 埋于基质中，主要为胶原纤维和弹性纤维。

（二）软骨的分类及特点

根据软骨组织内所含纤维成分的不同，可将软骨分为透明软骨、弹性软骨和纤维软骨三种。其中以透明软骨（图2-20）的分布较广，结构也较典型。三种软骨的特点及分布如下表（表2-2）。

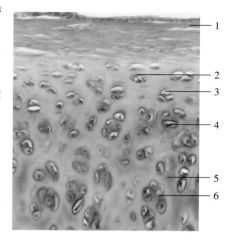

图 2-20 透明软骨（低倍）
1. 软骨膜；2. 软骨囊；3. 软骨陷窝；4. 软骨细胞；
5. 软骨基质；6. 同源细胞群

表 2-2 三种软骨比较

分类	结构特点	分布
透明软骨	软骨细胞位于陷窝中，胶原纤维少，与基质的折光率相同，切片上看不到纤维	鼻、咽、喉、肋软骨、关节软骨
弹性软骨	基质中含大量弹性纤维且交织成网	耳郭、会厌
纤维软骨	基质中有大量胶原纤维束平行或交叉排列	椎间盘、耻骨联合、关节盘等处

三、骨组织

骨组织是人体最坚硬的一种结缔组织，由骨细胞和钙化的细胞间质构成。体内90%的钙盐存在于骨组织中，可见它是人体内最大的钙库。

（一）骨组织的一般结构

1. 骨基质 即细胞间质，由有机物和无机物构成。有机物为胶原纤维，无机物为骨盐。其胶原纤维被黏合在一起并有钙盐沉积形成薄板状的骨板，骨板间或骨板内的小腔隙为骨陷窝，其周围有放射状的骨小管。

2. 骨细胞 位于骨陷窝内，胞体小，呈扁椭圆形，有许多突起伸入骨小管内，相邻骨细胞借突起互相连接。骨细胞可与骨陷窝内的组织液进行物质交换。

（二）骨密质和骨松质的结构特点

骨松质有大量针状、片状的骨小梁（骨小梁是由不规则的骨板构成），呈疏松海绵状，空隙内含红骨髓、神经和血管。骨密质是由规则的骨板构成。骨板排列有三种形式（图2-21）：①环骨板：包括内环骨板和外环骨板，构成骨密质的内、外层。②骨单位：

又称哈佛系统，位于内、外环骨板之间，以中央管为中心，周围呈同心圆排列的筒状骨板，构成一个骨单位。③间骨板：位于骨单位之间，骨板排列不规则。

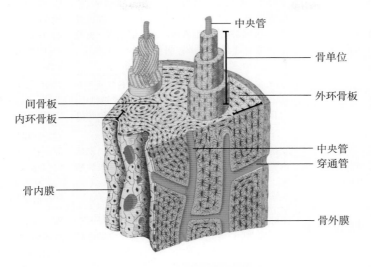

图 2-21　长骨骨干模式图

四、血液

血液是流动在心脏和血管内的不透明红色液体，主要成分为血浆和血细胞。

（一）血浆

血浆相当于结缔组织的细胞间质，为浅黄色半透明液体，占全血容积的55%（图2-22），其中90%是水，其余为血浆蛋白（如白蛋白、球蛋白、纤维蛋白原等）、无机盐、酶、激素、各种营养物质、代谢产物等。

（二）血细胞

血细胞悬浮于血浆中，占全血容积的45%，包括红细胞、白细胞和血小板。通常采用瑞特（Wright）或吉姆莎（Giemsa）染色的血涂片观察血细胞的形态结构（图2-23）。血细胞分类如下（表2-3）：

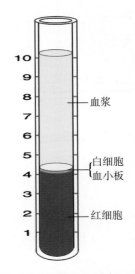

图 2-22　血液成分示意图

表 2-3　血细胞分类

分类			组织学结构	功能
红细胞（成熟） 男性：(4.5 ~ 5.5)×10^{12}/L 女性：(3.5 ~ 4.5)×10^{12}/L			直径 7 ~ 8.5μm，呈双凹圆盘状，中央较薄，周缘较厚，故在血涂片标本中呈中央染色较浅、周缘较深，无细胞核，也无细胞器，胞质内充满血红蛋白（Hb：男性，120 ~ 160g/L；女性，110 ~ 150 g/L）	运输 O_2 和 CO_2，并缓冲酸碱平衡。另外，红细胞<3.0×10^{12}/L 或血红蛋白<100g/L 可以作为诊断贫血的依据
白细胞（4.0 ~ 10.0）×10^9/L	有粒白细胞	中性粒细胞 0.5 ~ 0.7	呈球形，直径 10 ~ 12μm，细胞核呈杆状或分叶状，分叶核一般为 2 ~ 5 叶。胞质染成粉红色，含有许多细小而分布均匀的淡紫色及淡红色颗粒	具有活跃的变形运动和吞噬功能。在机体受细菌严重感染时，其比例显著升高
		嗜酸性粒细胞 0.005 ~ 0.03	呈球形，直径 10 ~ 15μm，核常为 2 叶，胞质内充满粗大、均匀、略带折光性的嗜酸性颗粒，染成橘红色	它能吞噬抗原抗体复合物，释放组胺酶灭活组胺，从而减弱过敏反应。还能借助抗体与某些寄生虫表面结合，释放颗粒内物质，杀灭寄生虫
		嗜碱性粒细胞 0 ~ 0.01	呈球形，直径 10 ~ 12μm。胞核分叶或呈 S 形或不规则形，着色较浅。胞质内含有嗜碱性颗粒，大小不等，分布不均，染成蓝紫色	颗粒含有肝素、组胺等成分，故嗜碱性粒细胞的功能与肥大细胞相似
	无粒白细胞	单核细胞 0.03 ~ 0.08	是白细胞中体积最大的细胞，直径 14 ~ 20μm，呈圆形或椭圆形。胞核形态多样，呈卵圆形、肾形、马蹄形或不规则形等。胞质较多，呈弱嗜碱性，呈深浅不均的灰蓝色	穿出血管进入组织和体腔，分化为巨噬细胞，因此其功能同巨噬细胞
		淋巴细胞 0.2 ~ 0.3	呈圆形或椭圆形，大小不等。细胞核圆形，核占细胞的大部，胞质很少，在核周成一窄缘，嗜碱性，染成蔚蓝色	T 淋巴细胞参与细胞免疫；B 淋巴细胞参与体液免疫
血小板（100 ~ 300）×10^9/L			呈双凸圆盘状，没有细胞核，体积小于红细胞和白细胞	参与凝血和止血

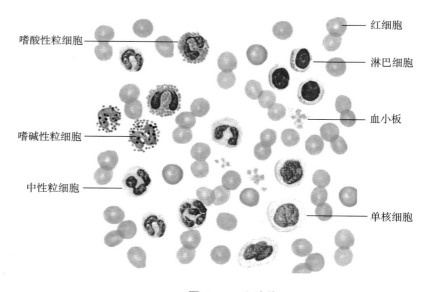

图 2-23　血涂片

巧 记 忆

血液歌诀：血液属于结缔组，分为血浆血细胞，血浆成分很复杂，
水分蛋白和其他，血细胞分三大类，红白细胞血小板。

献血不会"伤元气"

我国规定：正常成人一次献血 200ml，最多不超过 400ml。一个健康成年人的总血量为 4000 ～ 5000ml，平时 80％的血液在心脏和血管里循环流动，维持正常生理功能；20％的血液储存在肝、脾等脏器内，一旦失血或剧烈运动时，这些血液就会进入血液循环系统。成人一次献血 200 ～ 400ml，只占总血量的 5％ ～ 10％，储存的血液马上会补充上来，不会减少献血后的循环血容量。献血失去的水分和无机物，1 ～ 2 个小时就会补上；血浆蛋白由肝脏合成，一两天内就能得到补充；血小板、白细胞和红细胞也很快恢复到原来的水平。因此，按规定献血，对身体不会有任何影响，更不会"伤元气"。此外，献血可促进新陈代谢，增强免疫力和抗病能力，还会刺激骨髓造血，使其始终保持青春时期一样旺盛的造血状态，收到延年益寿的效果，并能防止动脉硬化等心脑血管疾病。

第三节　肌　组　织

肌组织由肌细胞（或称肌纤维）和少量结缔组织、毛细血管等组成。肌细胞呈细长纤维状，细胞膜简称肌膜，细胞质简称肌浆，内含许多平行排列的肌原纤维（是肌纤维收缩的物质基础）。肌组织按其存在部位、结构和功能不同，可分为平滑肌、骨骼肌和心肌三种。

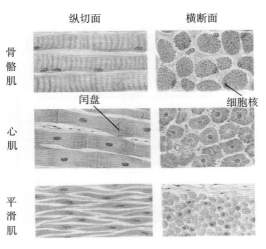

图 2-24　三种肌组织

一、平滑肌

平滑肌主要分布于内脏和血管壁，又叫内脏肌。平滑肌纤维呈梭形，无横纹，细胞核位于肌纤维中央（图2-24）。平滑肌不受意识控制，属于不随意肌，其收缩缓慢而持久。内脏平滑肌的特点是具有自动性，即肌纤维在脱离神经支配或离体培养的情况下，也能自动地产生兴奋和收缩。

二、骨骼肌

骨骼肌是分布于躯干、四肢的随意肌，受意识控制，收缩快速而有力，但易疲劳。

 课堂互动

做一做：屈肘运动，感受一下随意肌的迅速而有力的收缩。

（一）骨骼肌的一般结构

肌纤维呈细长圆柱状，无分支；有多个至数百个细胞核，呈椭圆形，位于细胞的周边，紧贴肌膜的内表面。肌浆内含许多与细胞长轴平行排列的肌原纤维，每条肌原纤维均由明带和暗带相间的结构构成，各条肌原纤维的明带和暗带又排列于同一水平上，因而，肌纤维显示出明暗交替的横纹，所以又称横纹肌（图2-24）。横纹由明带和暗带组成。明带又称 I 带，暗带又称 A 带。在电镜下，暗带中央有一条浅色窄带称 H 带，H带中央还有一条深 M 线。明带中央则有一条深色的细线，称 Z 线。两条相邻 Z 线之间的一段肌原纤维称为肌节（图2-25），每个肌节都由 1/2 I 带 +A 带 +1/2 I 带所组成，它是骨骼肌收缩的基本结构单位。肌纤维收缩时，肌原纤维暗带的长度不变，与暗带两端相邻的明带变短。

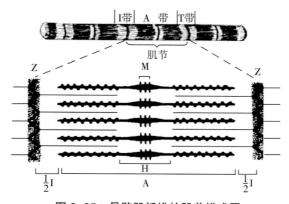

图 2-25　骨骼肌纤维的肌节模式图

（二）骨骼肌的超微结构

1. 肌原纤维（肌节） 肌原纤维是由上千条粗、细两种肌丝有规律地平行排列组成的，明、暗带就是这两种肌丝排布的结果，它们是肌纤维收缩功能的主要基础。粗肌丝位于肌节的 A 带。粗肌丝中央借 M 线固定，两端游离。细肌丝的一端固定在 Z 线上，另一端插入粗肌丝之间，止于 H 带外侧（图 2-25）。

2. **横小管**　是肌膜向肌浆内凹陷形成的小管网。由于它的走行方向与肌纤维长轴垂直，故称横小管（或称 T 小管）。在 A 带与 I 带交界处，同一水平的横小管在细胞内分支吻合环绕在每条肌原纤维周围（图 2-26）。横小管可将肌膜的兴奋迅速传到每个肌节。

3. **肌浆网**　是肌纤维内特化的滑面内质网，位于横小管之间，纵行包绕在每条肌原纤维周围，故又称纵小管（图 2-26）。位于横小管两侧的肌浆网呈环行的扁囊，称终池（图 2-26），终池之间则是相互吻合的纵行小管网，具有贮存钙离子和调节肌浆网内钙离子浓度的功能。每条横小管与其两侧的终池共同组成三联体，是将神经冲动与肌肉收缩衔接起来的结构。

巧 记 忆

　　肌组织歌诀：人体肌肉分三种，骨骼平滑和心肌，骨骼肌上有横纹，
　　　　　　　　其内含有多个核，肌原纤维构肌浆，粗细肌丝平行排，
　　　　　　　　组成明带和暗带，肌丝滑动肌收缩，三联体要记清白。

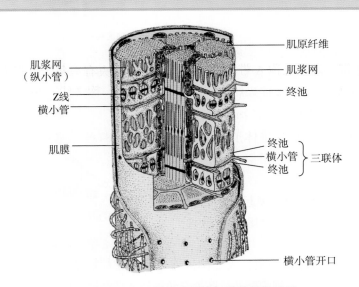

肌原纤维
肌浆网
终池
终池
横小管 } 三联体
终池
横小管开口
肌浆网（纵小管）
Z线
横小管
肌膜

图 2-26　骨骼肌纤维超微结构模式图

三、心肌

　　心肌主要分布于心脏壁。心肌纤维呈短柱状，有分支并互相吻合成网，核呈卵圆形，位于肌纤维中央。肌原纤维也有明带和暗带，因而也具有横纹，但不如骨骼肌明显（图 2-24）。心肌细胞的互相连接处，有一条染色较深的带状结构，称闰盘（图 2-24）。心肌属不随意肌，收缩慢、有节律而持久，不易疲劳。

知识拓展

肌肉收缩

　　Huxley 在 1969 年提出了一套微丝滑行学说（sliding filament theory）作为肌肉收缩原理的解释。根据这套学说，在整个肌肉收缩的过程中，细肌丝和粗肌丝本身的长度并没有改变，而是由于细肌丝在粗肌丝上滑行，使细肌丝向粗肌丝之间插入，导致肌节变短所致。

第四节　神经组织

　　神经组织是高度分化的组织，构成人体神经系统的主要成分。神经组织是由神经元（即神经细胞）和神经胶质细胞所组成。神经元是神经组织中的主要成分，具有接受刺激和传导兴奋的功能，也是神经活动的基本功能单位。神经胶质细胞在神经组织中起着支持、保护和营养等作用。

一、神经元

（一）神经元的形态结构

　　神经元是高度分化的细胞，形态多种多样，大小不一，由胞体和突起两部分组成（图 2-27）。

　　1. 胞体　神经元的胞体是神经元的代谢、营养中心，位于脑和脊髓的灰质及神经节内。其形态各异，常见的有星形、锥体形、梨形和球形等。其结构与一般细胞相似，具有细胞膜、细胞质和细胞核。

　　（1）细胞膜　胞体的胞膜和突起表面的膜是连续完整的细胞膜。它是一个敏感而易兴奋的膜。

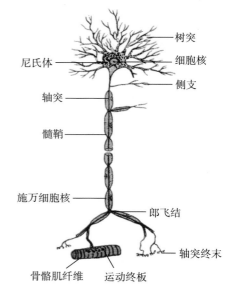

图 2-27　神经元结构模式图

　　（2）细胞核　多位于胞体中央，大而圆，着色浅，核仁清楚。

　　（3）细胞质　除含有一般细胞器外，还含有两种特征性结构，即尼氏体和神经原纤维。

　　①尼氏体　又叫嗜染质，光镜下为嗜碱性颗粒或斑块状，分布于胞体和树突中（图2-28）。电镜下可见尼氏体是由粗面内质网和游离核糖体组成，具有合成蛋白质（如神经递质等）的功能。

　　②神经原纤维　银染切片中可见棕黑色细丝，互相交织成网，伸入胞体和突起内。它构成神经元的细胞骨架，参与物质运输。

　　2. 突起　按其形态和功能，可分为树突和轴突：

　　（1）树突　每个神经元有一至多个树突，分支较短呈树枝状，表面有小棘。树突

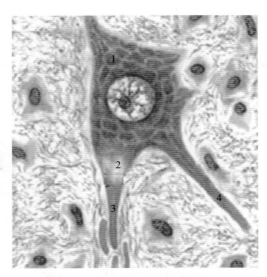

图 2-28 神经元（高倍）
1. 尼氏体；2. 轴丘；3. 轴突；4. 树突

的主要功能是接受刺激，并将冲动传向胞体。

（2）轴突 每个神经元只有一个轴突，其长短因神经元种类不同而有差异。轴突表面光滑，可有少数侧支及终末分支，内部无尼氏体。轴突的功能是传导神经冲动。

（二）神经元的分类

神经元通常按其形态及功能可分为以下几类（表2-4）：

表 2-4 神经元的分类

分类		位置	特点或功能
按神经元突起的数目 分	多极神经元	胞体主要位于脑和脊髓内，也有部分存于内脏神经节内	多个树突，一个轴突
	双极神经元	胞体存在于视网膜、鼻腔黏膜嗅部和前庭蜗器神经节内	一个树突，一个轴突
	假单极神经元	胞体在脑神经节和脊神经节内	由胞体发出一个突起，在离胞体不远处呈"T"形分为两支，一支伸向周围等处的感受器，称为周围突；另一支进入脑或脊髓，称为中枢突
按神经元功能之不同分	感觉神经元（也称传入神经元）	胞体和树突均在周围神经系统内	能感受内、外界刺激并将刺激转变为神经冲动传向中枢
	运动神经元（也称传出神经元）	胞体位于中枢神经系统内，其轴突由中枢出来沿周围神经传出冲动	能将冲动自中枢传至效应器（肌、腺体）
	联络神经元（也称中间神经元）	其胞体和突起皆在中枢内	位于感觉神经元与运动神经元之间，起联络作用

（三）突触

神经元与神经元之间，或神经元与非神经细胞（肌细胞、腺细胞等）之间的一种特化的细胞连接，称为突触。突触可分两类，即化学性突触和电突触。通常所说的突触是指前者而言。突触是神经元之间的联系和进行生理活动的关键性结构。根据两个神经元之间所形成的突触部位不同，可分为轴－体突触、轴－树突触、轴－轴突触和树－树突触等。

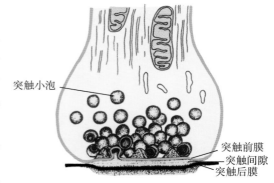

突触小泡
突触前膜
突触间隙
突触后膜

图 2-29　化学突触超微结构模式图

电镜下，突触可分为突触前膜、突触间隙和突触后膜三部分（图 2-29）。

巧 记 忆

神经组织歌诀：神经组织两构成，神经细胞和胶质，神经胞体形态多，
　　　　　　两种特有细胞器，一种名叫尼氏体，合成分泌蛋白质，
　　　　　　一种神经原纤维，营养支持和运输。

二、神经胶质细胞

神经胶质细胞广泛分布于中枢和周围神经系统。神经胶质细胞一般较神经元小，突起多而不规则，数量约为神经细胞的 10 倍。它多分布在神经元胞体、突起以及中枢神经毛细血管的周围。神经胶质细胞具有支持、营养、保护、髓鞘形成及绝缘的作用，并有分裂增殖与再生修复等多种作用。

三、神经纤维

神经纤维由神经元的长突起及其周围的神经胶质细胞构成。根据有无髓鞘可分为两种：

1. 有髓神经纤维　在神经元长突起的表面包绕一层髓鞘和神经膜。髓鞘呈节段包卷轴突，每一节有一个神经胶质细胞，形似藕节，其间断部位无髓鞘，轴膜裸露，可发生膜电位变化，此部位称郎飞结（图 2-30）。神经冲动传导是从一个郎飞结跳到另一个郎飞结，呈跳跃式，故传导速度比无髓神经纤维快。

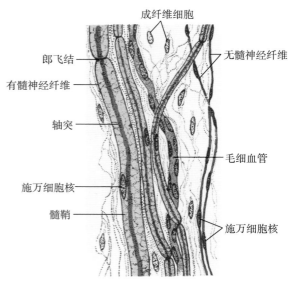

成纤维细胞
郎飞结
有髓神经纤维
轴突
施万细胞核
髓鞘
无髓神经纤维
毛细血管
施万细胞核

图 2-30　周围神经纤维仿真图

2.无髓神经纤维 由较细的轴突和包在它外面的神经胶质细胞构成（图2-30）。因为无髓鞘，神经冲动传导是沿着轴突进行连续性传导，故传导速度较慢。

四、神经末梢

神经末梢是周围神经纤维终止于其他组织或器官所形成的特殊结构。按功能分为两类：

1.感觉神经末梢 也称感受器，感觉神经元周围突末端伸入到皮肤、肌肉、内脏器官和血管等处所形成的结构（图2-31）。它能感受刺激，并将其转变成神经冲动。依据形态分为两种：

（1）游离神经末梢 感觉神经纤维终末部分脱去髓鞘，形成树枝状，伸入上皮和结缔组织中，能感受冷、热和感觉刺痛。

（2）有被囊的神经末梢 在神经纤维末端有结缔组织被囊包绕，分为三种形式：①触觉小体：分布于皮肤真皮的乳头层，手指掌侧等处最丰富，能感受触觉；②环层小体：分布于真皮深层和胸膜、腹膜等处，能感受压觉和震动觉；③肌梭：分布于骨骼肌内，能感受肌的张力变化和运动的刺激。

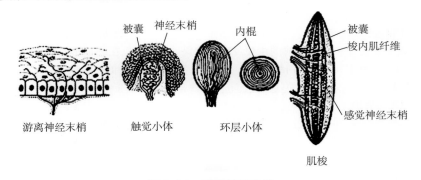

图2-31 感觉神经末梢

2.运动神经末梢 也称效应器，运动神经元轴突末端分布于肌肉和腺体内所形成的结构，可引起肌肉的收缩和腺体的分泌。分布于骨骼肌的运动神经末梢也称运动终板。光镜下神经纤维末端分支呈爪形，且以膨大的形式附着于骨骼肌的表面。电镜下与突触相同，所以运动终板又称神经肌突触或神经肌接头（图2-32）。

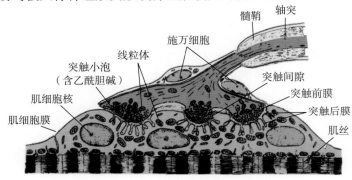

图2-32 运动终板超微结构模式图

课堂互动

　　试一试：拍打一下同桌，问问他（或她）的感受；摸一摸书本，是不是光滑；掂掂教科书和钢笔，比较哪个轻一些。你知道上面的各种感觉是哪种神经末梢感受到的吗？

同步训练

一、名词解释

内皮　间皮　肌节　尼氏体　神经末梢

二、填空题

1. 人体基本组织包括_____、_____、_____和_____4种。
2. 分布于胃肠道内表面的上皮是_____，分布于甲状腺的上皮是_____。
3. 外分泌腺_____导管，而内分泌腺_____导管，其产生的分泌物为_____。
4. 血液由_____和_____组成。
5. 成熟红细胞胞质内充满_____，它具有运输_____、_____的功能。
6. 人体发生急性化脓性炎症时的主要反应细胞是_____；在蠕虫感染时数量增加的白细胞是_____；能产生肝素和组胺的白细胞是_____；参与体液免疫的白细胞是_____。
7. 肌组织分为_____、_____和_____三种。
8. 神经组织主要由_____和_____组成。
9. 神经元形态各异，但都有_____和突起两部分，突起分_____和_____两种。

三、单项选择题

1. 组织内无血管的是（　　）
　　A. 上皮组织　　B. 疏松结缔组织　　C. 肌组织　　D. 骨组织　　E. 神经组织
2. 关于骨骼肌纤维的光镜结构哪项是错误的（　　　　）
　　A. 为细长圆柱形的细胞
　　B. 有多个细胞核
　　C. 肌原纤维顺肌纤维的长轴平行排列
　　D. 细胞核位于肌纤维中央
　　E. 肌原纤维有明暗相间的横纹

四、简答题

1. 简述血细胞的分类、各种血细胞的正常值及功能。
2. 何谓突触？简述化学突触的结构。

第三章 运动系统

 知识要点

　　掌握：运动系统的组成；全身主要骨性标志、肌性标志在临床上的实际应用；肩、肘、髋、膝关节的组成和运动。

　　熟悉：骨的形态、构造；关节的基本结构和运动；躯干骨、颅骨、四肢骨的组成；主要颈肌、躯干肌和四肢肌的位置及作用。

　　了解：骨的化学成分，肌的概述。

　　难点：理解关节的运动。

　　运动系统由骨、关节和骨骼肌组成，具有支持、运动和保护功能。全身骨借骨连结构成骨骼，骨骼肌附着于骨表面。在神经系统支配下，骨骼肌收缩和舒张，牵引骨和关节，按照人的意志完成各种随意运动。在运动过程中，骨起杠杆作用，关节是运动的枢纽，骨骼肌是运动的动力器官。

第一节　骨与骨连结

一、概述

（一）骨

　　骨是有生命的器官，坚硬而有弹性，成人全身有 206 块骨，按所在部位分为躯干骨、颅骨和四肢骨（图 3-1）。

　　1. 骨的形态和分类　骨根据形态可分为长骨、短骨、扁骨和不规则骨 4 类（图 3-2）。长骨呈长管状，分布于四肢，分一体两端；短骨形似立方形，分布于连结牢固且运动灵活的部位，如腕骨和跗骨；扁骨呈板状，分布于颅腔、胸腔和盆腔的壁，起保护作用，如胸骨和顶骨；不规则骨，形状不规则，如椎骨。

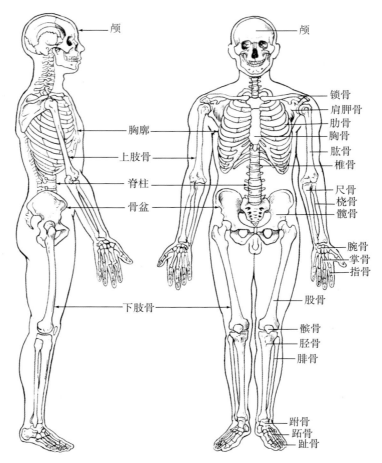

图 3-1　全身骨骼

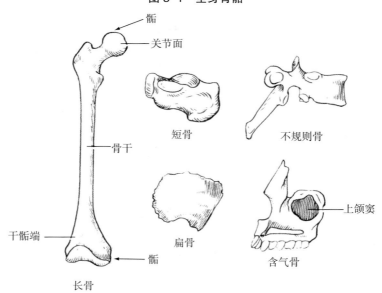

图 3-2　骨的分类

2. 骨的构造　骨由骨质、骨膜和骨髓构成（图 3-3）。

（1）骨质　分骨密质和骨松质。骨密质致密坚硬，耐压性强，分布于骨的表面；骨松质结构疏松，分布于骨的内部。

（2）骨膜　除关节面以外的骨表面均被覆有骨膜，由结缔组织构成，含有丰富的血管、淋巴管、神经和成骨细胞，对骨的营养、生长发育、创伤修复等有重要作用。

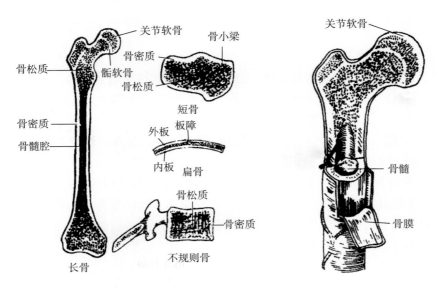

图 3-3　骨的构造

（3）骨髓　充填于髓腔和骨松质的间隙内，分红骨髓和黄骨髓。红骨髓有造血功能，6 岁前后，长骨骨干内的红骨髓逐渐被脂肪组织代替形成黄骨髓，黄骨髓失去造血功能，但大量失血时黄骨髓又能转化为红骨髓，恢复造血功能。一般在扁骨、不规则骨和长骨两端内终身保持红骨髓。临床上常选髂骨、胸骨等处做骨髓穿刺检查。

知识链接

骨髓移植

　　人体内的血液成分处于不断的新陈代谢中，老的血细胞被清除，由骨髓产生造血干细胞，再分化生成各种血细胞如红细胞、白细胞、血小板等。因此，骨髓造血对于维持机体的生命和免疫力非常重要。

　　骨髓移植是将正常人的造血干细胞通过静脉输注到患者体内，重建患者的造血功能和免疫功能，达到治疗某些疾病的目的。

3. 骨的化学成分和物理特性　骨的化学成分包括有机质和无机质。有机质主要是胶原纤维，决定骨的弹性和韧性；无机质主要是钙盐，决定骨的坚硬性和脆性。

骨的成分与年龄的关系

　　人一生中，骨的成分不断发生变化。小儿骨有机质较多，骨的弹性和韧性较大，易弯曲变形。因此，幼年时应养成良好的坐、立、行走姿势，以免骨变形。成人骨有机质约占1/3，无机质约占2/3。这种骨具有最大的坚硬性、韧性和抗压能力。老年人骨无机质相对增多，骨脆性较大，易发生完全性骨折或粉碎性骨折。

（二）骨连结

　　骨与骨之间的连结装置叫骨连结，分直接连结和间接连结两种。

　　1. **直接连结**　骨与骨之间借结缔组织、骨或软骨直接相连。直接连结活动范围小或完全不能活动，如颅缝、骶椎之间的结合等。

　　2. **间接连结**　骨与骨之间借结缔组织囊相连而成，囊内有腔隙。间接连结活动度大，又称滑膜关节或关节。

　　（1）**关节的基本结构**　包括关节面、关节囊和关节腔（图3-4）。关节面上被覆关节软骨，关节软骨具有弹性，能承受压力，缓冲震荡，减轻冲击力。关节囊是膜性结缔组织囊，附于关节面的周缘。关节囊分内、外两层，外层为纤维膜，内层为滑膜，滑膜富含血管，能产生滑液。关节腔是密闭腔隙，内含少量滑液，呈负压。

　　（2）**关节的辅助结构**　主要有韧带、关节盘、关节唇等，可增加关节的稳定性。韧带是连于相邻两骨之间的致密结缔组织，有加强关节稳定性或限制关节过度运动的作用。关节盘是位于关节面之间的纤维软骨，可使两关节面更适配，同时也可减少外力的冲击和震荡，增加关节灵活性。关节唇是附于关节窝周缘的纤维软骨环，它具有加深关节窝、增大关节面的作用。

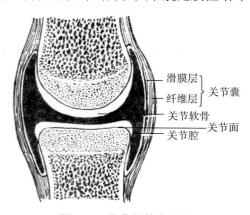

图3-4　关节的基本结构

　　（3）**关节的运动**　关节是围绕一定轴而运动的，不同关节的运动形式和范围不同。关节的运动形式主要有屈和伸、内收和外展、旋转和环转。

　　屈和伸是骨围绕冠状轴进行的运动，两骨间角度变小的动作称为屈，反之为伸。

　　内收和外展是骨围绕矢状轴进行的运动，骨向正中矢状面靠拢的动作称内收，反之为外展。

　　旋内和旋外是骨围绕垂直轴进行的运动，骨从前面转向内侧的动作称旋内；骨从前面转向外侧的动作称旋外。

　　环转是骨围绕冠状轴和矢状轴进行的复合运动，运动时，骨的近侧端在原位转动，远侧端做圆周运动。

二、躯干骨及其连结

（一）躯干骨

躯干骨 51 块，包括椎骨、胸骨和肋，躯干骨借骨连结构成脊柱和胸廓。

1. 椎骨 包括颈椎 7 块、胸椎 12 块、腰椎 5 块、骶骨 1 块和尾骨 1 块。

（1）椎骨一般结构 椎骨由前面的椎体和后面的椎弓组成。椎体呈短圆柱形，是承受压力的主要部位。椎弓呈半环形，其两端连于椎体。椎体和椎弓围成椎孔。所有椎骨的椎孔连成椎管，椎管内容纳脊髓。椎弓连结椎体的部分称椎弓根。椎弓根的上、下两缘各有一切迹，分别称上切迹和下切迹。相邻两椎骨的上、下切迹共同围成椎间孔，孔内有脊神经通过。椎弓的后部称椎弓板，在椎弓板上发出 7 个突起，分别是伸向后方的棘突、伸向两侧的横突、突向上的上关节突和突向下的下关节突（图 3-5）。

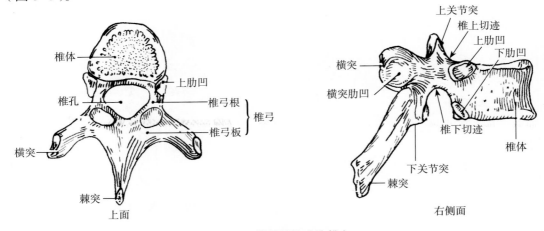

图 3-5 椎骨结构（胸椎）

（2）各部椎骨的特征 ①颈椎：椎体小，横突上有横突孔，第 2~6 颈椎棘突末端分叉（图 3-6）；第 1 颈椎又称寰椎，呈环状，无椎体、棘突和关节突（图 3-7）；第 2 颈椎又称枢椎（图 3-8），椎体向上伸出的突起称齿突，寰椎与枢椎形成寰枢关节；第 7 颈椎又称隆椎，棘突较长，末端不分叉，活体易触及，作为计数椎骨的标志（图 3-9）。

②胸椎：椎体两侧和横突末端有肋凹，棘突细长且向后下方倾斜呈覆瓦状排列（图 3-5）。

③腰椎：椎体大，棘突宽而短，呈板状水平后伸，棘突间隙较宽（图 3-10）。④骶骨：呈倒置三角形，上缘向前突称岬，骶骨前面

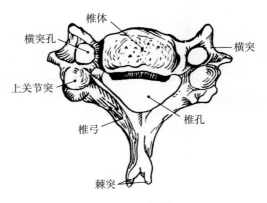

图 3-6 颈椎

凹陷，有 4 对骶前孔，后面正中线上有骶正中嵴，嵴外侧有 4 对骶后孔。骶骨内的纵管称骶管，与骶前、后孔相通，骶管上连椎管，下端呈三角形称骶管裂孔。骶管裂孔的两侧有向下的突起称骶角，骶角是骶管麻醉时确定进针位置的标志（图 3-11）。⑤尾骨：上接骶骨，下端游离称尾骨尖（图 3-11）。

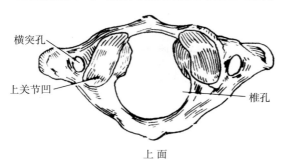

上 面

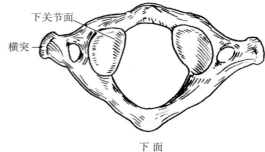

下 面

图 3-7　寰椎

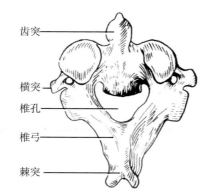

图 3-8　枢椎

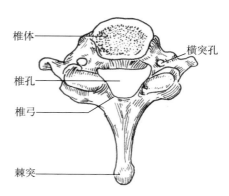

图 3-9　隆椎（上面观）

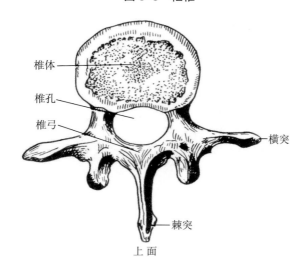

上 面

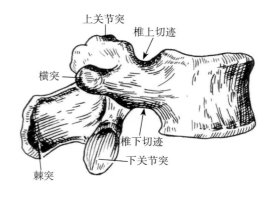

右侧面

图 3-10　腰椎

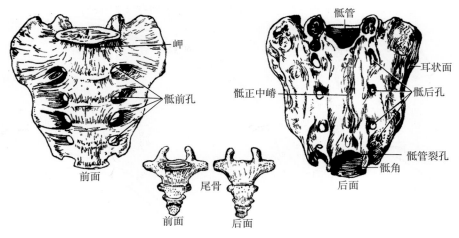

图 3-11　骶骨和尾骨

各部椎骨的特征归纳如下（表 3-1）：

表 3-1　各部椎骨的特征

椎骨	主要特征
颈椎	椎体小，横突上有横突孔，第2~6颈椎棘突末端分叉
胸椎	椎体两侧和横突末端有肋凹，棘突细长且向后下方倾斜
腰椎	椎体大，棘突宽而短，呈板状水平后伸，棘突间隙较宽
骶椎	5块骶椎愈合成1块骶骨，呈三角形
尾椎	4块退化的尾椎愈合成尾骨

2. 胸骨　位于胸前壁正中，分胸骨柄、胸骨体和剑突三部分。胸骨柄上缘中部微凹称颈静脉切迹。胸骨柄和胸骨体的连结处微向前突称胸骨角，可在体表摸到。胸骨角两侧平对第 2 肋软骨，常作为胸前部计数肋序数的标志（图3-12）。

3. 肋　由肋骨和肋软骨组成，共 12 对。肋骨呈扁而细长的弓形，内面近下缘处有肋沟，肋沟内有血管、神经通过。肋骨后与胸椎形成胸肋关节，前与肋软骨相连（图3-13）。第 1 ~ 7 肋前端连于胸骨体；第 8 ~ 10 肋前端借助肋软骨依次与上位肋软骨相连形成肋弓；第 11 ~ 12 肋前端游离，称浮肋。

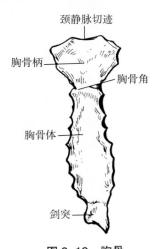

图 3-12　胸骨

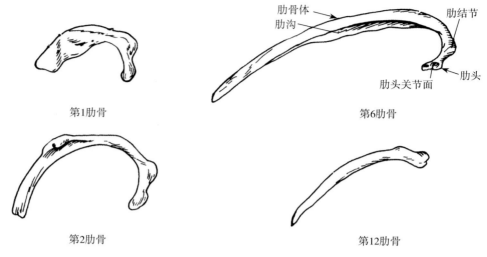

第1肋骨   第6肋骨

第2肋骨   第12肋骨

图 3-13 肋骨

（二）躯干骨的连结

1. 椎骨的连结（图 3-14） 椎骨间借椎间盘、韧带和关节连结成脊柱。

（1）椎间盘 位于相邻两椎体之间。椎间盘由周围的纤维环和中央的髓核构成。它既连结椎体，又能使椎体间小幅度运动。纤维环后外侧部较薄弱，由于猛力弯腰等原因，可致纤维环破裂，髓核突向椎间孔或椎管，压迫脊髓或脊神经，临床称椎间盘突出症。

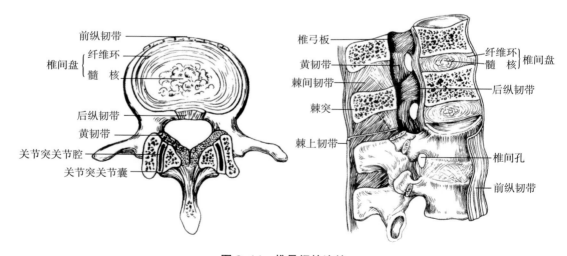

图 3-14 椎骨间的连结

知识链接

腰椎间盘突出症

　　腰椎间盘突出症是椎间盘退行性改变或外伤导致纤维环破裂后，髓核突出压迫神经根造成以腰腿痛为主要表现的疾病。患有椎间盘突出症的人首先要注意改变生活方式，不适宜穿带跟的鞋，有条件的可以选择负跟鞋。日常生活中应多睡硬板床，睡硬板床可以减少椎间盘承受的压力。

　　（2）韧带　连结椎骨的韧带有三条长韧带和两条短韧带，长韧带即前纵韧带、后纵韧带、棘上韧带。前纵韧带和后纵韧带分别位于椎体和椎间盘的前面和后面，对连结椎体和椎间盘具有重要作用，同时，还可以限制脊柱过度屈和伸。棘上韧带为连结于各棘突末端的纵行韧带，在颈部后扩展为三角形板状的弹性膜，称项韧带。短韧带即黄韧带、棘间韧带。黄韧带为相邻两椎弓板间的连结，具有增强脊柱弹性和限制脊柱过度前屈的作用。棘间韧带位于相邻棘突之间，前接黄韧带，后方移行为棘上韧带。临床上行腰椎穿刺时，经过皮肤和皮下组织后，还需依次经过棘上韧带、棘间韧带、黄韧带等。

　　（3）关节　主要有关节突关节、寰枕关节和寰枢关节。关节突关节由相邻椎骨的上、下关节突构成，只能做轻微滑动。寰枕关节由寰椎和枕骨构成。寰枢关节由寰椎和枢椎构成，以齿突为轴，可连同头部做旋转运动。

　　2.脊柱的整体观（图3-15）

　　（1）前面观　可见椎体自上而下依次增大，但从骶骨耳状面以下又逐渐缩小。这与椎体承受重力的变化密切相关。

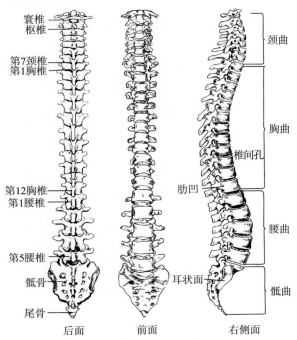

图 3-15　脊柱的整体观

（2）后面观　可见棘突纵行排列成一条直线，各部椎骨的棘突倾斜角度有所不同。颈椎棘突短而分叉，近水平位；胸椎棘突斜向后下方，呈覆瓦状排列；腰椎棘突呈板状，水平向后方。

（3）侧面观　可见脊柱有颈、胸、腰、骶4个生理弯曲。其中颈曲、腰曲凸向前，胸曲、骶曲凸向后。这些弯曲增强了脊柱的弹性，在行走和跳跃时可减轻对脑和脏器的冲击和震荡，并维持人体重心稳定。

巧 记 忆

脊柱韧带，三长两短；腰椎穿刺，棘上棘间；再透黄韧，进入椎管。

脊柱的生理弯曲歌诀：腰颈（妖精）向前，胸骶（兄弟）向后。

（4）脊柱的运动　脊柱可做前屈、后伸、侧屈和旋转运动。脊柱在相邻两椎骨间运动幅度较小，但整体运动幅度较大。运动幅度较大的部位在下颈部和下腰部，故临床损伤也多见于这两处。

知识链接

颈椎病

颈椎病主要是颈椎、椎间盘及其周围软组织发生退行性变，进而刺激和压迫颈神经根、脊髓、椎动脉或颈部的交感神经等结构而引起的综合征。其主要临床表现是颈、肩、背、臂及胸前区疼痛，上肢麻木，肌肉萎缩，甚至四肢瘫痪。颈椎病的发病与不良的生活习惯有关，长期伏案工作、学习及使用电脑者易患颈椎病。值得关注的是，颈椎病正向低龄化发展。你知道应该怎样保护自己的颈椎吗？

3. 胸廓　由12块胸椎、12对肋、1块胸骨通过骨连结构成。构成胸廓的主要关节有肋椎关节和胸肋关节。

胸廓的整体观及运动　成人胸廓呈上窄下宽、前后略扁的圆锥形，容纳胸腔脏器。胸廓有上、下两口，上口较小，由胸骨上缘、第1肋和第1胸椎围成；胸廓下口较宽，由第12胸椎、第12肋和第11肋前端、肋弓和剑突围成。两侧肋弓在中线构成向下开放的胸骨下角。相邻两肋之间的间隙称肋间隙（图3-16）。

胸廓有保护、支持功能，还参与呼吸运动。

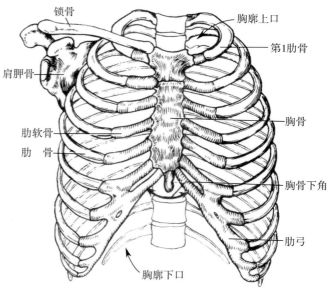

图 3-16　胸廓整体观

胸廓与健康

胸廓大小、形状与年龄、性别、健康状况、生活条件等密切相关。新生儿胸廓的前后径与横径大致相等呈桶状。老年人胸廓因弹性减小，运动减弱，胸廓塌陷，变得长而扁。患佝偻病的儿童，因缺钙而骨质疏松，骨易变形，胸廓前后径增大，胸骨明显突出，形成"鸡胸"。患肺气肿、哮喘病的人，因长期咳喘，使胸廓各径增大而成"桶状胸"。

课堂互动

经过紧张的学习，你累了吧，那就赶快舒活你的筋骨吧，做做脊柱的各种运动形式。做一下深呼吸，体验胸廓的运动。

三、四肢骨及其连结

（一）上肢骨及其连结

1. 上肢骨

（1）锁骨 位于颈胸交界处，全长都可摸到。锁骨分一体、两端，即内侧的胸骨端和外侧的肩峰端（图3-17）。

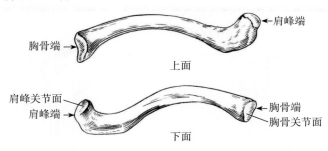

图3-17 锁骨

（2）肩胛骨 贴于胸廓后面外上方，呈三角形，可分两面、三角和三缘。前面微凹，称肩胛下窝。后面有一横嵴称肩胛冈，肩胛冈上、下方的浅窝分别称冈上窝和冈下窝。肩胛冈向外侧延伸的扁平突起称肩峰，为肩部最高点。肩胛骨外侧角膨大有一浅窝，称关节盂。肩胛骨上缘的外侧角有一弯曲的指状突起称喙突，可在锁骨外侧1/3处下方摸到。肩胛骨上角和下角分别平对第2肋和第7肋，在体表易摸到，为背部计数肋的标志（图3-18）。

（3）肱骨 位于上臂。上端内上方是半球形的肱骨头，肱骨上端与肱骨体交界处稍细称外科颈，较易发生骨折。肱骨体中部外侧面有三角肌粗隆，后面中部有一自内上斜向外下的浅沟，称桡神经沟，桡神经沿此沟经过，肱骨中部骨折易伤及桡神经。下端扁平，外侧部前面有半球状的肱骨小头，内侧部有滑车状的肱骨滑车。肱骨下端内、外侧各有一突起，分别称内上髁和外上髁。内上髁后方有一浅沟，称尺神经沟，尺神经由此经过（图3-19）。

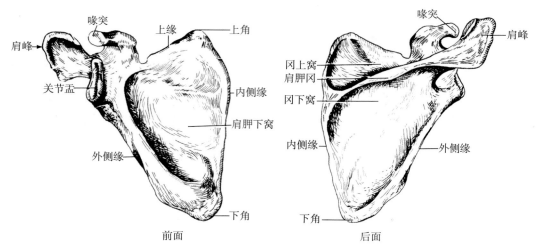

图 3-18　肩胛骨

（4）桡骨　位于前臂外侧。上端膨大称桡骨头；下端外侧向下突出，称桡骨茎突（图 3-20）。

（5）尺骨　位于前臂内侧。上端粗大，前面有一半环形深凹，称滑车切迹，与肱骨滑车相关节；切迹后上方的突起称鹰嘴。下端为尺骨头，尺骨头后内侧的突起，称尺骨茎突（图 3-20）。

（6）手骨　包括 8 块腕骨、5 块掌骨和 14 块指骨（图 3-21）。腕骨有 8 块，分近侧、远侧排成两列，从桡侧向尺侧近侧列依次是手舟骨、月骨、三角骨、豌豆骨，远侧列依次是大多角骨、小多角骨、头状骨和钩骨。

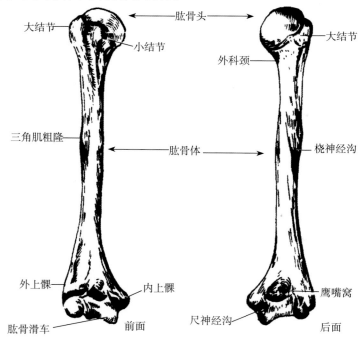

图 3-19　肱骨

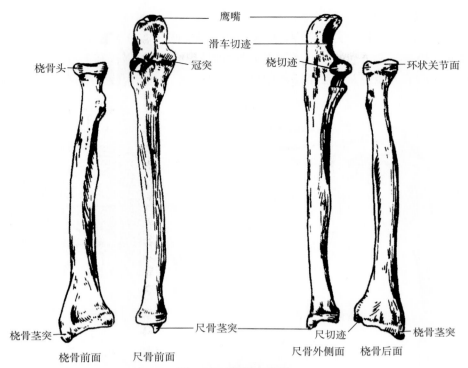

鹰嘴

滑车切迹

冠突

桡骨头

桡切迹

环状关节面

桡骨茎突

尺骨茎突

尺切迹

桡骨茎突

桡骨前面　　　尺骨前面　　　尺骨外侧面　　桡骨后面

图 3-20　桡骨和尺骨

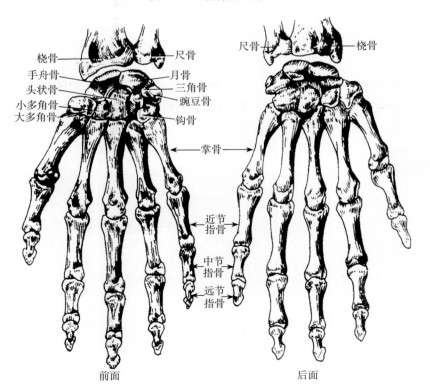

桡骨　　　　　　　　尺骨

手舟骨　　　　　　　月骨

头状骨　　　　　　　三角骨

小多角骨　　　　　　豌豆骨

大多角骨　　　　　　钩骨

尺骨　　　　　　　　桡骨

掌骨

近节
指骨

中节
指骨

远节
指骨

前面　　　　　　　　后面

图 3-21　手骨

2. 上肢骨的连结

（1）肩关节　由肱骨头与肩胛骨的关节盂构成（图 3-22）。关节盂浅小，肱骨头大，关节囊薄而松弛，关节囊的前、后和上方都有肌腱和韧带加强，其下方最为薄弱，故肩关节易发生前下方脱位。肩关节运动幅度大，可做屈、伸、内收、外展、旋内、旋外及环转运动。

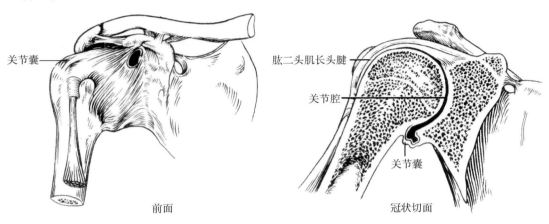

关节囊

肱二头肌长头腱

关节腔

关节囊

前面　　　　　　　　冠状切面

图 3-22　肩关节

巧 记 忆

肩关节歌诀：肩关节，有特点，肱骨头大盂较浅；
　　　　　　运动灵活欠稳固，脱位最易向下前。

（2）肘关节　由肱骨下端与桡、尺骨上端构成，包括三个关节，即肱尺关节、肱桡关节、桡尺近侧关节（图 3-23）。关节囊前、后壁薄弱松弛，两侧壁紧张，并有韧带加强。当屈肘时，肱骨内上髁、外上髁和尺骨鹰嘴三点连线构成尖朝下的等腰三角形，伸肘时三点呈一直线。当肘关节发生脱位时，三点位置关系发生改变。

知识链接

网球肘

网球肘的医学名称为肱骨外上髁炎。因网球运动员易患此病而得名。由于长期劳损，可使附着在肘关节部位的一些肌腱和软组织发生部分纤维撕裂或损伤，或因摩擦造成骨膜创伤，引起骨膜炎。网球肘多因前臂伸肌群长期反复强烈收缩、牵拉，使肌腱附着处发生不同程度的急慢性累积性损伤，导致撕裂、出血、机化、粘连而致病。

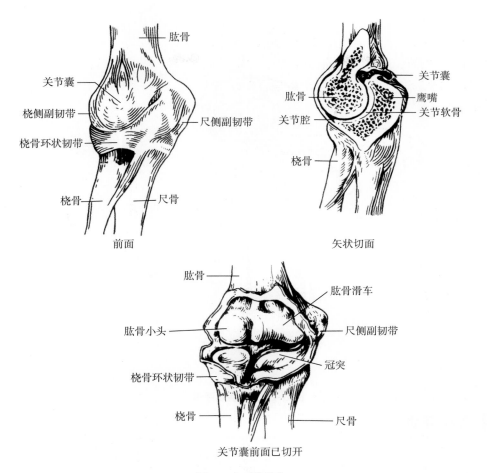

前面

矢状切面

关节囊前面已切开

图 3-23 肘关节

巧 记 忆

肘关节歌诀：肘关节，很特殊，一个囊内包三组；

肱桡肱尺桡尺近，桡环韧带尺桡副；

屈肘三角伸直线，脱位改变能查出。

（3）桡腕关节 又称腕关节，由桡骨下端和尺骨头下方的关节盘与手舟骨、月骨和三角骨构成。关节囊松弛，周围有韧带加强。桡腕关节可做屈、伸、外展、内收及环转运动（图 3-24）。

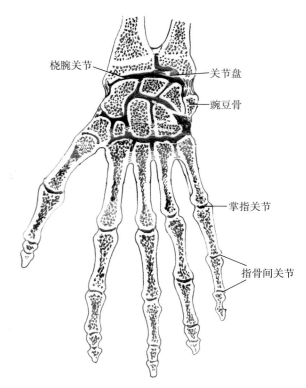

桡腕关节

关节盘

豌豆骨

掌指关节

指骨间关节

图 3-24 桡腕及手关节

 课堂互动

做一做：快来活动活动你的上肢，分别验证肩、肘、腕关节的各种运动形式吧。

（二）下肢骨及其连结

1. 下肢骨

（1）髋骨 位于盆部，由髂、耻、坐三骨融合而成，三骨会合处的深窝称髋臼；下部有一大孔，称闭孔。髋骨的上缘肥厚称髂嵴，两侧髂嵴最高点的连线一般平对第4腰椎棘突。髂嵴前端为髂前上棘，髂嵴后端为髂后上棘，髂前上棘后方髂嵴向外突起称髂结节。髋骨上内面的浅窝称髂窝，髂窝下界有圆钝骨嵴称弓状线，弓状线向前延续为耻骨梳，终于耻骨结节。髋骨后方有尖形突起称坐骨棘，坐骨棘的上、下方分别有坐骨大切迹和坐骨小切迹。髋骨后下部的粗糙隆起为坐骨结节（图3-25）。

（2）股骨 位于股部，是人体最长的骨，股骨长度约为身高的1/4。上端有朝向内上方的股骨头。股骨头下外侧的缩细部称股骨颈。股骨颈与股骨体连结处的上外侧和内下方有两个隆起，分别称大转子和小转子。股骨体上端后面有粗糙的臀肌粗隆，下端膨大，有两个向后的突起为内侧髁和外侧髁，两髁之间的深窝称髁间窝（图3-26）。

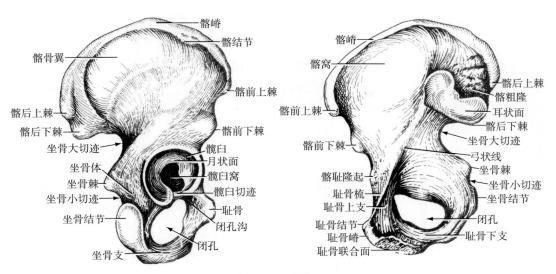

图 3-25　髋骨

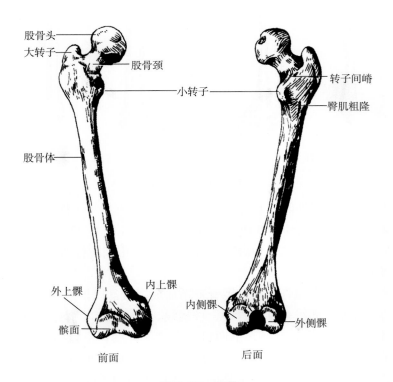

前面　　　　后面

图 3-26　股骨

（3）髌骨　是人体最大的籽骨，位于膝关节的前面，包在股四头肌腱内，可在体表摸到（图3-27）。

（4）胫骨　位于小腿内侧，上端膨大，向两侧突出，形成内侧髁和外侧髁；两髁之间为髁间隆起。上端前面的隆起称胫骨粗隆。胫骨体呈三棱柱形，较锐的前缘可在皮下摸到。下端内下方的突起，称内踝（图3-28）。

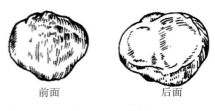

图 3-27　髌骨

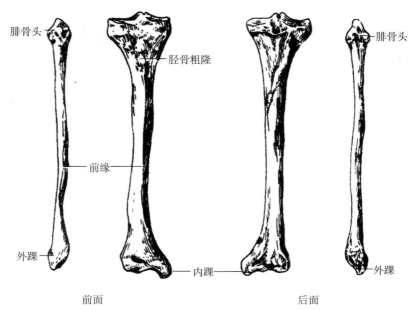

图 3-28　胫骨和腓骨

（5）腓骨　位于小腿外侧，上端稍膨大称腓骨头，下端膨大称外踝（图3-28）。

（6）足骨　包括7块跗骨、5块跖骨和14块趾骨（图3-29）。跗骨属于短骨，包括距骨、跟骨、骰骨、足舟骨及3块楔骨（内侧楔骨、中间楔骨和外侧楔骨）。

　2.下肢骨的连结

（1）骨盆　由左、右髋骨和骶、尾骨连结而成。骨盆以界线为界，分为上方的大骨盆和下方的小骨盆。界线是由骶骨岬、弓状线、耻骨梳、耻骨结节和耻骨联合上缘连结而成的环形线。小骨盆有上、下两口，上口即界线；下口由尾骨尖、骶结节韧带、坐骨结节、坐骨支、耻骨下支和耻骨联合下缘围成，小骨盆上、下口之间为骨盆腔。两侧坐骨支与耻骨下支连成耻骨弓，它们之间的夹角称为耻骨下角。骨盆具有传导重力和保护盆腔脏器的作用。从青春期开始，骨盆的形态出现性别差异（表3-2，图3-30）。

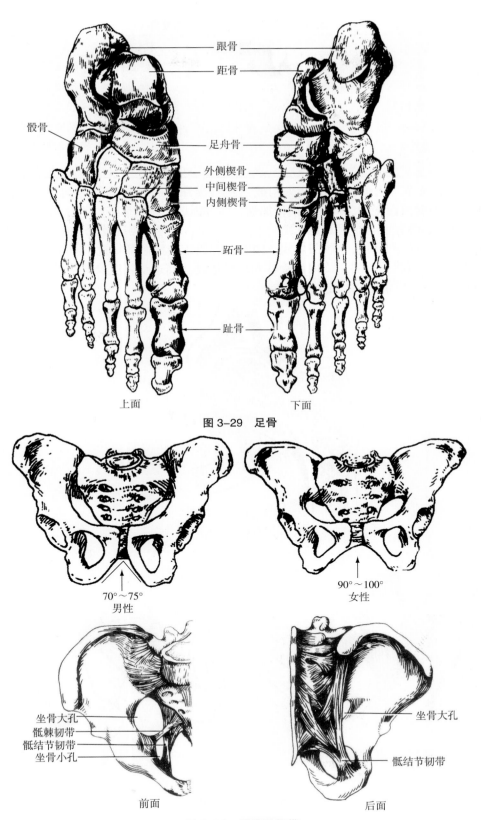

跟骨
距骨
骰骨
足舟骨
外侧楔骨
中间楔骨
内侧楔骨
跖骨
趾骨

上面　　　　　　　　　下面

图 3-29　足骨

70°～75°
男性

90°～100°
女性

坐骨大孔
骶棘韧带
骶结节韧带
坐骨小孔

坐骨大孔

骶结节韧带

前面　　　　　　　　　后面

图 3-30　骨盆及韧带

表 3-2　男、女性骨盆的形态差异

	男性	女性
骨盆形状	较窄长	较宽短
骨盆上口	心形	椭圆形
骨盆下口	较狭窄	较宽大
骨盆腔	漏斗状	圆桶状
骶骨岬	前突明显	前突不明显
耻骨下角	70°～75°	80°～100°

（2）髋关节　由髋臼和股骨头构成。髋臼窝深，股骨头大部分纳入髋臼内（图3-31）。关节囊厚而坚韧，周围有韧带加强，前方强韧的髂股韧带限制髋关节过度后伸，对维持直立姿势有重要作用。关节囊后下部较薄弱，股骨头易在此处脱位。关节囊内有股骨头韧带，连于股骨头与髋臼之间，内有营养股骨头的血管经过（图3-31）。髋关节可做屈、伸、内收、外展、旋内、旋外和环转运动，其运动幅度及灵活性较肩关节小，但稳固性强，适应承重和行走功能。

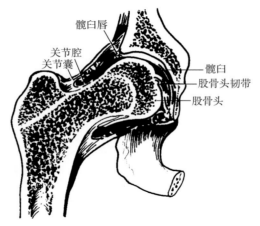

冠状切面

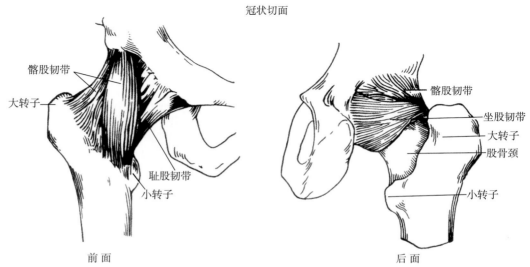

前面　　　　　　　　　　　　　　后面

图 3-31　髋关节

知识链接

股骨头坏死

股骨头坏死，又称股骨头缺血性坏死，为常见的骨关节病。由于各种不同的病因破坏了股骨头的血供，导致股骨头缺血、坏死、塌陷，髋关节从间断性疼痛逐渐发展到持续性疼痛，再由疼痛引发髋关节周围肌肉痉挛，关节活动受到限制，最后严重致残而跛行。

（3）膝关节　是人体最大最复杂的关节，由股骨下端、胫骨上端和髌骨构成。关节囊薄而松弛，前壁有髌韧带，两侧有韧带加强，关节囊内有前、后交叉韧带和内、外侧半月板，可防止胫骨向前、后移位，缓冲压力，增强关节的稳定性（图 3–32 ~ 图 – 34）。膝关节可做屈伸运动，在膝关节半屈位时，还可做旋转运动。

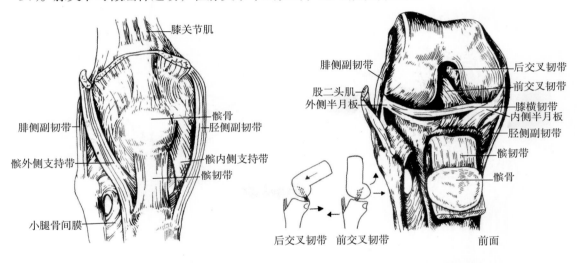

图 3-32　膝关节（前面观）　　　　　　　　图 3-33　膝关节内部结构

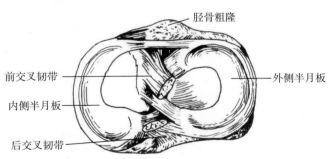

图 3-34　膝关节半月板（上面观）

巧 记 忆

膝关节歌诀：膝关节，最复杂，全身关节它最大；
内含两块半月板，前后韧带相交叉；
下肢运动很重要，能屈能伸实可夸。

（4）距小腿关节　又称踝关节，由胫骨、腓骨下端与距骨构成，关节囊附着于各关节面的周围，其前、后壁薄而松弛，两侧有韧带加强（图 3-35）。

踝关节能做背屈（伸）和跖屈（屈）运动（图 3-36）；与跗骨间关节协同作用时，还可使足内翻和外翻。

（5）足弓　足骨借关节和韧带连结而成的凸向上的弓，称足弓，可分为纵弓和横弓。足弓具有弹性，在行走和跳跃时起缓冲震荡的作用，同时还可保护足底的血管和神经免受压迫。当足弓结构发育不良或损伤时，足弓便有可能塌陷，形成扁平足（图 3-37）。

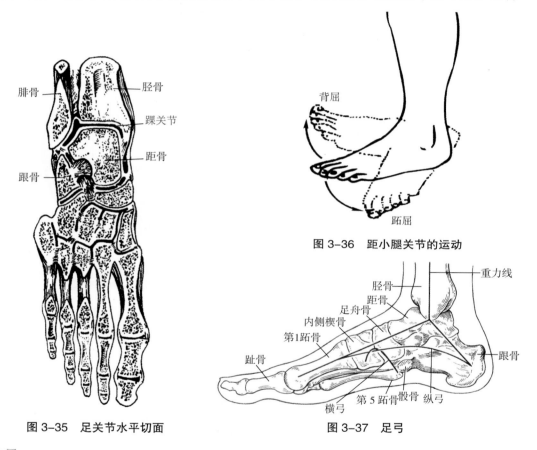

图 3-35　足关节水平切面

图 3-36　距小腿关节的运动

图 3-37　足弓

课堂互动

做一做：活动你的下肢，分别做出髋、膝、踝关节的各种运动形式。

四、颅及其连结

（一）颅的分部与组成

颅位于脊柱上方，分脑颅和面颅两部分（图 3-38，图 3-39）。

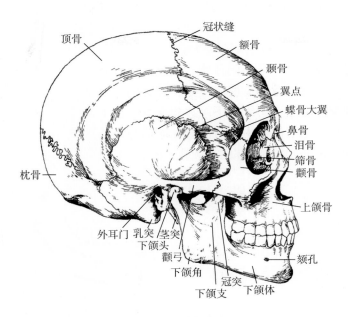

图 3-38 颅（侧面观）

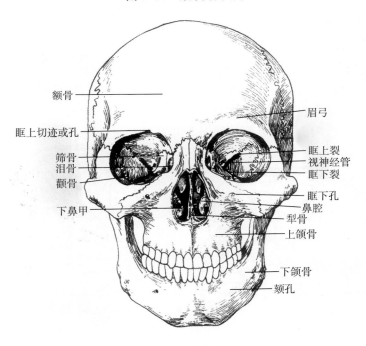

图 3-39 颅（前面观）

1. 脑颅骨 位于颅后上部，由 8 块骨组成，不成对的有额骨、筛骨、蝶骨和枕骨，成对的有颞骨和顶骨。它们共同围成颅腔。

2. 面颅骨 共 15 块，成对的有鼻骨、泪骨、颧骨、腭骨、下鼻甲及上颌骨，不成对的有犁骨、下颌骨和舌骨（图 3-40）。它们形成面部的骨性基础。

下颌骨分一体两支。下颌体呈蹄铁形，位于前部，上缘构成牙槽弓，有容纳下牙根的牙槽。下颌体前外侧面有一对颏孔。下颌支的上端有两个突起，前方的称冠突，后方的称髁突。下颌支后缘与下颌体相交处，称下颌角，体表可以摸到。下颌支内有下颌管，向前与颏孔相通，向后连通于下颌支内面中部的下颌孔（图 3-41）。

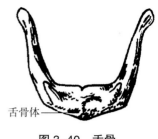

图 3-40　舌骨

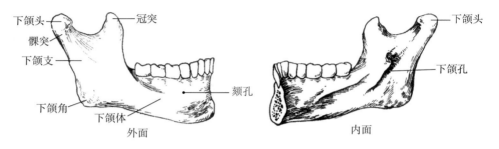

图 3-41　下颌骨

（二）颅的整体观

1. 颅顶面观　颅盖各骨借缝紧密连结，额骨与两顶骨间形成冠状缝。两侧顶骨间形成矢状缝，两侧顶骨与枕骨间形成人字缝。在新生儿颅盖骨之间尚存留未完全骨化的结缔组织膜，称为囟。位于额骨与两顶骨之间的为前囟，于 1.5 岁左右闭合；位于两顶骨与枕骨之间的为后囟，出生后不久即闭合（图 3-42）。

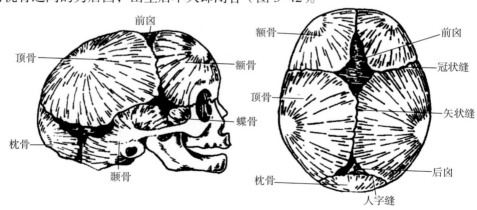

图 3-42　新生儿颅

2. 颅底内面观　颅底内面高低不平，呈阶梯状，分别称颅前窝、颅中窝和颅后窝。这些窝中有很多孔和裂，大多与颅底外面相通，为血管、神经穿过的通道。如视神经管、眶上裂、圆孔、卵圆孔、棘孔、枕骨大孔、颈静脉孔等（图 3-43）。

3. **颅底外面观** 颅底外面高低不平,分前、后两部分。前面为分隔口腔和鼻腔的水平骨板,称骨腭;后部可见枕骨大孔(图3-44)。

4. **颅侧面观**(图3-38) 中部有外耳门,外耳门后方为乳突,前方是颧弓,二者在体表可摸到。颧弓的内上方有一浅窝,称颞窝。颞窝前下部在额、顶、颞和蝶骨会合处构成"H"形的缝,称翼点。此处骨质较薄,其内面有脑膜中动脉前支通过,故外伤骨折时,易伤及该血管,引起颅内出血。

5. **颅前面观** 主要有眶和骨性鼻腔(图3-39)。眶容纳眼球及附属结构。骨性鼻腔位于面颅中央,骨性鼻中隔把骨性鼻腔分为左、右两半。鼻腔外侧壁由上而下有三个突起的骨片,称上、中、下鼻甲;每个鼻甲下方为相应的鼻道,分别称上、中、下鼻道。骨性鼻旁窦为相应颅骨内含气的空腔,有额窦、筛窦、蝶窦和上颌窦,位于鼻腔周围并开口于鼻腔(图3-45,图3-46)。

(三)颅骨的连结

颅骨之间多以直接连结相连,只有下颌骨与颞骨间借关节相连。

颞下颌关节由下颌骨的髁突与颞骨的下颌窝及关节结节组成。关节囊松弛,前部较薄弱,易向前下方脱位,关节腔内有关节盘。两侧颞下颌关节同时运动,可使下颌骨上、下、前、后及左、右移动(图3-47)。

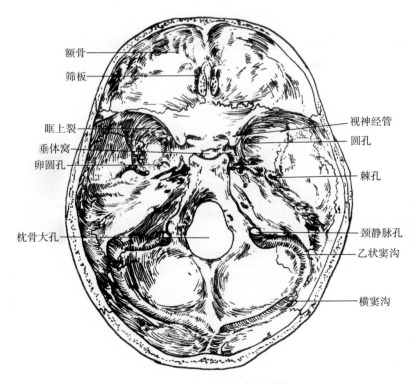

图3-43 颅底(内面观)

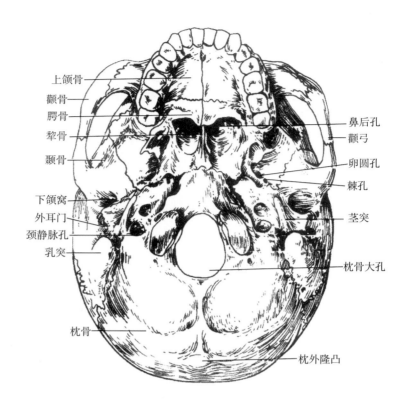

上颌骨
颧骨
腭骨
犁骨
颞骨

下颌窝
外耳门
颈静脉孔
乳突

枕骨

鼻后孔
颧弓
卵圆孔
棘孔

茎突

枕骨大孔

枕外隆凸

图 3-44　颅底（外面观）

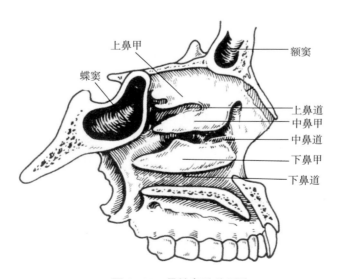

上鼻甲
蝶窦

额窦

上鼻道
中鼻甲
中鼻道
下鼻甲
下鼻道

图 3-45　骨性鼻腔外侧壁

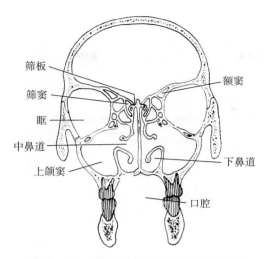

图 3-46 颅的冠状切面（通过第 3 磨牙）

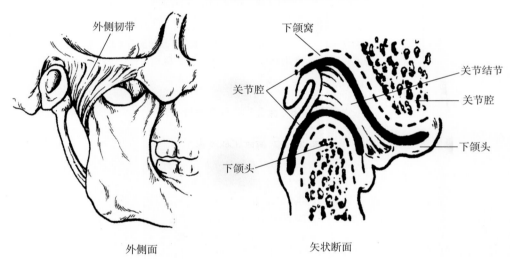

外侧面　　　　　　　　　矢状断面

图 3-47 颞下颌关节

五、全身主要骨性标志

1. 躯干部常用骨性标志　第 7 颈椎棘突，胸、腰椎棘突，颈静脉切迹，胸骨角，肋等。

2. 四肢骨的常用骨性标志

（1）上肢骨的常用骨性标志　锁骨，肩胛冈，肩峰，肩胛骨上、下角，肱骨内、外上髁，桡骨茎突，尺骨茎突和尺骨鹰嘴。

（2）下肢骨的常用骨性标志　髂嵴，髂前上棘，髂结节，耻骨结节，坐骨结节，股骨大转子，髌骨，腓骨头，胫骨粗隆，胫骨前缘，内踝，外踝。

3. 颅骨的常用骨性标志　枕外隆凸，乳突，下颌角，颧弓，眶上缘，眶下缘。

课堂互动

试一试：你能在自己身上找到全身的重要骨性标志吗？

全身骨归纳如下（图3-48）：

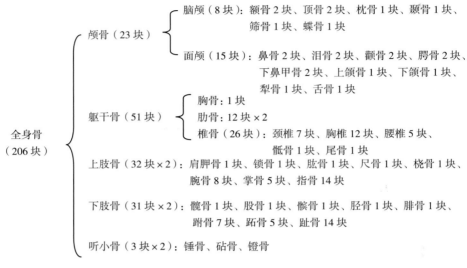

图3-48 全身骨名称及数目

巧 记 忆

全身骨头虽难记，抓住要点就容易；
头颅躯干加四肢，二百零六分开记；
脑面颅骨二十三，躯干总共五十一；
四肢一百二十六，全身骨头基本齐；
还有六块体积小，藏在中耳鼓室里。

第二节 骨 骼 肌

一、概述

运动系统的肌都是骨骼肌，全身约有600块，多数附着于躯干和四肢的骨骼，少数附着于皮肤，是运动系统的动力部分。每块肌具有一定的形态和结构，是一个器官，同时还有丰富的血液供应和神经支配。若出现肌的血液供应障碍或支配肌的神经损伤，可分别引起肌的坏死和瘫痪（图3-49，图3-50）。

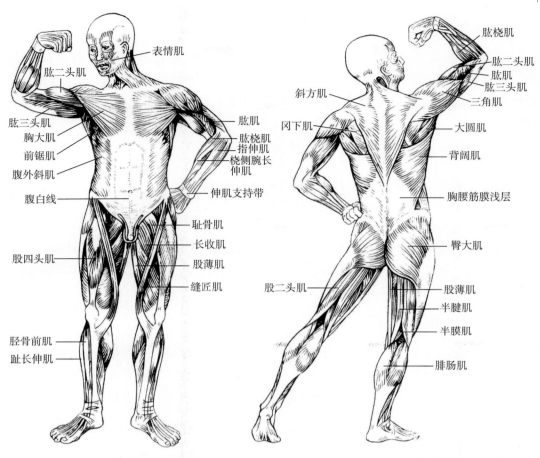

图 3-49 全身肌的配布（前面）　　　　图 3-50 全身肌的配布（后面）

（一）肌的分类

肌按外形可分为长肌、短肌、阔肌和轮匝肌（图 3-51）；按位置可分为头肌、颈肌、躯干肌和四肢肌；按作用可分为屈肌、伸肌、内收肌、外展肌等。

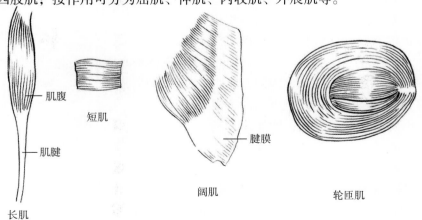

图 3-51 肌的形态

（二）肌的构造

每块骨骼肌都由肌腹和肌腱构成（图3-51）。肌腹位于中间，由肌纤维构成，具有收缩和舒张功能。肌腱位于两端，主要由致密结缔组织构成，银白色、坚韧但无收缩功能，只起力的传递作用。长肌的腱多呈条索状；阔肌的腱呈膜状，称腱膜。

（三）肌的起止

肌通常借两端的肌腱附着于两块或两块以上的骨面，中间跨过一个或多个关节，收缩时使两块骨或多块骨相互靠近而产生运动。通常把靠近身体正中矢状面或四肢近侧端的附着点，或在相对固定骨上的附着点称为起点，反之为止点。肌收缩时一般是止点向起点靠拢产生运动（图3-52）。

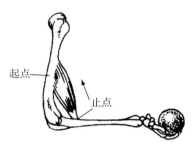

图 3-52　肌的起止点

（四）肌的配布

肌大多配布在关节周围，与关节的运动密切相关。在每个关节运动轴的两侧，配布有作用相反的两群肌，互称为拮抗肌。多块肌互相配合，共同完成一个动作的，称为协同肌。拮抗肌和协同肌在神经系统的统一调节下互相协调、互相配合，完成各种运动。

（五）辅助结构

肌的辅助结构具有保持肌的位置、协助肌的活动、减小运动时摩擦和保护的作用，主要包括：

1. **筋膜**　分为两种（图3-53）。浅筋膜又称皮下筋膜，位于皮下，由疏松结缔组织构成，内含脂肪组织、浅动脉、浅静脉、血管和神经等；深筋膜又称固有筋膜，位于浅筋膜深面，由致密结缔组织构成，呈鞘状包裹肌、血管和神经，形成筋膜鞘。

2. **滑膜囊**　是封闭的结缔组织囊，多位于肌腱或韧带与骨面相接触处，内有滑液，以减小两者之间的摩擦，增加运动的灵活性。有的滑膜囊与关节腔相通，发生炎症时可影响局部的运动功能。

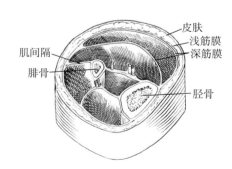

图 3-53　筋膜

3. **腱鞘**　是由结缔组织构成的鞘管，包在肌腱的外面，存在于如腕、踝、手指和足趾等活动度较大的部位。分为两层：外层是腱纤维鞘，有约束肌腱的作用；内层是腱滑膜鞘，呈双层套管状。外层贴在腱纤维鞘的内面和骨面，内层包在肌腱的外面，两层之间含有少量滑液，使得肌腱在鞘内能自由滑动。

二、躯干肌

（一）颈肌

颈肌主要包括胸锁乳突肌和舌骨上、下肌群等（图 3-54）。胸锁乳突肌位于颈外侧部，起自胸骨柄和锁骨的连接部，斜向后上止于颞骨的乳突，故此得名。胸锁乳突肌单侧收缩时使头向同侧倾斜，面部转向对侧；双侧同时收缩使头后仰。

课堂互动

做一做：学生亲自验证一下胸锁乳突肌的功能。

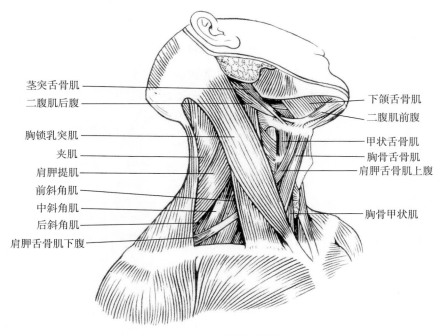

图 3-54　颈肌（右侧）

（二）胸肌

1. **胸大肌**　位于胸壁前上部（图 3-55）。收缩时可使上肢内收、旋内和前屈；上肢上举固定时可上提躯干，也可提肋助吸气。

2. **胸小肌**　位于胸大肌深面（图 3-55）。收缩时可拉肩胛骨向前下方旋转，提肋助吸气。

3. **前锯肌**　紧贴胸外侧壁（图 3-56）。收缩时拉肩胛骨向前并紧贴胸廓，协助上肢

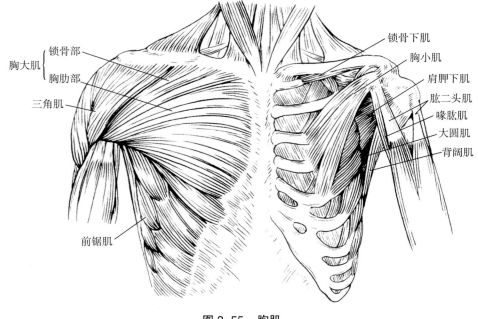

图 3-55　胸肌

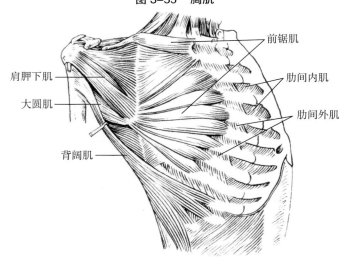

图 3-56　肋间肌

上举，提肋助深吸气。

4. 肋间肌　位于肋间隙内，分为浅深两层（图 3-56）：浅层为肋间外肌，收缩时可提肋协助吸气；深层为肋间内肌，收缩时降肋协助呼气。

（三）背肌

背肌位于躯干后面，可分为浅、深两群。浅群主要有斜方肌、背阔肌等，深群主要有竖脊肌（图 3-57）。

1. 斜方肌　位于项部和背上部。上部肌束收缩时可上提肩胛骨，使其下角外旋；

下部肌束收缩时可下降肩胛骨；全肌收缩可牵拉肩胛骨向脊柱靠拢。

2. **背阔肌** 位于背的下半部、腰部及胸部后外侧。收缩时使肩关节内收、旋内和后伸，呈背手姿势；上肢上举固定时，可引体向上。

3. **竖脊肌** 位于躯干的背面、脊柱两侧，起于骶骨背面和髂骨后部，向上经过椎骨和肋骨，终于枕骨。一侧肌肉收缩使脊柱侧屈，两侧肌肉同时收缩可伸脊柱和仰头，维持人体直立姿势。

（四）膈

膈是位于胸、腹之间，向上膨隆的扁肌。肌部附着于胸廓下口周边和腰椎前部，肌束向中央部集中移行为中心腱。

膈上有三个裂孔：①主动脉裂孔：在第12胸椎前方，有主动脉和胸导管通过。②食管裂孔：在主动脉裂孔的左前上方，约在第10胸椎水平，有食管和迷走神经通过。③腔静脉孔：在主动脉裂孔的右前上方，约在第8胸椎水平，有下腔静脉通过（图3-58）。

膈是最主要的呼吸肌。收缩时膈的顶部下降，胸腔容积增大，有助吸气；舒张时膈的顶部上升回至原位，胸腔容积减小，有助呼气。

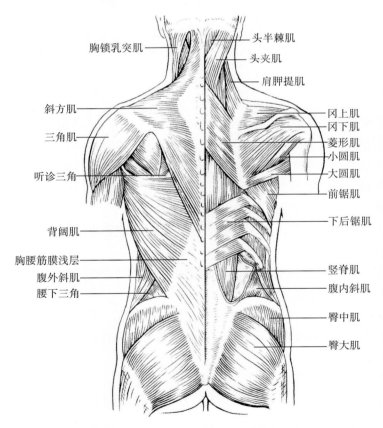

图3-57 背肌（右侧斜方肌、背阔肌已切除）

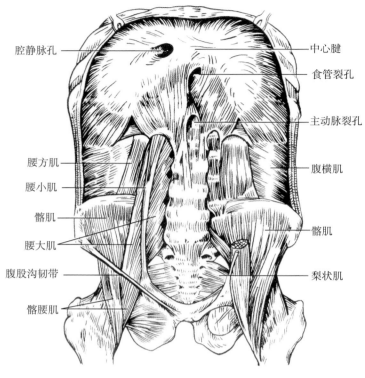

腔静脉孔　　　　　　　　　　　　　　　　　　中心腱

食管裂孔

主动脉裂孔

腰方肌　　　　　　　　　　　　　　　　　　腹横肌

腰小肌

髂肌　　　　　　　　　　　　　　　　　　髂肌

腰大肌

腹股沟韧带　　　　　　　　　　　　　　　　梨状肌

髂腰肌

图 3-58　膈

（五）腹肌

腹肌位于胸廓和骨盆之间，参与组成腹壁（图 3-59）。主要包括：

1. 腹外斜肌　位于腹前外侧壁的浅层，腱膜的下缘卷曲增厚，连于髂前上棘和耻骨结节之间形成腹股沟韧带。

2. 腹内斜肌　位于腹外斜肌深面。

3. 腹横肌　位于腹内斜肌深面。

上述 3 块肌肉都是扁肌，它们的腱膜在靠近腹前壁正中线时，分前、后两层包裹腹直肌，构成腹直肌鞘。

4. 腹直肌　呈带状，纵行分布于腹前壁正中线两侧的腹直肌鞘内，全长有 3 ~ 4 条横行的腱性结构，称腱划。

以上 4 块肌肉可以共同保护腹腔脏器，维持腹内压，保持腹腔脏器位置的固定。收缩时可增加腹压，以协助咳嗽、分娩、呕吐及排便等功能；可以降肋助呼气；使脊柱前屈、侧屈及旋转。

5. 腹肌形成的特殊结构

（1）白线　位于腹前壁正中线上，左右腹直肌鞘之间，由两侧的腹直肌鞘纤维彼此交织形成，自剑突直达耻骨联合。

（2）腹股沟管　是腹前外侧壁三块扁肌间的一条斜行间隙，位于腹股沟韧带内侧

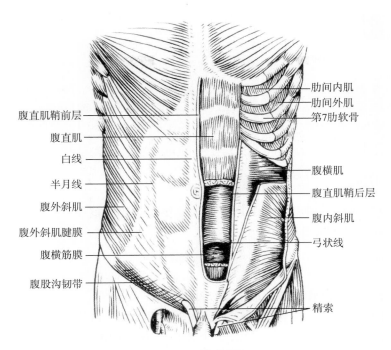

图 3-59 腹前壁肌

半的上方，长 4 ~ 5cm，男性内有精索通过，女性内有子宫圆韧带通过。腹股沟管内口称腹股沟管深环（腹环），位于腹股沟韧带中点上方约 1.5cm 处；外口称腹股沟管浅环（皮下环）（图 3-60）。

（3）腹股沟三角 又称海氏三角，位于腹前壁下部，由腹直肌外侧缘、腹股沟韧带和腹壁下动脉共同围成。

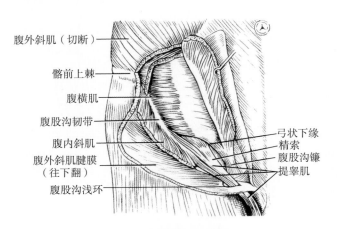

图 3-60 腹前壁的下部

腹股沟管和海氏三角与疝的联系

腹股沟管和海氏三角均为腹壁的薄弱区。病理情况下，腹腔内容物（如小肠）可通过上述部位进入腹股沟管或阴囊，形成腹股沟疝。如果腹腔内容物通过深环突出，沿腹股沟管经浅环进入阴囊，为腹股沟斜疝；如果腹腔内容物通过海氏三角，由腹腔内直接向前突出，则为腹股沟直疝。

（六）会阴肌

会阴肌是指封闭小骨盆下口的所有肌，主要有会阴深横肌、尿道括约肌和肛提肌等，可支持和承托盆腔脏器。

三、头肌

头肌可分为面肌和咀嚼肌两部分（图 3-61）。

面肌止于面部皮肤，位置表浅，主要分布于眼、鼻、口等孔、裂周围，如眼轮匝肌和口轮匝肌。面肌收缩时有开大或闭合上述孔、裂的作用，同时牵动面部皮肤显示出各种表情，故也称表情肌。

咀嚼肌位于颞下颌关节周围，主要有咬肌和颞肌，收缩时可上提下颌骨。

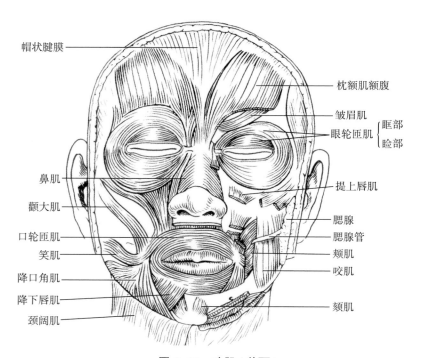

图 3-61 头肌（前面）

四、四肢肌

（一）上肢肌

上肢肌可分为上肢带肌、臂肌、前臂肌和手肌（图3-62，图3-63）。

1. **上肢带肌**　主要有三角肌，呈三角形，从前、后、外侧三面包围肩关节，可外展肩关节。

2. **臂肌**　主要有肱二头肌和肱三头肌。

肱二头肌位于臂前部，收缩时可屈肘关节、屈肩关节。

肱三头肌位于臂后部，收缩时主要可伸肘关节。

3. **前臂肌**　分为前、后两群，运动腕关节和手掌、手指。

（1）前群　包括9块肌肉，主要是屈肌和旋前肌。

（2）后群　包括10块肌肉，主要是伸肌和旋后肌。

4. **手肌**　位于手掌，主要运动手指，主要有鱼际、小鱼际等。鱼际为手掌外侧群肌，收缩时可使拇指做内收、外展和对掌运动。小鱼际为手掌内侧群肌，收缩时使小指做外展运动。

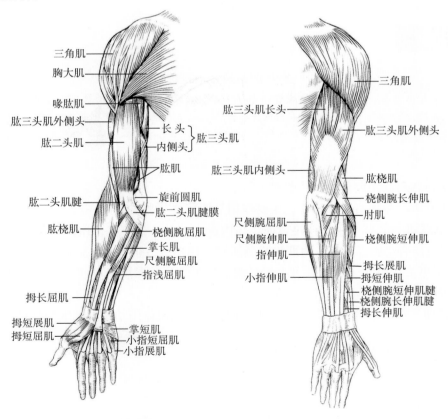

图 3-62　上肢浅层肌（前面）　　图 3-63　上肢浅层肌（后面）

课堂互动

做一做：同学自己做一下屈肘、伸肘和肩外展运动，验证肱二头肌、肱三头肌和三角肌的功能。

（二）下肢肌

下肢肌可分为髋肌、大腿肌、小腿肌和足肌（图 3-64 ~ 图 3-66）。

1. 髋肌　位于髋关节周围，分为前、后两群。

（1）前群　主要有髂腰肌，作用是使髋关节前屈和旋外；下肢固定时可使躯干前屈。

（2）后群　主要包括臀大肌、臀中肌、臀小肌和梨状肌等。臀大肌大而肥厚，形成臀部隆起，作用是伸髋关节并外旋。

2. 大腿肌　分为前群、内侧群和后群。

（1）前群　主要有缝匠肌和股四头肌。缝匠肌是全身最长的肌，可屈髋关节和膝关节。股四头肌是全身体积最大的肌，其 4 个头向下合并形成一条肌腱，包绕髌骨延续为髌韧带止于胫骨粗隆，可屈髋关节和伸膝关节。

知识拓展

常用的肌肉注射部位

护理工作中给患者进行肌肉注射时，经常选择三角肌或臀大肌进行，具体的注射部位是：①三角肌：上 1/3 和中 1/3 的中区是肌肉注射的安全区，无大的血管和神经通过。②臀大肌（十字法）：从臀裂的顶点向外画一水平线，再经髂嵴最高点向下作一垂线，将臀部分为 4 区，外上 1/4 为安全区。

（2）内侧群　主要作用是内收髋关节。

（3）后群　主要有股二头肌，主要作用是伸髋关节和屈膝关节。

3. 小腿肌　前群作用是使足背屈、足内翻和伸趾。外侧群作用是使足跖屈和足外翻。后群浅层有小腿三头肌，由两块腓肠肌和一块比目鱼肌组成，肌腹膨大形成"小腿肚"，向下形成跟腱止于跟骨，可上提足跟，使足跖屈；深层肌可使足跖屈、足内翻和屈趾。

4. 足肌　分为两部分，足背肌作用是伸趾，足底肌作用是屈趾和维持足弓。

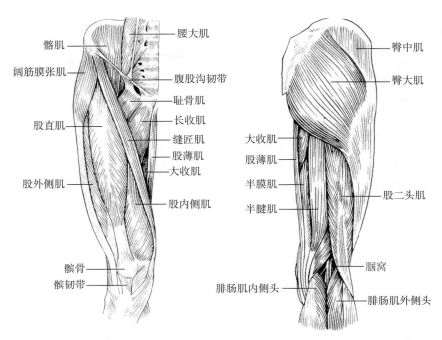

图 3-64　髋肌和大腿肌前群（浅层）　　图 3-65　髋肌和大腿肌后群（浅层）

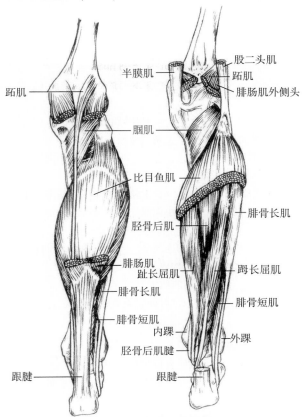

图 3-66　小腿肌后群

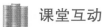 **课堂互动**

做一做：同学自己做伸髋、屈髋、屈膝、伸膝和足跖屈运动，验证臀大肌、缝匠肌、股四头肌和小腿三头肌的功能。

五、全身主要肌性标志

胸锁乳突肌、胸大肌、腹直肌、三角肌、肱二头肌、肱三头肌、臀大肌、股四头肌、小腿三头肌。

课堂互动

试一试：同学们能在自己身体上触摸到这些肌性标志么？

同步训练

一、名词解释

关节　胸骨角　翼点　界线　腹股沟管

二、填空题

1. 运动系统由_____、_____和_____三部分组成。

2. 根据形态可将骨分为_____、_____、_____和_____。

3. 骨的构造由_____、_____和_____三部分组成。

4. 椎骨由前方的_____和后方的_____两部分组成。

5. 脊柱侧面观有 4 个生理性弯曲，其中_____和_____凸向前，_____和_____凸向后。

6. 肩胛骨有三个角，外侧角膨大称_____，上角与_____对应，下角与_____对应。

7. 肩关节的特点是：_____大，_____小而浅，关节囊薄而松弛。

8. 伸肘关节时，_____、_____和_____三点在一条直线上。

9. 髋骨的上缘称_____，两侧最高点的连线平_____棘突，临床上作为腰椎穿刺定位标志。

10. 每块骨骼肌都由_____和_____构成。

11. 肋间外肌收缩时可_____，肋间内肌收缩时可_____。

12. 收缩时可屈肘关节的肌肉是_____，可伸肘关节的肌肉是_____。

三、单项选择题

1. 老年人易发生骨折的原因是由于骨质中（　　　）
    A. 有机质含量相对较多　　　B. 无机质含量相对较多
    C. 有机质和无机质各占 1/2　　　D. 骨松质较多　　　E. 骨密质较多

2. 确定骶管裂孔的体表标志是（　　　）
    A. 岬　B. 骶角　C. 骶后孔　D. 骶前孔　E. 骶管

3.临床上椎间盘突出的部位常见于（   ）

　　A.前内侧　B.前外侧　　C.后内侧　D.后外侧　E.两侧

4.胸骨角平对（   ）

　　A.第 1 肋软骨　　B.第 5 肋软骨　　C.第 3 肋软骨

　　D.第 4 肋软骨　　E.第 2 肋软骨

5.颅骨的骨性标志不包括（   ）

　　A.枕骨大孔　B.枕外隆凸　C.乳突　D.下颌角　E.颧弓

6.肱骨上易发生骨折的部位是（   ）

　　A.肱骨头　B.外科颈　C.桡神经沟　D.小结节　E.大结节

7.髋骨在活体上可触及的标志是（   ）

　　A.髋臼　B.坐骨结节　C.闭孔　D.坐骨大切迹　E.髂窝

8.下列对肩关节特点的叙述，错误的是（   ）

　　A.关节盂浅小，肱骨头大　　B.关节囊薄而松弛

　　C.关节囊周围有强韧的韧带　D.关节易向前下方脱位

　　E.是全身运动幅度最大的关节

9.腹前外侧壁的三块扁肌中，位于浅层的是（   ）

　　A.腹直肌　B.腹外斜肌　C.腹内斜肌　D.腹横肌　E.髂腰肌

10.下肢肌肉中，最常用于肌内注射的是（   ）

　　A.缝匠肌　B.股四头肌　C.股二头肌　D.臀大肌　E.臀中肌

四、简答题

1.简述关节的基本结构。

2.计数椎骨、肋骨序数的体表标志有哪些？

3.简述膝关节的组成及构造特点。

4.膈上有哪几个裂孔？各通过什么结构？

5.腹股沟管的内、外口名称及通过的结构分别是什么？

第四章 消化系统

▌ 知识要点

掌握：口腔、咽的结构；食管三狭窄；胃、肝的位置、形态和分部；大肠的分部；阑尾和肝的体表投影；输胆管道的组成。

熟悉：消化管壁的微细结构；胃壁的结构特点；肝和小肠黏膜的微细结构；小肠和胰的形态、位置；腹膜和腹膜腔的概念，腹膜与器官的关系。

了解：胸部标志线和腹部分区；胰的微细结构；腹膜形成的结构。

难点：肝和小肠黏膜的微细结构。

消化系统是保证机体新陈代谢活动正常进行的重要功能系统，主要功能是摄取食物，对食物进行消化，吸收食物中的营养成分，最后将食物残渣形成粪便排出体外，为机体新陈代谢提供物质和能量来源。

第一节 概 述

内脏器官大部分位于胸腔和腹腔内的固定位置，为便于描述各器官的正常位置和体表投影，常在胸腹部体表确定若干标志线和分区（图4-1）。

一、胸部的标志线和腹部分区

（一）胸部的标志线

1. 前正中线 沿身体前面正中线所作的垂直线。
2. 胸骨线 沿胸骨最宽处的外侧缘所作的垂直线。
3. 锁骨中线 通过锁骨中点所作的垂直线。
4. 胸骨旁线 通过胸骨线与锁骨中线之间连线中点所作的垂直线。
5. 腋前线 通过腋前襞所作的垂直线。
6. 腋后线 通过腋后襞所作的垂直线。
7. 腋中线 通过腋前、后线之间中点所作的垂直线。

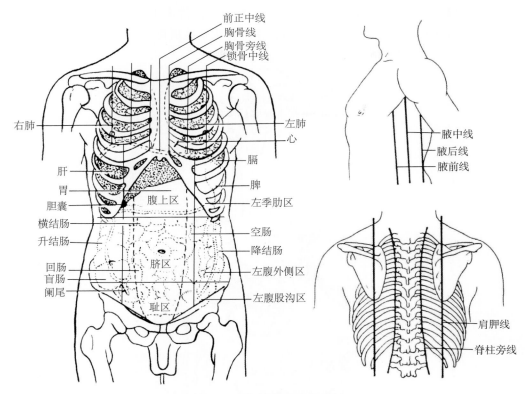

前正中线
胸骨线
胸骨旁线
锁骨中线

右肺
左肺
心
膈
肝
胃
脾
胆囊
左季肋区
横结肠
空肠
升结肠
降结肠
回肠
盲肠
左腹外侧区
阑尾
左腹股沟区
腹上区
脐区
耻区

腋中线
腋后线
腋前线

肩胛线
脊柱旁线

图 4-1　胸部标志线和腹部分区

8. **肩胛线**　通过肩胛骨下角所作的垂直线。

9. **后正中线**　沿身体后面正中线所作的垂直线。

（二）腹部的分区

在腹部前面，通常用两条横线和两条垂线将腹部分成 9 个区。上横线采用通过两侧肋弓最低点的连线，下横线采用通过两侧髂结节的连线，两线将腹部分为上、中、下三部；两条纵线为通过两侧腹股沟韧带中点所作的垂直线，4 条线相交将腹部分为 9 个区：腹上部分为腹上区和左、右季肋区；腹中部分为脐区和左、右腹外侧区（腰区）；腹下部分为耻区和左、右腹股沟区（髂区）（图 4-1）。在临床上，通常通过脐作横线和垂直线各 1 条，将腹部分为右上腹、左上腹、右下腹、左下腹 4 个区。

二、消化系统的组成和功能

消化系统由消化管和消化腺两部分组成（图 4-2），主要功能是消化食物、吸收营养物质和排出食物残渣。

消化管是从口腔到肛门之间一条粗细不等的连续管道，包括口腔、咽、食管、胃、小肠（十二指肠、空肠、回肠）和大肠（盲肠、阑尾、结肠、直肠、肛管）。临床上通常把口腔到十二指肠这一段称为上消化道，把空肠以下的部分称为下消化道。

消化腺包括大唾液腺、肝、胰，以及消化管壁内的许多小腺体，如胃腺和肠腺等。消化腺分泌的消化液排入消化管腔内，对食物进行化学性消化。

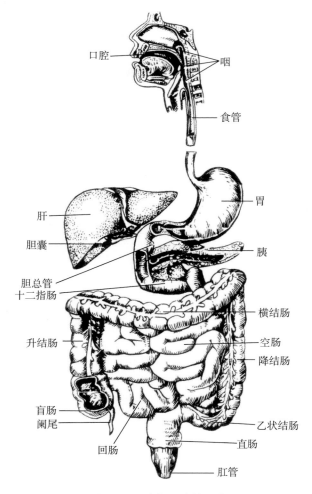

图4-2 消化系统的组成

第二节 消 化 管

一、消化管的一般结构

消化管除口腔外，其余器官管壁结构一般均可分为4层，由内到外为黏膜、黏膜下层、肌层和外膜（图4-3）。

1.黏膜 黏膜位于管壁的最内层，是进行消化吸收活动的重要结构，黏膜可分为：

（1）上皮 衬在消化管腔的内表面。口腔、咽、食管及肛管的上皮为复层扁平上皮，能耐受食物和残渣的摩擦；胃肠道的上皮为单层柱状上皮，以消化吸收功能为主。

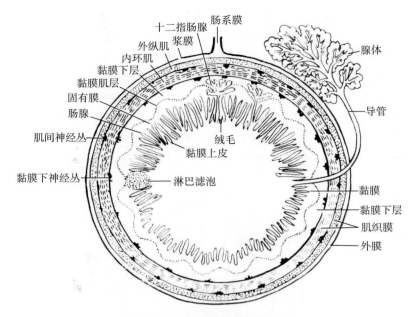

图 4-3　消化管组织结构模式图

（2）**固有层**　由疏松结缔组织构成，内有小腺体、血管、神经、淋巴管和淋巴组织。

（3）**黏膜肌层**　黏膜肌层由薄层平滑肌构成，收缩时使黏膜微弱地运动，有助于血液运行、腺体分泌物的排出和营养物质的吸收。

2. **黏膜下层**　黏膜下层由疏松结缔组织构成，含小血管、淋巴管和黏膜下神经丛。此层结构疏松，有利于黏膜和肌层的活动。

3. **肌层**　口腔、咽、食管上段和肛门的肌层为骨骼肌，其余部分为平滑肌。肌层一般分内环和外纵两层。肌层的收缩与舒张，使消化管产生多种形式的运动，将消化管中的内容物向下推进，并与消化液充分混合，促进消化和吸收。

4. **外膜**　咽、食管、直肠下段的外膜由薄层结缔组织构成，称纤维膜。胃、小肠和部分大肠的外膜由薄层结缔组织和间皮共同构成，称浆膜。浆膜表面光滑，可减少器官运动时相互之间的摩擦。

二、口腔

口腔是消化管的起始部，向前经口裂通外界，向后经咽峡与咽交通。口腔前壁为上、下唇，两侧壁为颊，上壁为腭，下壁为口腔底。口腔以上、下牙弓（包括牙槽突、牙龈和牙列）为界，分为口腔前庭和固有口腔两部分。当上、下牙列咬合时，口腔前庭可经第3磨牙后方的间隙与固有口腔相通，临床在患者牙关紧闭时可经此插管或注入营养物质。

（一）唇、颊、腭

1. **唇和颊**　唇和颊由皮肤、皮下组织、肌及黏膜组成。上、下唇间的裂隙称口裂，其左右结合处称口角。上唇两侧以弧形的鼻唇沟与颊部分界，在上唇外面正中线处有一纵行浅沟称为人中，昏迷患者急救时常在此处进行指压或针刺。在与上颌第 2 磨牙相对的颊黏膜处，有腮腺管的开口。

2. 腭　构成口腔的上壁，分隔鼻腔和口腔。腭分前 2/3 的硬腭及后 1/3 的软腭（图 4-4）。硬腭以骨腭为基础，表面覆以黏膜，黏膜与骨紧密结合。软腭是硬腭向后延伸的柔软部分。软腭后部中央有一向下突起，称腭垂或悬雍垂。自腭垂向两侧各有两条弓形皱襞，前方一对向下延续于舌根，称腭舌弓；后方一对向下延至咽侧壁，称腭咽弓。腭垂、左右腭舌弓及舌根共同围成咽峡，是口腔和咽的分界处。

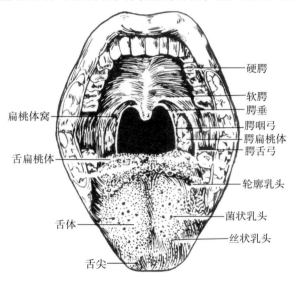

图 4-4　口腔与咽峡

（二）舌

舌位于口腔底，由骨骼肌构成，表面覆有黏膜，具有感受味觉、搅拌食物、协助吞咽和辅助发音的功能。

1. 舌的形态　舌分舌尖、舌体和舌根三部分。舌有上、下两面，上面称舌背，其后部可见 "∧" 形的界沟将舌分为前 2/3 的舌体和后 1/3 的舌根，舌体的前端称舌尖。

2. 舌的黏膜　淡红色，覆于舌的表面。舌背黏膜上有许多小突起，称舌乳头（图 4-4），舌乳头内有一般感觉器和味觉感受器，能感受一般感觉和味觉。舌根的黏膜内有淋巴组织构成的舌扁桃体。

舌下面的黏膜在舌的中线处有连于口腔底的黏膜皱襞，称舌系带。在舌系带根部的两侧有一对小圆形隆起，称舌下阜，是下颌下腺管和舌下腺大管的开口处。由舌下阜向后外侧延续成舌下襞，舌下腺位于舌下襞深面（图 4-5）。

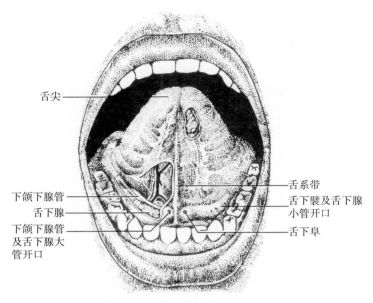

舌尖

下颌下腺管
舌下腺
下颌下腺管
及舌下腺大
管开口

舌系带
舌下襞及舌下腺
小管开口
舌下阜

图 4-5 舌的下面

 课堂互动

看一看：同桌两人一组，相互活体观察腭垂、舌乳头、舌下阜、舌下襞，
确认咽峡。

3. 舌肌 为骨骼肌，分为舌内肌和舌外肌。舌内肌起止均在舌内，收缩时可改变
舌的形状。舌外肌起自舌外而止于舌内，收缩时可改变舌的位置。其中颏舌肌在临床上
较重要，两侧颏舌肌同时收缩，拉舌向前下方（伸舌）；一侧收缩时使舌尖伸向对侧。
如一侧颏舌肌瘫痪，伸舌时健侧颏舌肌收缩使舌尖歪向瘫痪侧。

（三）牙

牙嵌于上、下颌骨的牙槽内，是人体最坚硬的器官。

1. 牙的形态 牙在外形上可分为牙冠、牙颈和牙根三部分（图 4-6）。暴露在口腔
内的称牙冠，嵌于牙槽内的称牙根，介于牙冠与牙根交界部分称牙颈。牙内的空腔，称
为牙腔或髓腔，包括位于牙根内的牙根管和牙冠内的牙冠腔。

2. 牙的构造 由牙质、牙釉质、牙骨质和牙髓组成。牙质构成牙的大部分。在牙
冠部的牙质表面覆有坚硬洁白的牙釉质。在牙颈和牙根部的牙质外面包有牙骨质。牙髓
位于牙腔内，由神经、血管和结缔组织共同构成，发炎时常可引起剧烈疼痛。

3. 牙的分类 牙是对食物进行机械加工的器官，并有协助发音等作用。根据牙的
形态和功能，可分为切牙、尖牙、前磨牙和磨牙（图 4-7）。

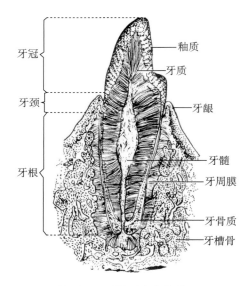

图4-6 牙的形态和构造

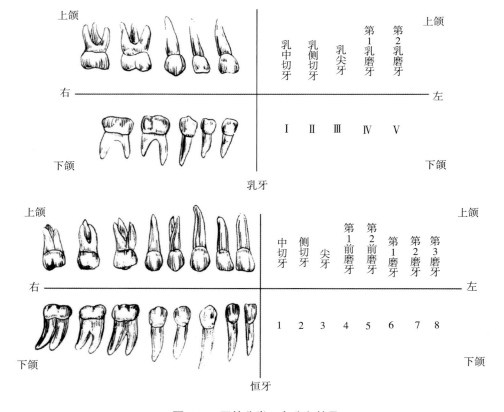

图4-7 牙的分类、名称和符号

人的一生中先后长两套牙，第1套牙称乳牙，一般在出生后6个月开始萌出，3岁左右出全，共20个。第2套牙称恒牙，6岁左右乳牙开始脱落，恒牙开始萌出，至12～14岁逐步出全并替换全部乳牙；第3磨牙萌出最迟，故称迟牙，通常在17～25

岁间才长出，有的甚至终生不出。因此恒牙数在 28 ~ 32 个之间均属正常。

4. **牙的排列** 乳牙上、下颌左右各 5 个，共 20 个。恒牙上、下颌左右各 8 个，共 32 个。临床上记录牙的位置时，常以人的方位为准，以"十"记号划分四区表示左、右侧及上、下颌的牙位，并以罗马数字 I ~ V 表示乳牙，用阿拉伯数字 1 ~ 8 表示恒牙（图 4-7）。

5. **牙周组织** 包括牙周膜、牙槽骨和牙龈三部分。牙周膜是介于牙根和牙槽骨之间的致密结缔组织，固定牙根，并可缓冲咀嚼时的压力。牙龈是口腔黏膜的一部分，血管丰富，包被牙颈，与牙槽骨的骨膜紧密相连。牙周组织对牙起保护、固定和支持作用。

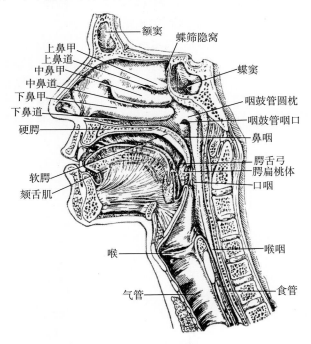

图 4-8 头部正中矢状切面

三、咽

咽是一个前后略扁的漏斗形肌性管道，上宽下窄，位于颈椎的前方，上起颅底，下达第 6 颈椎下缘移行于食管，全长约 12cm，是消化道与呼吸道的共同通道。咽的前壁不完整，自上而下分别与鼻腔、口腔和喉腔相通。以软腭与会厌上缘为界，分为鼻咽、口咽和喉咽（图 4-8）。

1. **鼻咽** 鼻咽位于鼻腔的后方，介于颅底与软腭之间，向前经鼻后孔与鼻腔相通。在鼻咽的两侧壁相当于下鼻甲后方 1.5cm 处各有一个咽鼓管咽口，借咽鼓管通中耳鼓室。咽部感染时，细菌可经咽鼓管传播至中耳，引发中耳炎。该口的前、上和后方有明显的半环形隆起，称咽鼓管圆枕。咽鼓管圆枕的后上方有一纵行深窝，称咽隐窝，是鼻咽癌的好发部位。咽的后上部黏膜内有淋巴组织，称咽扁桃体（又称腺样体），幼年时期较丰富。

2. 口咽　口咽位于口腔的后方，介于软腭与会厌上缘之间，向上通鼻咽，向下通喉咽，向前经咽峡通口腔。口咽外侧壁在腭舌弓与腭咽弓之间的凹陷称扁桃体窝，窝内容纳腭扁桃体。

3. 喉咽　喉咽位于喉的后方，上起会厌上缘，下至第6颈椎体下缘平面与食管相续，向前经喉口通喉腔。喉咽是咽腔中最狭窄的部分，在喉口两侧各有一个深凹，称梨状隐窝，常为食物滞留的部位。

知识链接

小儿腺样体肥大

　　腺样体即咽扁桃体，位于鼻咽部顶部与咽后壁处，属于淋巴组织，表面呈橘瓣样。腺样体和扁桃体一样，出生后随着年龄的增长而逐渐长大，2～6岁时为增殖旺盛的时期，10岁以后逐渐萎缩。腺样体肥大系腺样体因炎症的反复刺激而发生病理性增生，从而引起鼻塞、张口呼吸的症状，尤以夜间严重，出现睡眠打鼾、睡眠不安，患儿常不时翻身，仰卧时更明显，严重时可出现呼吸暂停等。本病多见于儿童，常与慢性扁桃体炎、扁桃体肥大并存。

四、食管

（一）食管的位置和形态

食管为一肌性管道，上端于第6颈椎体下缘平面与咽相续，经气管后面下行，穿过膈的食管裂孔进入腹腔，下端约在第11胸椎左侧与胃连接，全长约25cm。按其行程可分为颈部、胸部和腹部3部（图4-9）。颈部较短，自始端至颈静脉切迹平面。胸部较长，自颈静脉切迹平面至食管裂孔。腹部最短，自食管裂孔至贲门。

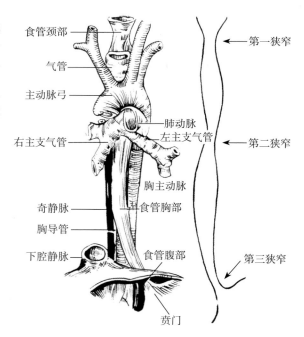

图4-9　食管的位置及狭窄

（二）食管的生理性狭窄

食管有3处生理性狭窄（图4-9）：第一狭窄在食管的起始处，距中切牙约15cm；第二狭窄在食管与左主支气管交叉处，距中切牙约25cm；第三狭窄为食管穿过膈的食管裂孔处，距中切牙约40cm。这些狭窄尤其是第二狭窄部常为异物滞留和食管癌的好发部位。当进行食管内插管时，要注意这3个狭窄。

五、胃

胃是消化管中最膨大的部分，向上续食管，向下与十二指肠相接。胃有容纳食物和对食物初步消化的功能。成人胃的容量约 1500ml，新生儿的胃容量约为 30ml。

（一）胃的形态和分部

胃有两壁、两口和两缘。两壁即前、后壁。胃的上口称贲门，续食管；下口称幽门，接十二指肠。在幽门的表面常有缩窄的环形沟，为幽门括约肌所在之处。胃的上缘较短，朝向右上，称胃小弯。在胃小弯的最低处，可明显见到一切迹，称角切迹，它是胃体与幽门部在胃小弯的分界。下缘凸而长，朝向左下，称胃大弯（图 4-10）。

胃可分为 4 部分：位于贲门附近的部分称贲门部；位于贲门平面向左上方隆起的部分称胃底；胃的中间部分称胃体；位于角切迹与幽门之间的部分称幽门部（胃窦部）。在幽门部大弯侧有一不太明显的浅沟，称中间沟，此沟将幽门部分为右侧呈管状的幽门管和左侧较为扩大的幽门窦（图 4-10）。胃溃疡和胃癌多发生于胃的幽门窦近胃小弯处。

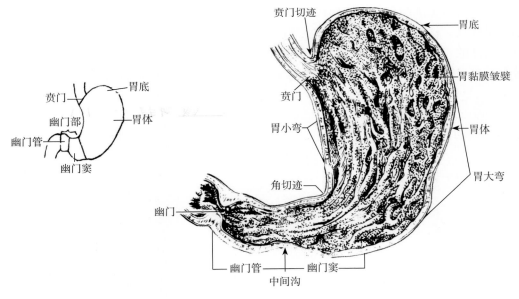

图 4-10　胃的形态、分部和黏膜

（二）胃的位置和毗邻

胃在中度充盈时大部分位于左季肋区，小部分位于腹上区。贲门位于第 11 胸椎体左侧，幽门在第 1 腰椎体右侧。胃前壁在右侧与肝左叶靠近；在左侧与膈相邻，为左肋弓所遮盖；在剑突下方的胃前壁直接与腹前壁相贴，该处是胃的触诊部位。胃后壁与胰、横结肠、左肾和左肾上腺相邻。胃底与膈和脾相邻。

巧 记 忆

胃歌诀：胃居剑下左下腹，二门二弯又四部；
贲门幽门大小弯，胃底胃体幽贲部；
小弯胃窦易溃疡，及时诊断莫延误。

（三）胃壁的结构特点

胃壁的 4 层结构中，其微细结构特点主要表现在黏膜和肌层（图 4-11）。

1. 黏膜　活体胃黏膜柔软，血供丰富，呈淡红色，空虚时黏膜形成许多纵行皱襞，充盈时皱襞减少、变低。幽门的黏膜突入管腔形成环形皱襞，称幽门瓣。幽门瓣有控制胃内容物进入小肠和防止小肠内容物逆流入胃的作用。胃黏膜表面有许多小窝，称胃小凹。胃小凹的底部是胃腺的开口处（图 4-11）。

（1）上皮　为单层柱状上皮，能分泌黏液。黏液覆盖在胃黏膜表面，有重要保护作用，可防止胃酸损伤胃黏膜和胃蛋白酶对胃的自身消化。

（2）固有层　含有大量管状的胃腺。胃腺能分泌胃液，按其分布部位不同，分为贲门腺、胃底腺和幽门腺三种。贲门腺和幽门腺以分泌黏液为主；胃底腺位于胃体和胃底，主要由主细胞和壁细胞构成（图 4-12）。①主细胞：又称胃酶细胞，数量最多。细胞呈柱状；核圆形，位于基部。主细胞分泌胃蛋白酶原，胃蛋白酶原经盐酸激活转变成有活性的胃蛋白酶，参与蛋白质的分解。②壁细胞：又称盐酸细胞，数量较少。细胞较大，多呈圆形或锥体形，细胞质呈均匀而明显的嗜酸性；核圆而深染，居中。壁细胞

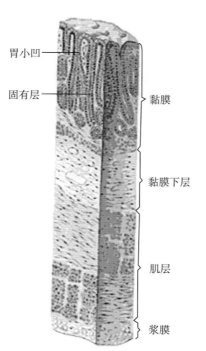

胃小凹

固有层

黏膜

黏膜下层

肌层

浆膜

图 4-11　胃壁的微细结构

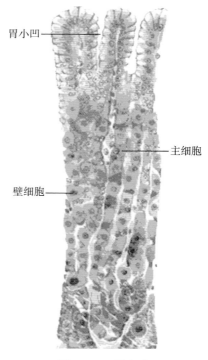

胃小凹

主细胞

壁细胞

图 4-12　胃底腺

能分泌盐酸及内因子。盐酸有激活胃蛋白酶原和杀菌等作用。内因子有助于回肠对维生素 B_{12} 的吸收。在萎缩性胃炎等疾病时，由于内因子缺乏，维生素 B_{12} 吸收障碍，可出现巨幼红细胞性贫血。

（3）黏膜肌层　由内环行与外纵行两薄层平滑肌组成。

2. 黏膜下层　为致密的结缔组织，内含较粗的血管、淋巴和神经，尚可见成群的脂肪细胞。

3. 肌层　较厚，由内斜、中环、外纵三层平滑肌构成。环形肌在贲门和幽门部增厚，分别形成贲门括约肌和幽门括约肌。在婴儿，如果幽门括约肌肥厚，可造成先天性幽门梗阻。

4. 外膜　为浆膜。

知识链接

胃插管术

胃插管术是临床上常用的一项医疗护理技术，是将胃管自鼻腔或口腔插入胃内，以达到诊断、治疗和预防疾病的目的。适应证包括胃扩张，幽门狭窄及食物中毒，手术前的准备，昏迷、极度厌食者插管做营养治疗，胃液检查。插胃管在通过食管3个狭窄时要特别注意动作轻稳，避免损伤食管黏膜。

胃管全长120cm，上面标明4个刻度；第1刻度45cm，表示胃管达贲门；第2刻度55cm，表示胃管进胃体；第3刻度65cm，表示胃管进入幽门；第4刻度75cm，表示胃管进入十二指肠。胃管插入胃内的长度，相当于从发际到剑突的距离或从鼻尖至耳垂再到剑突的距离，为50～55cm。

六、小肠

小肠是消化管中最长的一段，成人全长为5～7m，是消化食物、吸收营养物质的重要部位。小肠上起幽门，下连盲肠，可分为十二指肠、空肠和回肠三部分。

（一）十二指肠

十二指肠是小肠的起始部位，介于胃与空肠之间，成人长约25cm，呈"C"形包绕胰头，可分为上部、降部、水平部和升部4部（图4-13）。

1. 上部　起自胃的幽门，行向右后方，在胆囊颈附近急转向下移行为降部，转折处为十二指肠上曲。上部与幽门相接处约2.5cm的一段肠管，壁较薄，黏膜面光滑无环状襞，称十二指肠球，是十二指肠溃疡的好发部位。

2. 降部　起自十二指肠上曲，沿右肾内侧缘下降，至第3腰椎水平弯向左侧续水平部。降部内面黏膜环状皱襞发达，在其后内侧壁上有一纵行黏膜皱襞，称十二指肠纵襞。纵襞下端有一突起称十二指肠大乳头，是胆总管和胰管的共同开口处，它距切牙约75cm。

3. 水平部　又称下部，向左横行达第3腰椎左侧续于升部。

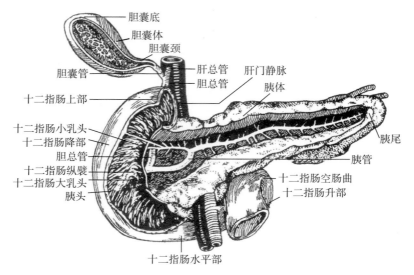

胆囊底
胆囊体
胆囊颈
胆囊管
肝总管
胆总管
肝门静脉
胰体
十二指肠上部
十二指肠小乳头
十二指肠降部
胆总管
十二指肠纵襞
十二指肠大乳头
胰头
胰尾
胰管
十二指肠空肠曲
十二指肠升部
十二指肠水平部

图 4-13　十二指肠与胰

4. 升部　最短，自第 3 腰椎左侧斜向左上方，达第 2 腰椎左侧急转向前下方，形成十二指肠空肠曲，移行于空肠。十二指肠空肠曲被十二指肠悬肌连于膈。十二指肠悬肌和包绕其表面的腹膜皱襞共同构成十二指肠悬韧带，是确定空肠起始的重要标志。

巧 记 忆

十二指肠歌诀：四部上降下和升，右包胰头 C 字形；
降部后内有乳头，胆总胰管共开口。

（二）空肠和回肠

空肠和回肠全部为腹膜包被，在腹腔内迂曲盘旋形成肠袢。空肠和回肠均由肠系膜连于腹后壁，其活动度较大。空肠与回肠的黏膜形成许多环状襞，其上有大量小肠绒毛，因而极大地增加了小肠的吸收面积。空肠上端起自十二指肠空肠曲，回肠下端接盲肠。空、回肠之间无明显界限，通常将近侧2/5称空肠，位于左上腹；远侧3/5称回肠，位于右下腹。

（三）小肠壁的微细结构特点

1. 黏膜　特点是腔面有环行皱襞、许多细小的绒毛和微绒毛。皱襞是由黏膜层和部分黏膜下层突入肠腔形成（图 4-14），绒毛是由上皮和固有层向肠腔突起而成。

（1）上皮　为单层柱状上皮，由吸收细胞和杯状细胞构成（图 4-15）。吸收细胞的游离面有许多微绒毛，有利于细胞的吸收功能。杯状细胞散在于吸收细胞之间，分泌黏液，有润滑和保护作用。

（2）固有层　结缔组织中有大量小肠腺。绒毛中央有 1~2 条纵行毛细淋巴管，称中央乳糜管（图 4-15）。在中央乳糜管周围有丰富的毛细血管，绒毛内还有少量平滑肌，平滑肌的舒缩有利于物质吸收及淋巴和血液运行。

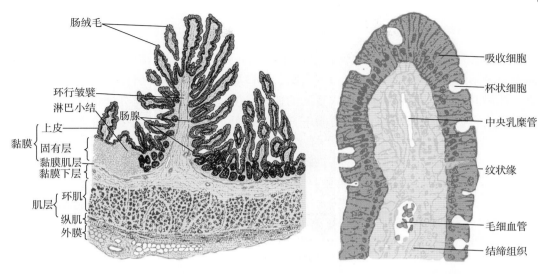

图 4-14 小肠壁的微细结构   图 4-15 小肠绒毛

（3）黏膜肌层 由内环行和外纵行两薄层平滑肌组成。

2. 黏膜下层 致密结缔组织中有较多血管和淋巴管。

3. 肌层 由内环行和外纵行两层平滑肌组成。

4. 外膜 除部分十二指肠壁为纤维膜外，其余均为浆膜。

七、大肠

大肠是消化管的最末一段，全长约 1.5m，分盲肠、阑尾、结肠、直肠和肛管 5 部分。大肠的功能是吸收水分，分泌黏液，使食物残渣形成粪便排出体外。

盲肠和结肠具有 3 种特征性结构，即结肠带、结肠袋和肠脂垂（图 4-16）。结肠带有 3 条，由肠壁的纵行肌增厚而成，沿肠的纵轴平行排列，3 条结肠带均汇集于阑尾根部。结肠袋的形成是由于结肠带较肠管短，使肠管形成许多由横沟隔开的囊状突出。肠脂垂为沿结肠带两侧分布的许多脂肪突起。这 3 个形态特点可作为肉眼区别大肠和小肠的标志。

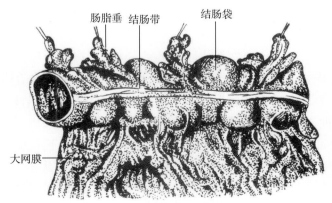

图 4-16 结肠的特征性结构

（一）盲肠

盲肠位于右髂窝内，是大肠的起始部，下端呈盲囊状，左接回肠，长为 6 ~ 8cm，向上与升结肠相续。回肠末端开口于盲肠，开口处有上、下两片唇样黏膜皱襞，称回盲瓣。此瓣既可控制小肠内容物进入盲肠的速度，使食物在小肠内充分消化吸收；又可防止大肠内容物逆流到回肠。在回盲瓣下方约 2cm 处，有阑尾的开口（图 4-17）。

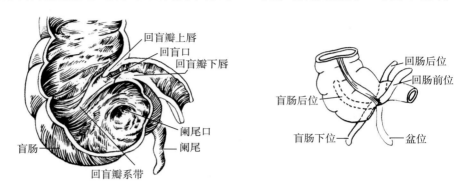

图 4-17　盲肠和阑尾

（二）阑尾

阑尾根部连于盲肠的后内侧壁，为一蚓状突起，远端游离，一般长 6 ~ 8cm。 阑尾的位置变化很大，以回肠后位和盲肠后位较多见（图 4-17）。3 条结肠带汇集于阑尾根部，临床做阑尾炎手术时，依据此特点寻找阑尾。

阑尾根部的体表投影通常位于脐与右髂前上棘连线的外、中 1/3 交点处，此处称麦氏点。急性阑尾炎时，此点附近有明显压痛，具有一定的诊断价值。

 课堂互动

做一做：两人一组，根据所学知识在体表上找到阑尾麦氏点的位置。

（三）结肠

结肠可分为升结肠、横结肠、降结肠和乙状结肠 4 部分（图 4-2）。

1. 升结肠　在右髂窝起于盲肠，沿右侧腹后壁上升，至肝右叶下方，转向左形成结肠右曲或称肝曲，移行于横结肠。

2. 横结肠　起自结肠右曲，向左横行至脾下方，转折向下形成结肠左曲或称脾曲，续于降结肠。横结肠由横结肠系膜连于腹后壁，活动度大，常形成一下垂的弓形弯曲。

3. 降结肠　起自结肠左曲，沿左侧腹后壁向下，至左髂嵴处移行于乙状结肠。

4. 乙状结肠　呈“乙”字形弯曲，于左髂嵴处上接降结肠，沿左髂窝转入盆腔内，至第 3 骶椎平面续于直肠。乙状结肠借乙状结肠系膜连于骨盆侧壁，系膜较长，易造成乙状结肠扭转。

（四）直肠

直肠长 10～14cm，位于小骨盆腔的后部、骶骨的前方。其上端在第 3 骶椎前方续于乙状结肠，沿骶骨和尾骨前面下行穿过盆膈，移行于肛管。直肠并非直管，在矢状面上有两个弯曲，即骶曲和会阴曲。骶曲由于直肠在骶、尾骨前面下降，形成凸向后的弯曲；会阴曲是直肠绕过尾骨尖形成凸向前的弯曲（图 4-18）。临床上进行直肠镜或乙状结肠镜检查时，必须注意这些弯曲，以免损伤肠壁。

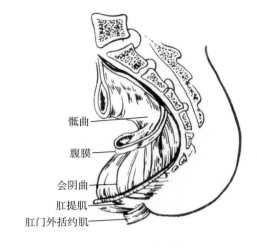

图 4-18 直肠的位置与弯曲

直肠下段肠腔膨大，称直肠壶腹。直肠内面常有 3 个直肠横襞，由黏膜和环形肌构成。其中最大而且恒定的一个横襞在壶腹上部，位于直肠右前壁，距肛门约 7cm，可作为直肠镜检查的定位标志（图 4-19）。男性直肠的前方有膀胱、前列腺、精囊腺；女性直肠的前方有子宫及阴道。直肠指诊可触到这些器官。

（五）肛管

肛管是盆膈以下的消化管，长约 4cm，上续直肠，末端终于肛门（图 4-19）。肛管内面有 6～10 条纵行的黏膜皱襞，称肛柱。肛柱下端之间有半月状的黏膜皱襞相连，称肛瓣。肛瓣与相邻肛柱下端共同围成的小隐窝，称肛窦，粪屑易积存在窦内，如发生感染可引起肛窦炎。

肛瓣与肛柱下端共同连成锯齿状的环

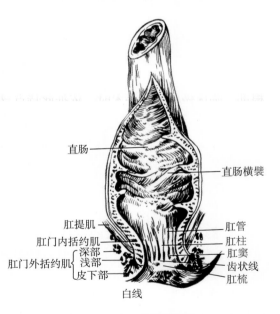

图 4-19 直肠和肛管的结构

形线，称齿状线。此线以上为肛管黏膜，以下为皮肤。在齿状线的下方，肛管内面由于肛门内括约肌紧缩，形成略微凸起的环形带，称肛梳，深部为静脉丛。在肛门上方 1cm 处，有一浅沟，称白线。此处恰为肛门内、外括约肌的分界处，肛门指诊时可触得一环形浅沟。在肛管的黏膜下和皮下有丰富的静脉丛，病理情况下曲张而突起称为痔。发生在齿状线以上的称内痔，齿状线以下的称外痔。

肛管周围有内、外括约肌环绕。肛门内括约肌属平滑肌，是肠壁环行肌增厚而成，有协助排便的作用。肛门外括约肌为横纹肌，围绕在肛门内括约肌周围，可分为皮下部、浅部和深部 3 部分。其中浅部与深部可随意括约肛门，控制排便。手术时应防止损伤浅部和深部，以免造成大便失禁。

第三节　消　化　腺

一、口腔腺

口腔腺又称唾液腺，分泌唾液，有清洁口腔和帮助消化食物的功能，可分大、小两种：小唾液腺数目多，如唇腺、颊腺、腭腺等；大唾液腺有 3 对，即腮腺、下颌下腺和舌下腺（图 4-20）。

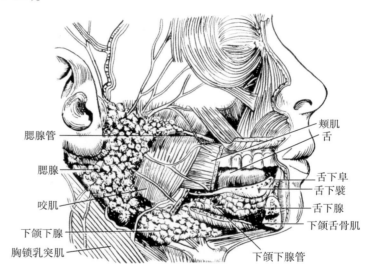

图 4-20　口腔腺

1. **腮腺**　腮腺是最大的一对唾液腺，呈不规则的三角形，位于耳郭的前下方，上达颧弓，下至下颌角附近。腮腺管自腮腺前缘穿出，在颧弓下方一横指处，横过咬肌表面，穿颊肌，开口于平对上颌第 2 磨牙的颊黏膜处。

2. **下颌下腺**　下颌下腺呈卵圆形，位于下颌体内面的下颌下腺凹处，其导管沿腺内侧前行，开口于舌下阜。

3. **舌下腺**　舌下腺为最小的一对，位于口底舌下襞深面。腺管分大、小两种，舌下腺小管约 10 条，开口于舌下襞；舌下腺大管 1 条，与下颌下腺管共同开口于舌下阜。

二、肝

肝是人体最大的腺体，呈红褐色，质软而脆，成人肝重约 1500g。肝具有分泌胆汁、参与代谢、贮存糖原、解毒和吞噬防御等功能，在胚胎时期还有造血功能。

（一）肝的形态、位置

1. **形态**　肝呈楔形，可分为膈面、脏面。膈面隆凸，贴于膈下，膈面的前部由镰状韧带分为大而厚的肝右叶和小而薄的肝左叶（图 4-21，图 4-22）。

脏面朝向下后方，与腹腔器官邻接，凹凸不平。脏面有一近似"H"形的沟，左纵沟的前部有肝圆韧带，是胎儿时期脐静脉闭锁后的遗迹；左纵沟的后部有静脉韧带，是胎儿时期静脉导管的遗迹。右纵沟的前部为一凹窝，称胆囊窝，容纳胆囊；右纵沟的后部为腔静脉沟，有下腔静脉经过。横沟称为肝门，是肝固有动脉、肝门静脉、肝管以及神经和淋巴管出入的部位。肝的脏面借"H"形沟分为 4 叶，右纵沟右侧为右叶，左纵沟左侧为左叶，左、右纵沟之间在横沟前方为方叶，横沟后方为尾状叶。肝下缘是肝的膈面与脏面的分界线。

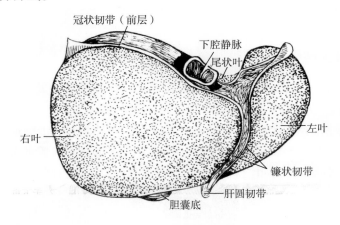

图 4-21　肝的膈面

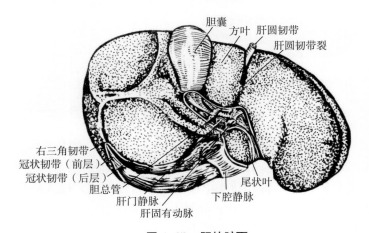

图 4-22　肝的脏面

巧记忆

肝下面 "H" 形沟歌诀：右后下腔前胆囊，左后静脉前肝圆；

横为肝门交通口，动脉神经肝管穿；

下面分为 4 个叶，左右方叶和尾状。

2. 位置及毗邻　肝大部分位于右季肋区及腹上区，小部分位于左季肋区。肝的上界与膈穹隆一致，在右侧锁骨中线处平第 5 肋或第 5 肋间，正中线处平胸骨体下端，向左至左锁骨中线附近平第 5 肋间。肝下界即肝下缘，在右锁骨中线的右侧与右肋弓一致，但在腹上区左、右肋弓间，肝下缘居剑突下约 3cm。因此，成人在右肋弓下缘不应触到肝，但在左右肋弓之间、剑突下方约 3cm 可触及。3 岁以下的健康幼儿，由于腹腔的容积较小，而肝体积相对较大，肝下缘常低于右肋弓下 1 ~ 2cm，7 岁以上的儿童在右肋弓下不能触及。

肝的脏面在右叶从前向后分别邻接结肠右曲、十二指肠、右肾和右肾上腺；在左叶与胃前壁相邻，后上部邻接食管的腹部。

（二）肝的微细结构

肝细胞分泌的胆汁，有助于脂肪的消化和吸收。肝合成多种蛋白质及多肽类物质，直接分泌入血；肝还参与糖、脂类、激素、药物等的代谢。

肝表面覆以致密结缔组织被膜，除在肝下面各沟窝处及右叶上面后部为纤维膜外，其余均为浆膜。肝门部的结缔组织随门静脉、肝动脉、肝静脉和肝管的分支伸入肝实质，将实质分成许多肝小叶。肝小叶之间各种管道密集的部位为门管区（图 4-23）。

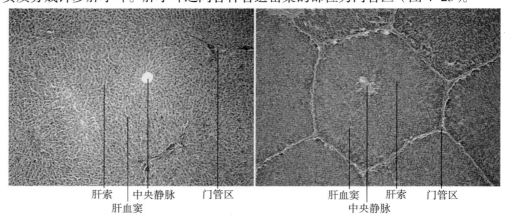

肝索　中央静脉　门管区　　　肝血窦　肝索　门管区
肝血窦　　　　　　　　　　中央静脉

图 4-23　肝小叶（低倍：左人肝、右猪肝）

1. 肝小叶　是肝的基本结构和功能单位，呈多角棱柱体，成人肝有 50 万 ~100 万个肝小叶。人的相邻肝小叶常连成一片，分界不清，猪的肝小叶周围因结缔组织较多而分界明显（图 4-23）。肝小叶中央有一条沿其长轴走行的中央静脉，肝索和肝血窦以中央静脉为中心向周围呈放射状排列。肝细胞单层排列成凹凸不平的板状结构，称肝板。相邻肝板吻合连接，形成迷路样结构，其断面呈索状，称肝索。肝板之间为肝血窦，血窦经肝板上的孔互相连通。肝细胞相邻面的质膜局部凹陷，形成微细的胆小管（图4-24）。

（1）肝细胞 肝细胞呈多面体形。肝细胞中的糖原是血糖的贮备形式，受胰岛素和胰高血糖素的调节，进食后增多，饥饿时减少。

（2）肝血窦 位于肝板之间，形状不规则，血液自肝小叶的周边经血窦汇入中央静脉。

（3）窦周隙 为肝血窦内皮与肝板之间的狭小间隙。由于肝血窦内皮通透性大，故窦周隙充满血浆，肝细胞可以和血浆进行充分而高效的物质交换。

（4）胆小管 是相邻肝细胞的细胞膜局部凹陷形成的微细管道。肝细胞分泌的胆汁直接进入胆小管。当肝细胞发生变性、坏死，或胆道堵塞、内压增大时，胆小管正常结构被破坏，胆汁溢入窦周隙，继而进入血液，出现黄疸。

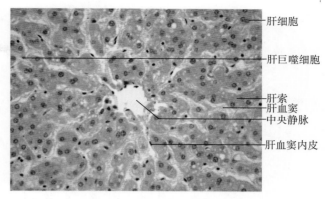

图4-24 肝的微细结构（高倍）

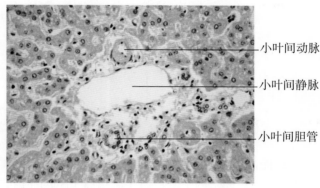

图4-25 肝门管区（高倍）

2. 门管区 相邻几个肝小叶之间的结缔组织小区，称门管区，每个肝小叶周围有3~4个门管区。其中可见三种伴行的管道，即小叶间动脉、小叶间静脉和小叶间胆管（图4-25）。小叶间动脉管腔小，管壁相对较厚；小叶间静脉管腔较大而不规则，管壁薄；小叶间胆管管壁为单层立方上皮，它们向肝门方向汇集，最后形成左、右肝管出肝。

（三）胆囊与输胆管道

输胆管道包括胆小管、小叶间胆管、肝左管和肝右管、肝总管、胆囊管、胆囊与胆总管等。

1. 胆囊 胆囊（图4-26）位于肝下面的胆囊窝内，似长茄形，有贮存和浓缩胆汁的作用。其容积为40 ~ 60ml。胆囊上面借结缔组织与肝相连。胆囊分底、体、颈、管4部分：前端钝圆称胆囊底，中间称胆囊体，后端变细的是胆囊颈，颈移行于胆囊管。

胆囊底露出于肝下缘，并与腹前壁相贴。胆囊底的体表投影位置在右锁骨中线与右肋弓相交处。当胆囊病变时，此处常出现明显压痛点。

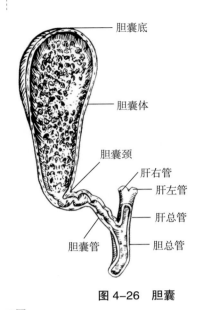

图 4-26　胆囊

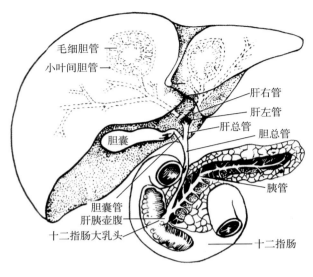

图 4-27　输胆管道模式图

课堂互动

做一做：两人一组，根据所学知识在身体上找到胆囊底的体表投影位置。

2. 胆总管　胆总管（图 4-26）由肝总管与胆囊管汇合而成，长 4 ~ 8cm。胆总管在肝十二指肠韧带内下降，经十二指肠上部的后方，至胰头与十二指肠降部之间与胰管汇合，形成膨大的肝胰壶腹，共同斜穿十二指肠降部的后内侧壁，开口于十二指肠大乳头。肝胰壶腹周围有增厚的环行平滑肌，称肝胰壶腹括约肌。平时肝胰壶腹括约肌保持收缩状态，而胆囊舒张，肝细胞分泌的胆汁经肝左右管、肝总管、胆囊管进入胆囊储存和浓缩。进食后，尤其是进食高脂肪食物，由于食物和消化液的刺激，反射性地引起胆囊收缩，肝胰壶腹括约肌舒张，使胆囊内的胆汁经胆囊管、胆总管排入十二指肠，参与消化食物（图 4-27，图 4-28）。胆道可因结石、蛔虫或肿瘤等造成阻塞，使胆汁排出受阻，并发胆囊炎或阻塞性黄疸等。

胆小管→小叶间胆管→肝左、右管→肝总管→胆总管→十二指肠壶腹→十二指肠大乳头→十二指肠

胆囊⇆胆囊管

图 4-28　胆汁排入十二指肠途径

知识链接

胆囊炎及危害

胆囊炎是细菌性感染引起的胆囊炎性病变，为胆囊的常见病。发病率仅次于阑尾炎，本病多见于 35 ~ 55 岁的中年人，女性发病较男性为多。发病原因主要有结石嵌顿、细菌感染等。70% 左右的胆囊炎患者会伴有结石，结石在胆囊管嵌顿引起梗阻，胆囊内胆汁淤积，浓缩的胆盐损害胆囊黏膜引起炎症。细菌感染为大肠杆菌等革兰阴性菌，由肠道经胆总管逆行进入胆囊，使胆囊壁水肿、发炎，胆囊壁的血液供应发生障碍，胆囊壁的炎症急剧恶化，引发急性胆囊炎。

三、胰

（一）胰的形态、位置和分部

胰是人体第二大腺体，兼有内、外分泌部。内分泌部即胰岛，主要分泌胰岛素，参与调节糖代谢；外分泌部分泌胰液，在消化中起重要作用。

胰呈长条形，质软，色灰红，全长 14 ~ 20cm，重量为 80 ~ 115g，位于胃的后方，位置较深，在第 1 ~ 2 腰椎水平横贴于腹后壁。胰分头、体、尾三部分，各部间无明显界限。胰头较膨大，被十二指肠呈 "C" 形包绕，后面与胆总管、肝门静脉相邻，因此胰头癌可因肿块压迫胆总管而出现阻塞性黄疸；因肿块压迫肝门静脉，影响其血液回流，可出现腹水、脾肿大等症状。胰体位于胰头和胰尾之间，占胰的大部分。胰体前面与胃相邻，故胃后壁的溃疡穿孔或癌肿常与胰粘连。胰尾为伸向左上方较细的部分，紧贴脾门。胰管位于胰的实质内，贯穿胰的全长，它与胆总管汇合成肝胰壶腹，开口于十二指肠大乳头（图 4-13）。

（二）胰的微细结构

胰腺表面覆以薄层结缔组织被膜，并伸入腺内将实质分隔为许多小叶。胰腺实质由外分泌部和内分泌部组成。

1. 外分泌部　占胰的大部分，包括腺泡和导管。腺泡细胞分泌多种消化酶，分别消化食物中相应的营养物质。导管与腺泡相连逐级汇合成一条胰管，胰管贯穿胰腺全长，在胰头部与胆总管汇合，开口于十二指肠大乳头。

2. 内分泌部　由胰岛构成，胰岛是由内分泌细胞组成的球形细胞团，分布于腺泡之间。成人胰腺约有 100 万个胰岛。人胰岛主要有 A、B、D 三种内分泌细胞。

（1）A 细胞　约占胰岛细胞总数的 20%，A 细胞分泌高血糖素，促进糖原分解为葡萄糖，并抑制糖原合成，使血糖升高。

（2）B 细胞　约占胰岛细胞总数的 70%，B 细胞分泌胰岛素，主要促进肝细胞、脂肪细胞等细胞吸收血液内的葡萄糖，合成糖原或转化为脂肪贮存，可使血糖浓度降低。

（3）D 细胞　约占胰岛细胞总数的 10%。D 细胞分泌生长抑素，其作用是抑制和调节 A、B 细胞的分泌活动。

第四节　腹　膜

一、腹膜和腹膜腔

腹膜由浆膜构成，薄而光滑，广泛被覆于腹、盆壁的内面和腹、盆腔器官的外面。其衬于腹壁和盆壁内面的部分称壁腹膜；覆于器官外面的部分称脏腹膜。脏腹膜和壁腹膜相互移行所围成的潜在性腔隙，称腹膜腔（图 4-29）。男性的腹膜腔是封闭的；女性的腹膜腔可借输卵管、子宫和阴道与体外相通。

　　腹膜具有支持固定器官、分泌浆液、吸收和修复等功能。正常腹膜分泌少量浆液，起润滑作用，以减少器官在运动时的相互摩擦。腹膜上部的吸收作用最强，下部较弱。因此，腹膜炎患者多采取半卧位，以减少对腹膜积液毒素的吸收。

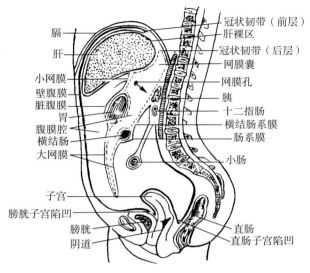

膈
肝
小网膜
壁腹膜
脏腹膜
胃
腹膜腔
横结肠
大网膜
子宫
膀胱子宫陷凹
膀胱
阴道

冠状韧带（前层）
肝裸区
冠状韧带（后层）
网膜囊
网膜孔
胰
十二指肠
横结肠系膜
肠系膜
小肠
直肠
直肠子宫陷凹

图 4-29　腹膜的矢状切面（女性）

二、腹膜与器官的关系

　　根据器官被腹膜包被的范围大小不同，可将腹、盆腔器官分为三种类型。

　　1. 腹膜内位器官　器官表面几乎都包被腹膜的，称腹膜内位器官，如胃、空肠、回肠、盲肠、阑尾、横结肠、乙状结肠、脾、卵巢等。

　　2. 腹膜间位器官　大部分或三面包有腹膜的器官称腹膜间位器官，如升结肠、降结肠、直肠上段、肝、胆囊、膀胱和子宫等。

　　3. 腹膜外位器官　只有一面被腹膜覆盖者，称腹膜外位器官，其位置固定，如肾、十二指肠降部和水平部、胰、肾上腺和输尿管等。

> **巧 记 忆**
>
> 　　腹膜歌诀：内位：胃十二，空回盲，阑尾横结肠，卵巢输卵脾乙肠。
> 　　　　　　　间位：肝胆，升降，子宫膀，直肠上。
> 　　　　　　　外位：胰输尿，肾肾上，直肠中下，十二指肠水平降。

三、腹膜形成的结构

　　腹膜在器官与腹壁或盆壁之间，以及器官与器官之间，互相移行，形成网膜、系膜、韧带和陷凹等结构。

（一）网膜

网膜包括大网膜和小网膜（图4-30）。

1. **小网膜**　是肝门至胃小弯和十二指肠上部的双层腹膜。它分为两部分：连于肝门和胃小弯之间的，称肝胃韧带，构成小网膜的左半部；连于肝门和十二指肠上部之间的，称肝十二指肠韧带，构成小网膜的右半部。

2. **大网膜**　是连于胃大弯和横结肠之间的腹膜结构，呈围裙状悬垂于横结肠和小肠的前方，内有脂肪、血管和淋巴管等。大网膜有重要的防御功能，当腹腔器官有炎症时，可向病变处移动，并将病灶包裹，以限制炎症蔓延。因此，在腹部手术时，可根据大网膜的移位情况，探查病变的部位。小儿的大网膜较短，当下腹部器官，如阑尾发炎穿孔时，不易被大网膜包裹局限，因而炎症扩散的机会较多。

（二）系膜

系膜是指将肠管连于腹后壁的双层腹膜结构。两层腹膜之间，夹有血管、神经、淋巴管和淋巴结等。

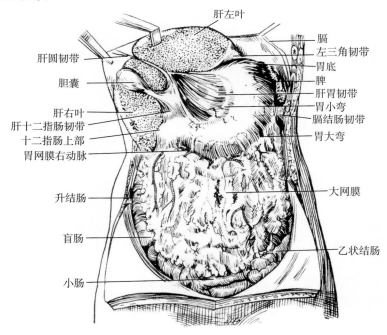

图4-30　网膜

1. **肠系膜**　是指空、回肠的系膜。肠系膜将空肠和回肠连于腹后壁，面积广阔，呈裙扇状，其根部附于腹后壁称肠系膜根。肠系膜根自第2腰椎体的左侧斜向右下，至右侧骶髂关节的前方。肠系膜较长，因而空、回肠的活动范围较大。

2. **横结肠系膜**　连于横结肠与腹后壁之间，其中部较长，因而横结肠中部呈悬垂状。

3. 乙状结肠系膜　位于腹腔左下部，将乙状结肠连于盆壁。儿童时期，该系膜较长，因而乙状结肠的活动度也较大，易于发生肠扭转。

4. 阑尾系膜　是阑尾与回肠末端之间的三角形腹膜皱襞，其游离缘内有阑尾动、静脉。

（三）韧带

1. 镰状韧带　呈矢状位，是腹膜自腹前壁上部移行至膈与肝的膈面之间的双层腹膜皱襞，其游离缘内包有肝圆韧带。

2. 冠状韧带　呈冠状位，位于肝的后上方，连于肝和膈之间，由前、后两层腹膜构成。前层与镰状韧带相移行。在韧带的左、右两端，前、后两层相贴；其余部分，两层分离。

3. 胃脾韧带　连于胃底和脾门之间的双层腹膜皱襞。

4. 脾肾韧带　连于脾门与左肾之间的双层腹膜皱襞。

（四）陷凹

盆腔的腹膜在器官之间，形成深浅不等的陷凹（图 4-28）。男性在膀胱与直肠之间，有直肠膀胱陷凹；女性有子宫前方的膀胱子宫陷凹和子宫后方的直肠子宫陷凹。这些陷凹是腹膜腔的最低部位，腹膜腔内如有积液时易在这些陷凹内积存。

同步训练

一、名词解释

咽峡　中央乳糜管　麦氏点　齿状线　腹膜腔

二、填空题

1. 临床上通常把口腔到十二指肠这一段称为_____，把空肠以下的部分称为_____。

2. 牙在外形上可分为_____、_____和_____三部分。

3. 咽可分为_____、_____和_____三部分。

4. 胃可分为 4 部分，包括_____、_____、_____和_____。

5. 结肠表面的特征性结构是_____、_____、_____和_____。

6. 肝门管区可见三种伴行的管道，即_____、_____和_____。

7. 口腔中的大唾液腺包括_____、_____和_____。

8. 胆囊可分为_____、_____、_____和_____ 4 部分。

三、单项选择题

1. 属于上消化道的是（　　）

　　A. 十二指肠　　B. 空肠　　C. 回肠　　D. 盲肠　　E. 结肠

2. 胃的入口称为（　　）

　　A. 幽门　　B. 贲门　　C. 胃底　　D. 胃体　　E. 胃小弯

3.大肠的起始段是（　　　）

　　A.盲肠　　　B.阑尾　　　C.结肠　　　D.直肠　　　E.肛管

4.分泌胆汁的器官是（　　　）

　　A.腮腺　　　B.胆囊　　　C.肝　　　D.胰　　　E.小肠

5.能分泌胰岛素的细胞是（　　　）

　　A.主细胞　　　B.壁细胞　　　C. A 细胞　　　D. B 细胞　　　E. D 细胞

6.胃底腺的主细胞分泌（　　　）

　　A.胃蛋白酶原　　　B.胃蛋白酶　　　C.盐酸　　　D.内因子　　　E.黏液

7.属于腹膜间位的器官是（　　　）

　　A.胃　　　B.肝　　　C.胰　　　D.肾　　　E.膀胱

8.十二指肠溃疡的好发部位是（　　　）

　　A.上部　　　B.降部　　　C.水平部　　　D.升部　　　E.十二指肠空肠曲

四、简答题

1.简述消化系统的组成。

2.食管三处狭窄各位于何处？各狭窄距切牙距离是多少？

3.简述胃的位置和分部。

4.简述胆汁的产生及排入十二指肠的途径。

5.举例说明腹膜与腹腔器官的关系。

<h1 style="text-align:center">第五章　呼吸系统</h1>

知识要点

掌握：呼吸系统的组成；上下呼吸道、声门裂、气血屏障、肋膈隐窝和胸膜腔的概念；喉腔的分部；左、右主支气管的区别；肺的位置、形态。

熟悉：鼻旁窦的开口部位；喉软骨的名称；气管的位置及临床上气管切开常用部位；肺导气部、呼吸部的组成；壁胸膜的分部；纵隔的概念；肺下缘与胸膜下界的体表投影。

了解：鼻黏膜的结构特点；喉的位置；气管与主支气管的微细结构；肺的微细结构；纵隔的分部。

难点：肺的微细结构。

呼吸系统由呼吸道和肺组成（图5-1）。呼吸道是传送气体的管道，包括鼻、咽、喉、气管、主支气管等器官。肺是进行气体交换的器官，由肺实质和肺间质组成。临床上通常称鼻、咽、喉为上呼吸道；气管、主支气管及肺内支气管的各级分支为下呼吸道。

呼吸系统的主要功能是进行气体交换，即吸入氧、排出二氧化碳，还有发音、嗅觉等功能。

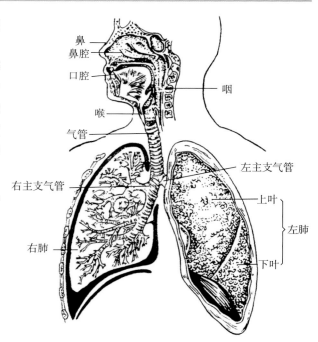

图 5-1　呼吸系统模式图

第一节　呼　吸　道

一、鼻

鼻由外鼻、鼻腔和鼻旁窦三部分组成，它是呼吸道的起始部，又是嗅觉器官，具有过滤空气、辨别气味和辅助发音的功能。

（一）外鼻

外鼻位于面部的中央，以鼻骨和软骨作为支架，外覆皮肤和少量皮下组织。外鼻的上端为鼻根，向下延伸为鼻背，末端突出部分为鼻尖。鼻尖向两侧呈弧状扩大的部分称为鼻翼。在呼吸困难时可出现鼻翼扇动，小儿更为明显。从鼻翼外下方至口角外侧的浅沟称为鼻唇沟。鼻尖和鼻翼处的皮肤较厚，富含皮脂腺和汗腺，常为痤疮、酒渣鼻及疖肿的好发部位。

（二）鼻腔

鼻腔是由骨和软骨围成的腔，内衬黏膜和皮肤。前以鼻孔通外界，后经鼻后孔通鼻咽。被鼻中隔分为左、右鼻腔，鼻中隔常向左偏曲。每侧鼻腔可分为鼻前庭和固有鼻腔。

1. 鼻前庭　为鼻腔的前下部，大致为鼻翼所遮盖的部分，内面衬以皮肤，生有鼻毛，能过滤、净化吸入的空气。

2. 固有鼻腔　为鼻腔的主要部分。固有鼻腔外侧壁自上而下有近似水平排列的上鼻甲、中鼻甲和下鼻甲。各鼻甲的下方分别有上鼻道、中鼻道和下鼻道。下鼻道的前端有鼻泪管的开口。在上鼻甲后上方与鼻腔顶部之间尚有一凹陷，称为蝶筛隐窝（图5-2）。固有鼻腔内面衬以黏膜，根据其结构和功能分为嗅区和呼吸区。位于上鼻甲内侧面及其相对的鼻中隔以上部分的鼻黏膜区域为嗅区，活体上呈淡黄色，黏膜内有嗅细胞，是嗅觉感受器。嗅区以外的鼻黏膜区域为呼吸区，活体上呈淡红色，内有丰富的血管和鼻腺，可调节吸入空气的温度和湿度。鼻中隔前下部的黏膜较薄，且血管丰富，受外伤或干燥空气刺激时，血管易破裂，是鼻腔出血的好发部位，称鼻易出血区（Little区）。

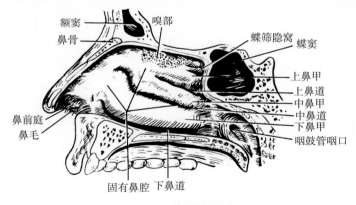

图 5-2　鼻腔外侧壁

　课堂互动

想一想：鼻受外伤或干燥空气刺激时，为什么容易出血？

（三）鼻旁窦

鼻旁窦（副鼻窦）是鼻腔周围颅骨内的一些与鼻腔相通的含气空腔，内衬黏膜，包括上颌窦、额窦、筛窦和蝶窦4对（图5-2，图5-3），有温暖、湿润吸入的空气及对发音产生共鸣的作用。

窦壁内衬黏膜并与鼻黏膜相移行，故鼻腔的炎症可蔓延至鼻旁窦，引起鼻窦炎。上颌窦是最大的一对鼻旁窦，开口位置较窦底高，窦腔积液时不易排除，故上颌窦慢性炎症较常见。筛窦依据窦口的部位将其分为前筛窦、中筛窦和后筛窦三部分。蝶窦开口于蝶筛隐窝，后筛窦开口于上鼻道，前、中筛窦及上颌窦、额窦均开口于中鼻道。

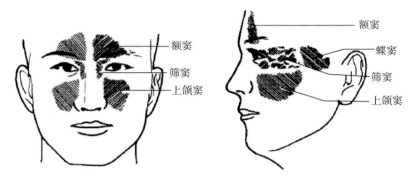

图 5-3　鼻旁窦投影

知识链接

鼻窦炎

一个或多个鼻旁窦发生炎症称为鼻窦炎，累及的鼻旁窦包括上颌窦、筛窦、额窦和蝶窦。上颌窦炎最多见。上颌窦因窦腔较大，窦底较低，而窦口较高，易于积脓，易被他处炎症所感染。鼻窦炎可以单发，亦可以多发，是一种在人群中发病率较高的疾病，影响患者生活质量。

二、咽

见第三章消化系统相关内容。

三、喉

喉既是呼吸的通道，又是发音的器官。

（一）喉的位置

喉位于颈前部中份，成人的喉与第3～6颈椎相对。上借甲状舌骨膜与舌骨相连，向下与气管相续，前面被舌骨下肌群覆盖，后方为喉咽，两侧邻颈部的大血管、神经和甲状腺侧叶等，可随吞咽或发音而上下移动。

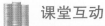

课堂互动

试一试：用手指捏住甲状软骨两侧，做吞咽动作，喉随吞咽上下活动；
用双手手指或手掌轻贴于喉外，可以感觉到发音或喉鸣时两侧的声颤。

（二）喉的结构

喉由数块软骨互相连结而成，外附喉肌，内衬黏膜。

1. **喉软骨** 喉软骨构成喉的支架，包括不成对的甲状软骨、会厌软骨、环状软骨和成对的杓状软骨等（图 5-4）。

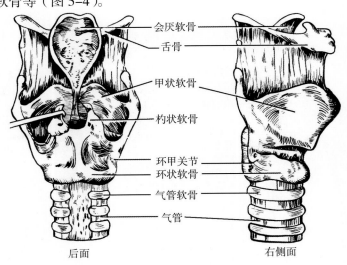

图 5-4 喉软骨

（1）**甲状软骨** 是喉软骨中最大的一块，位于舌骨下方、环状软骨的上方。由两块近似方形的软骨板在前方连结而成，连结处的上端向前突出于颈前部皮下，称喉结，成年男子尤为明显。

（2）**环状软骨** 位于甲状软骨的下方，下与气管相连。环状软骨呈环状，是呼吸道中唯一完整的软骨环，对保持呼吸道的通畅起着重要的作用。由前部低窄的环状软骨弓和后部高宽的环状软骨板构成。环状软骨弓平对第 6 颈椎，是颈部的重要体表标志。

（3）**会厌软骨** 形似树叶，上宽下窄，下端借韧带连于甲状软骨后面。会厌软骨被覆黏膜构成会厌。吞咽时，喉升高，会厌遮盖喉口，阻止食物进入喉腔。

（4）**杓状软骨** 左右各一，位于环状软骨板的上方。杓状软骨形似三棱锥体。杓状软骨的底向前伸出的突起称声带突，有声韧带附着；向外侧伸出的突起称肌突，大部分喉肌附着于此。

2. **喉腔** 喉的内腔称为喉腔。喉腔的入口称喉口，朝向后上方。喉腔向上经喉口与喉咽相通，向下与气管内腔相延续。

喉腔中部的侧壁上有上、下两对呈前后方向走行的黏膜皱襞。上方的一对称为前庭襞，活体上呈粉红色。两侧前庭襞之间的裂隙，称为前庭裂。下方的一对黏膜皱襞称为声襞，活体上颜色较苍白。两侧声襞之间的裂隙称声门裂。声门裂是喉腔最狭窄的部位。声襞与深部的声韧带等共同构成发音的重要结构，即声带。

喉腔分为喉前庭、喉中间腔和声门下腔三部分（图5-5，图5-6）。喉口至前庭裂平面之间的部分，称为喉前庭。前庭裂平面至声门裂平面之间的部分，称为喉中间腔。其中位于前庭襞与声襞之间的梭形隐窝，称为喉室。声门裂平面至环状软骨下缘平面之间的部分，称为声门下腔，呈上窄下宽的圆锥状。声门下腔的黏膜下组织较疏松，炎症时易发生水肿，尤其是小儿的喉腔狭小，喉水肿时易引起喉阻塞，造成呼吸困难。

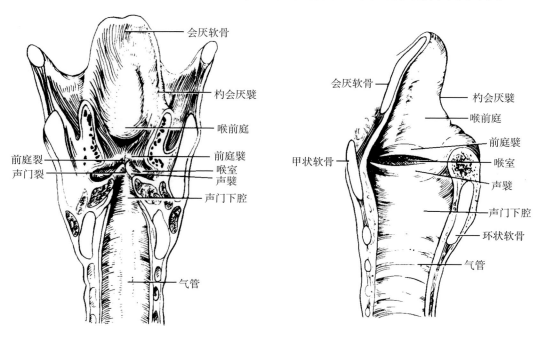

图 5-5　喉冠状面　　　　　　　　　图 5-6　喉正中矢状切面

3. 喉肌　喉肌为数块小的骨骼肌，主要使声门裂开大或缩小、声带紧张或松弛，调节音调高低，可控制发音的强弱。

巧 记 忆

喉的结构口诀：甲状环状杓会厌，软骨喉肌功能全，
扩大缩小声门裂，声带松紧由它牵。

四、气管与主支气管

气管与主支气管是连接在喉与肺之间的通气管道（图5-7）。气管与主支气管均由若干"C"形的气管软骨环借韧带相连而成，气管软骨的缺口朝后，由平滑肌和结缔组织封闭。

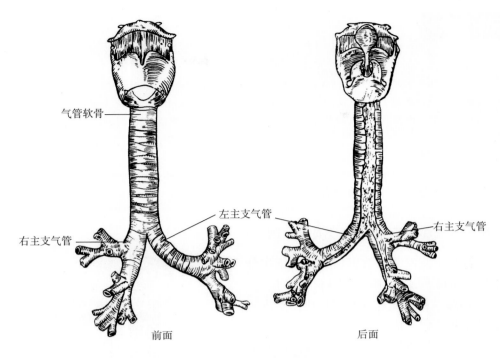

气管软骨

左主支气管

右主支气管

右主支气管

前面　　　　　　　　　后面

图 5-7　气管和主支气管

（一）气管

气管位于食管前方，上接环状软骨，经颈部正中下行入胸腔，在胸骨角平面分为左、右主支气管，其分叉处称气管杈。在气管杈内面有一向上突起的半月形嵴，称为气管隆嵴，常略偏向左侧，是支气管镜检查时判断气管分叉的重要标志。

根据气管的行程与位置，可将其分为颈部和胸部两部分。颈部较短且位置表浅，沿前正中线下行，在颈静脉切迹上方可以摸到。其前方除有皮肤和舌骨下肌群外，在第2～4气管软骨环的前方还有甲状腺峡，两侧邻近颈部的大血管和甲状腺侧叶，后方贴近食管。胸部较长，前面与胸骨之间有大血管和胸腺，后方紧贴食管。临床上气管切开术常在第3～4或第4～5气管软骨环处施行。

（二）主支气管

左、右主支气管自气管分出后，各自行向下外，经肺门入肺。左主支气管细长，走向较水平；右主支气管粗短，走向较垂直，故误入气管内的异物多坠入右主支气管。

知识链接

气管切开术

气管切开术是切开气管颈部的前壁，插入一种特制的套管，从而解除窒息、保持呼吸道通畅的一种急救手术。环状软骨可作为计数气管软骨环的标志，临床上抢救急性喉阻塞患者时，常选择在第 3 ~ 4 或第 4 ~ 5 气管软骨环处沿前正中线做气管切开术。

课堂互动

想一想：气管异物为什么容易坠入右主支气管？

（三）气管与主支气管的微细结构

气管与主支气管的管壁由内向外依次分为黏膜、黏膜下层和外膜三层（图 5-8）。

1. **黏膜**　由上皮和固有层构成。上皮为假复层纤毛柱状上皮，纤毛可向咽侧快速摆动，将黏液及其黏附的尘粒、细菌等推向咽部而咳出。固有层含有较多的弹性纤维，也有散在的淋巴组织，起免疫防御作用。

2. **黏膜下层**　为疏松结缔组织，内有较多的混合性腺。

3. **外膜**　主要由透明软骨环和结缔组织构成，软骨环的缺口处有弹性纤维构成的韧带和平滑肌束。

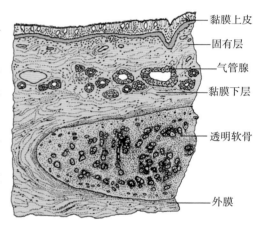

黏膜上皮
固有层
气管腺
黏膜下层
透明软骨
外膜

图 5-8　气管管壁的微细结构

知识链接

吸烟与肿瘤

西医学证实：吸烟与呼吸系统肿瘤的发生有着密切的关系。长期吸烟使气管和支气管反复受有害气体的刺激，导致黏膜发生慢性炎症病变，如纤毛运动减弱、杯状细胞增多，以及腺体增生肥大、分泌旺盛、成分发生变化等，导致呼吸道净化空气的功能减弱，免疫性防御功能受损。若假复层纤毛柱状上皮转变为复层扁平上皮，称鳞状上皮化生。严重者可发生呼吸系统肿瘤。此外，吸烟后，致癌物质可经肺吸收，促进口腔癌、食管癌、胰腺癌、膀胱癌等的发生，造成全身危害。

第二节 肺

一、肺的位置和形态

肺位于胸腔内、纵隔的两侧，左、右各一（图5-9）。左肺狭长，右肺宽短。肺质软而轻，呈海绵状且富有弹性。幼儿肺呈淡红色，随着年龄的增长，由于吸入空气中的尘埃不断沉积，肺的颜色逐渐变为灰暗或蓝黑色，吸烟者尤为明显。

肺形似半圆锥，有一尖、一底、两面和三缘。肺尖钝圆，向上经胸廓上口凸至颈根部，超出锁骨内侧1/3上方2～3cm。肺底与膈相邻，略向上凹陷，又称为膈面。外侧面隆凸，与肋和肋间肌相邻，故又称肋面。内侧面与纵隔相邻，故又称纵隔面。其中央处有一椭圆形凹陷称为肺门，是主支气管、血管、淋巴管和神经等出入肺的部位（图5-10）。这些出入肺门的结构被结缔组织包绕在一起，称为肺

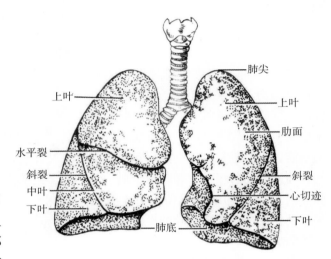

图5-9　气管、主支气管和肺

根。肺的前缘和下缘都较锐利，后缘钝圆。左肺前缘的下部有一弧形凹陷，称为心切迹。

左肺被自后上方斜向前下方的斜裂分为上、下两叶。右肺除有斜裂外，还有一条近似水平方向走行的水平裂，因而右肺被斜裂和水平裂分为上、中、下三叶（图5-9）。

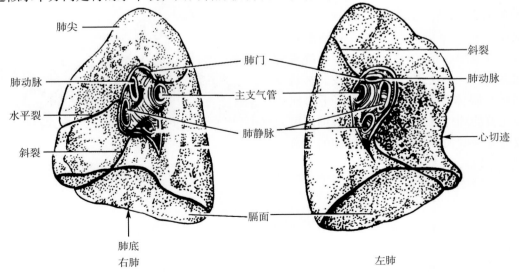

图5-10　左右肺内侧面

二、肺的微细结构

肺表面被覆有一层光滑的浆膜，即脏胸膜。肺组织可分为实质和间质两部分，间质为结缔组织及血管、淋巴管和神经等；实质包括肺内支气管的各级分支及其终末的大量肺泡。根据功能不同，实质又可分为肺导气部和肺呼吸部。

（一）肺导气部

肺导气部是主支气管经肺门入肺后的逐级分支，依次包括肺叶支气管、肺段支气管、小支气管、细支气管和终末细支气管（图 5-11），只有输送气体的功能，不能进行气体交换。每一细支气管连同它的各级分支和肺泡组成一个肺小叶，是肺的结构单位（图 5-12）。临床上仅累及若干肺小叶的炎症称为小叶性肺炎。

肺导气部各级支气管随着管径渐细、管壁变薄，管壁结构也发生变化。其结构的主要变化是：① 上皮由假复层纤毛柱状上皮逐渐变成单层柱状上皮；② 杯状细胞逐渐减少至消失；③ 腺体逐渐减少至消失；④ 软骨逐渐变小、减少至消失；⑤ 平滑肌逐渐增多，直至形成完整的环行肌层。在终末细支气管，上皮为单层柱状上皮，杯状细胞、腺体和软骨全部消失；平滑肌呈完整的环行肌层，其舒张和收缩，可改变管径的大小，调节进入肺泡的气流量。

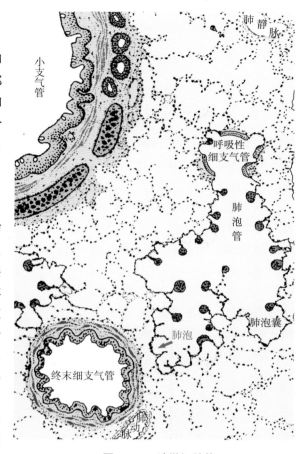

图 5-11　肺微细结构

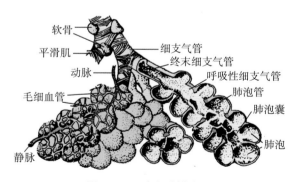

图 5-12　肺小叶模式图

（二）肺呼吸部

肺呼吸部包括呼吸性细支气管、肺泡管、肺泡囊和肺泡等（图 5-13）。呼吸性细支气管、肺泡管、肺泡囊上连有肺泡。肺泡具有气体交换功能。

1. **呼吸性细支气管**　是终末细支气管的分支，管壁上出现少量肺泡。

2.**肺泡管** 是呼吸性细支气管的分支，管壁上有许多肺泡，自身的管壁结构很少，管壁结构仅存在于相邻肺泡开口之间，呈结节状膨大。

3.**肺泡囊** 连于肺泡管的末端，是几个肺泡的共同开口处，其管壁由肺泡围成。

4.**肺泡** 为多面形囊泡，壁由肺泡上皮组成，是肺进行气体交换的部位。肺泡上皮由Ⅰ型肺泡细胞和Ⅱ型肺泡细胞组成（图5-14）。Ⅰ型肺泡细胞呈扁平形，表面较光滑，覆盖了肺泡约95%的表面积，是进行气体交换的部位，参与气血屏障的构成。Ⅱ型肺泡细胞呈立方形或圆形，嵌于Ⅰ型肺泡细胞之间。Ⅱ型肺泡细胞能分泌表面活性物质，该物质可降低肺泡表面张力，起稳定肺泡大小的作用。

肺泡隔是位于相邻肺泡之间的薄层结缔组织，属于肺间质。肺泡隔内含有丰富的毛细血管、大量的弹性纤维以及肺巨噬细胞等。吸气时弹性纤维被动拉长，呼气时自然回缩，弹性纤维的弹性有回缩肺泡的作用。肺巨噬细胞来源于血液中的单核细胞，广泛分布于肺间质内，能清除进入肺泡和肺间质内的尘粒、细菌等异物。吞噬了较多尘粒的肺巨噬细胞称为尘细胞。丰富的毛细血管紧贴在肺泡壁外面。肺泡内气体与血液内气体进行气体交换时所经过的肺泡表面活性物质的液体层、Ⅰ型肺泡细胞与基膜、毛细血管基膜与内皮等结构称为气血屏障，又称呼吸膜（图5-14）。

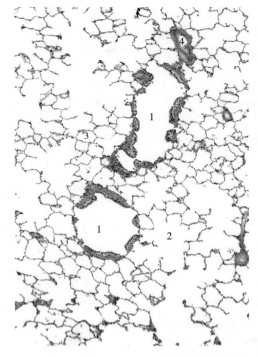

图5-13 呼吸性细支气管、肺泡囊的光镜像（低倍）
1.呼吸性细支气管；2.肺泡囊；3.肺泡；4.肺内血管

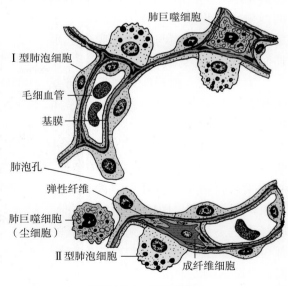

肺巨噬细胞
Ⅰ型肺泡细胞
毛细血管
基膜
肺泡孔
弹性纤维
肺巨噬细胞（尘细胞）
Ⅱ型肺泡细胞
成纤维细胞

图5-14 气血屏障

 课堂互动

想一想：法医学上怎样通过肺的特点来鉴别胎儿是在宫腔里死亡还是在母体外死亡?

肺泡隔上有肺泡孔，相邻肺泡可借该孔相通，有平衡肺泡内气压的作用。当某个终末细支气管或呼吸性细支气管阻塞时，肺泡孔将起侧支通气作用。若肺部感染时，肺泡孔也是炎症扩散的渠道。

三、肺的血管

肺有两组血管：一组与气体交换有关，由肺动脉和肺静脉等组成；另一组与肺的营养有关，由支气管动脉和支气管静脉等组成。

第三节　胸膜与纵隔

一、胸腔、胸膜和胸膜腔

1. 胸腔　胸腔是由胸廓和膈围成的腔。上界为胸廓上口，经此与颈部连通；下界借膈与腹腔分隔。胸腔分为三部，即左、右两侧为胸膜腔和肺，中间部为纵隔。

2. 胸膜　胸膜是覆于胸壁内面、膈上面和肺表面的浆膜，分为脏胸膜和壁胸膜两部分。脏胸膜紧贴肺表面，并伸入斜裂、水平裂内。壁胸膜衬贴在胸壁内面、纵隔侧面和膈的上面，按其部位又分为肋胸膜、膈胸膜、纵隔胸膜、胸膜顶 4 部分（图 5-15）。肋胸膜贴附于肋骨与肋间肌等处的内面；膈胸膜贴附于膈的上面；纵隔胸膜贴附于纵隔的两侧面；胸膜顶是覆盖在肺尖上方的部分，由肋胸膜与纵隔胸膜向上延伸而成。

3. 胸膜腔　胸膜腔是脏胸膜与壁胸膜在肺根处相互移行而形成的密闭的潜在性腔隙（图 5-15），左右各一，互不相通。胸膜腔呈负压，内有少量的浆液，可减少呼吸时胸膜之间的摩擦。肋胸膜与膈胸膜反折处形成的半环形间隙称肋膈隐窝，即使在用力吸气时，肺缘也达不到其内，是胸膜腔最低的部位。胸膜腔积液常先积存于肋膈隐窝，是临床胸腔抽液的部位。

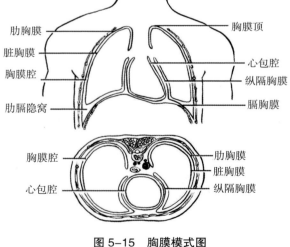

图 5-15　胸膜模式图

二、肺与胸膜的体表投影

（一）肺体表投影

肺上缘，即肺尖，超出锁骨内侧 1/3 上方 2 ~ 3cm。肺下缘，锁骨中线与第 6 肋相交处，腋中线与第 8 肋相交处，肩胛线与第 10 肋相交处，继续水平向内与第 10 胸椎棘突相交（图 5-16）。

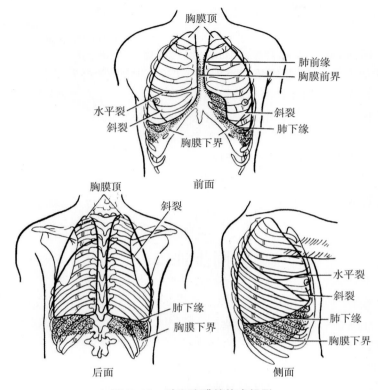

图 5-16　肺和胸膜的体表投影

（二）胸膜的体表投影

胸膜下界的体表投影：胸膜下界是肋胸膜与膈胸膜的反折处，较肺下缘约低两个肋。在锁骨中线处与第 8 肋相交，在腋中线处与第 10 肋相交，在肩胛线处与第 11 肋相交，最后在接近后正中线处平第 12 胸椎棘突高度。

肺下缘与胸膜下界的体表投影对照（表 5-1）：

表 5-1　肺下缘与胸膜下界的体表投影对照表

	锁骨中线	腋中线	肩胛线	接近脊柱处
肺 下 缘	第 6 肋	第 8 肋	第 10 肋	平第 10 胸椎棘突
胸膜下界	第 8 肋	第 10 肋	第 11 肋	平第 12 胸椎棘突

三、纵隔

纵隔是两侧纵隔胸膜之间全部器官和组织的总称。其前界为胸骨，后界为脊柱胸段，两侧界为纵隔胸膜，上界为胸廓上口，下界为膈（图 5-17）。

通常以胸骨角平面将纵隔分为上纵隔和下纵隔。下纵隔以心包为界又分为三部分，位于胸骨与心包前面之间的部分为前纵隔，心包、心及与其相连大血管根部所占据的部分为中纵隔，心包后面与脊柱胸段之间的部分为后纵隔。

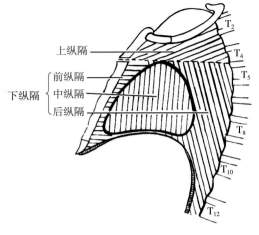

图 5-17 纵隔的分部示意图

上纵隔内有胸腺、头臂静脉、上腔静脉、主动脉及其分支、迷走神经、膈神经、食管胸部、气管胸部和胸导管等；前纵隔内有淋巴结和疏松结缔组织等；中纵隔内有心包、心、升主动脉、上腔静脉、肺动脉干及其分支、左右肺静脉、膈神经和气管杈等；后纵隔内有胸主动脉、奇静脉、半奇静脉、迷走神经、食管胸部和胸导管等。

同步训练

一、名词解释

声门裂　气血屏障　胸膜腔　肋膈隐窝

二、填空题

1. 上呼吸道包括_____、_____和_____三部分。

2. 喉软骨包括成对的_____和不成对的_____、_____和_____。

3. 喉腔可为_____、_____和_____三部分。

4. 气管在_____平面分为左、右主支气管。

5. 壁胸膜依其贴附部位分为_____、_____、_____和_____4部分。

三、单项选择题

1. 站立时腔内分泌物不易流出的鼻旁窦是（　　　）

　　A. 额窦　　B. 上颌窦　　C. 前筛窦　　D. 蝶窦　　E. 后筛窦

2. 喉腔最狭窄的部分是（　　　）

　　A. 喉口　　B. 前庭裂　　C. 喉中间腔　　D. 声门裂　　E. 声门下腔

3. 喉结位于下列哪块软骨上（　　　）

　　A. 环状软骨　　B. 甲状软骨　　C. 气管软骨　　D. 会厌软骨　　E. 杓状软骨

4. 气管切开的常选部位在（　　　）

　　A. 第 1~3 气管软骨环处　　B. 第 2~4 气管软骨环处

　　C. 第 3~5 气管软骨环处　　D. 第 4~6 气管软骨环处

　　E. 第 5~7 气管软骨环处

5. 下列关于肺的描述正确的是（　　　）

　　A. 位于胸膜腔内　　B. 左肺较右肺粗短　　C. 左肺前缘有心切迹

　　D. 肺尖高出锁骨外侧 1/3 上方 2~3cm　　E. 左肺分三叶、右肺分两叶

6. 胸膜腔（　　　）

A. 由壁胸膜围成　　B. 借呼吸道与外界相交通　　C. 肺位于胸膜腔内

D. 借肺根互相连通　　E. 左右各一，互不相通

7. 肺下缘的体表投影在腋中线处与（　　　）

A. 第 6 肋相交　　B. 第 7 肋相交　　C. 第 8 肋相交

D. 第 9 肋相交　　E. 第 10 肋相交

8. 胸膜下界的体表投影在锁骨中线处与（　　　）

A. 第 6 肋相交　　B. 第 7 肋相交　　C. 第 8 肋相交

D. 第 9 肋相交　　E. 第 10 肋相交

四、简答题

1. 气管内异物易坠入哪一侧主支气管？为什么？

2. 什么是肋膈隐窝？有什么临床意义？

3. 空气通过哪些器官和结构到达肺泡进行气体交换？

第六章　泌尿系统

知识要点

　　掌握：肾的形态与位置；膀胱的位置、膀胱三角的概念及临床意义；输尿管的三处狭窄；女性尿道的结构特点。
　　熟悉：肾的被膜与剖面结构，肾的微细结构。
　　了解：肾的血管，膀胱的形态。
　　难点：肾的微细结构。

　　泌尿系统由肾、输尿管、膀胱和尿道组成。肾的主要功能是产生尿液。尿液中含有人体代谢过程中产生的废物（如尿素、尿酸等）、多余的水分和无机盐等。尿液经输尿管输送到膀胱暂时贮存，膀胱中的尿液贮存到一定量时，经尿道排出体外。泌尿系统的主要功能是通过尿的生成和排出，维持人体内环境的相对稳定和新陈代谢的正常进行（图6-1）。

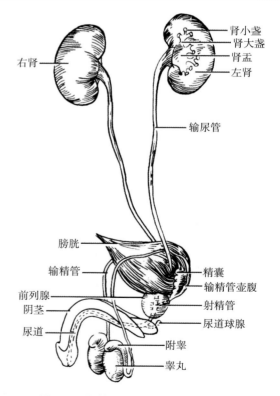

图6-1　男性泌尿（生殖）系统模式图

第一节　肾

一、肾的形态和位置

　　肾为实质性器官，左右各一，形似蚕豆，呈红褐色。肾分上、下两端，前、后两面和内、外侧两缘。肾上、下两端都较钝圆，前面稍凸于后面；肾的外侧缘凸隆；内侧缘中部凹陷称肾门，是肾盂、肾动脉、肾静脉、淋巴管和神经出入肾的部位。出入肾门的结构被结缔组织包绕在一起，称为肾蒂。肾门向肾内凹陷形成的腔隙，称肾窦，内含肾血管、淋巴管、神经、肾盏、肾盂及脂肪组织等（图6-2，图6-5）。

肾位于腹后壁脊柱的两侧，属于腹膜外位器官。左肾上端平第11胸椎体下缘，下

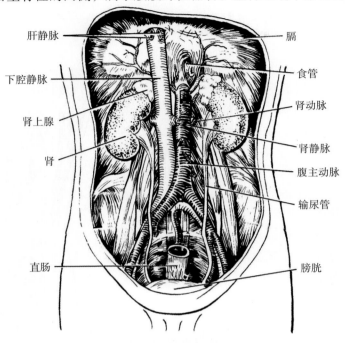

肝静脉

膈

下腔静脉

食管

肾上腺

肾动脉

肾

肾静脉

腹主动脉

输尿管

直肠

膀胱

图6-2　肾和输尿管

端平第2腰椎体下缘，第12肋斜过左肾后方的中部；右肾因受肝脏的影响，比左肾略低半个椎体，第12肋斜过右肾后方的上部。女性一般较男性低半个椎体，儿童低于成人，新生儿则更低。成人肾门约平第1腰椎体。肾门在腹后壁的体表投影，一般在竖脊肌外侧缘与第12肋所形成的夹角内，临床上称肾区。肾发生某些疾病时，在肾区可有叩击痛（图6-3）。

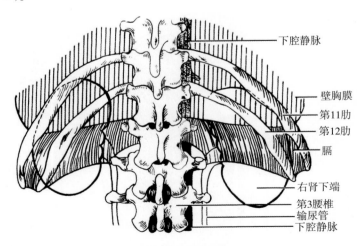

下腔静脉

壁胸膜

第11肋

第12肋

膈

右肾下端

第3腰椎

输尿管

下腔静脉

图6-3　肾的位置（后面观）

课堂互动

做一做：同桌的两位学生互相在对方的腹后壁找一下肾区。

二、肾的被膜

肾的外面包有三层被膜，由内向外依次为纤维囊、脂肪囊和肾筋膜（图6-4）。纤维囊由致密结缔组织构成，包于肾实质的表面，薄而坚韧容易剥离。脂肪囊是包在纤维囊外面的脂肪组织，有缓冲外力、保护肾的作用。临床上做肾囊封闭时，就是将药液注入脂肪囊内。肾筋膜覆盖在脂肪囊的外面，分前、后两层。肾筋膜向深面发出许多结缔组织小束，穿过脂肪囊连于纤维囊，对肾起固定作用。

肾的正常位置由多种因素来维持，如肾筋膜、脂肪囊、肾血管、腹膜、肾邻近器官的承托以及腹内压等。当肾的固定因素不健全时，可造成肾下垂。

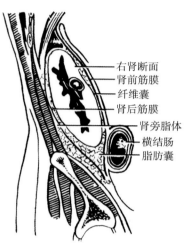

图6-4 肾的被膜（矢状面）

右肾断面
肾前筋膜
纤维囊
肾后筋膜
肾旁脂体
横结肠
脂肪囊

三、肾的剖面结构

在肾的冠状面上，可见肾实质分为肾皮质和肾髓质两部分（图6-5）。肾皮质位于外周，血管丰富，呈暗红色。肾髓质位于肾皮质的深部，色较淡，由15～20个肾椎体组成。肾皮质伸入肾椎体之间的部分称肾柱。肾椎体切面呈三角形，底朝向肾皮质，尖端突入肾窦形成肾乳头，其顶端有许多乳头管的开口。肾乳头被漏斗状的肾小盏包绕，2～3个肾小盏合成一个肾大盏，2～3个肾大盏汇合成扁漏斗状的肾盂。肾盂出肾门后逐渐变细，移行为输尿管。

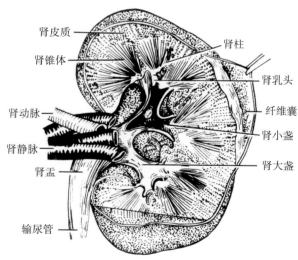

肾皮质
肾锥体
肾动脉
肾静脉
肾盂
输尿管
肾柱
肾乳头
纤维囊
肾小盏
肾大盏

图6-5 右肾的冠状切面

巧 记 忆

肾的构造：皮质表浅色褐红，肾柱深入髓质中，
　　　　　髓质较深被分割，十数锥体共组成，
　　　　　尖端乳头入小盏，大盏肾盂相移行。

四、肾实质的微细结构

肾实质主要由大量泌尿小管构成，其间有血管、神经和少量结缔组织等（图6-6），泌尿小管由肾单位和集合小管组成（图6-7）。

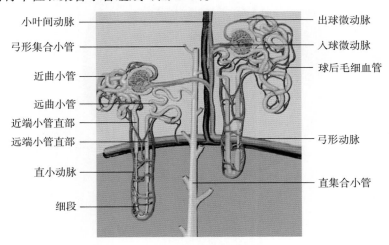

小叶间动脉　　出球微动脉
弓形集合小管　　入球微动脉
近曲小管　　球后毛细血管
远曲小管
近端小管直部
远端小管直部　　弓形动脉
直小动脉
　　　　直集合小管
细段

图6-6　泌尿小管与肾血管模式图

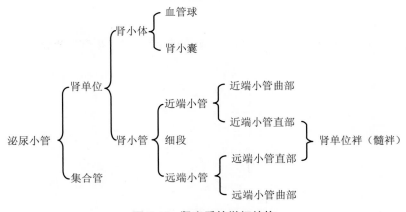

泌尿小管 { 肾单位 { 肾小体 { 血管球 / 肾小囊 }　肾小管 { 近端小管 { 近端小管曲部 / 近端小管直部 }　细段　远端小管 { 远端小管直部 / 远端小管曲部 } } 肾单位袢（髓袢） }　集合管 }

图6-7　肾实质的微细结构

（一）肾单位

每个肾有100万～150万个肾单位，每个肾单位由肾小体和肾小管两部分构成。

1. 肾小体　肾小体呈球形，位于肾皮质内，由肾小球和肾小囊组成（图6-8，图6-9）。

（1）肾小球　也叫血管球，是一团盘曲成球状的毛细血管，血管球的一侧连有两条微动脉：一条较粗短的称入球微动脉，一条较细长的称出球微动脉。血管球的毛细血

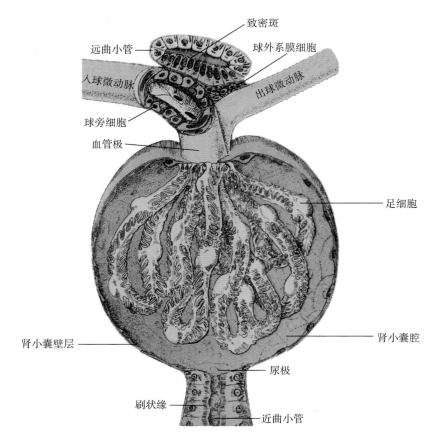

图 6-8　肾小体及球旁复合体立体模式图

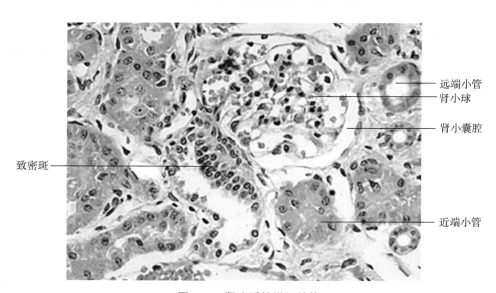

图 6-9　肾皮质的微细结构

管由一层有孔内皮细胞及基膜构成。

（2）肾小囊 是肾小管起始部膨大凹陷而成的双层囊，囊内有血管球。肾小囊外层由单层扁平上皮构成，内层由紧贴血管球毛细血管外面的足细胞构成。两层之间的腔隙称肾小囊腔（图6-9）。足细胞伸出几个较大的初级突起，每个初级突起又伸出许多指状的次级突起，相邻的次级突起间的窄隙称裂孔。裂孔上盖有一层极薄的裂孔膜。毛细血管有孔内皮细胞、基膜和裂孔膜，这三层结构组成滤过屏障或滤过膜（图6-10）。血液从入球微动脉流经血管球的毛细血管时，除血细胞和血浆中大分子的蛋白质外，其余大部分成分通过滤过屏障，滤入肾小囊腔成为原尿。若滤过屏障受损，则大分子蛋白质，甚至血细胞亦可漏出，出现蛋白尿或血尿。

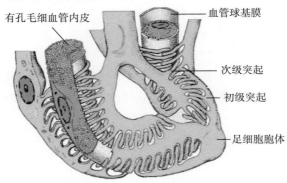

图6-10 足细胞与毛细血管的超微结构模式图

2. 肾小管 是一条细长而弯曲的管道，与肾小囊相延续，行经肾皮质、髓质，再返回皮质，终于集合小管（图6-6）。按其位置、形态、结构和功能不同，依次分为近端小管、细段、远端小管三部分。近端小管和远端小管又都分为曲部和直部。近端小管曲部是近端小管的起始段，盘曲在肾小体的附近。近端小管直部、细段和远端小管直部三者构成的"U"形结构称髓袢，又称肾单位袢。远端小管曲部也盘曲在肾小体的附近，连接集合管。肾小管由单层上皮构成。近端小管管壁的上皮细胞呈椎体形或立方体形，细胞分界不清。细段管径细，管壁薄，由单层扁平上皮构成。远端小管管腔较大，管壁上皮为单层立方上皮，细胞界限清楚。

（二）集合管

集合管续于远端小管末端，管径由细逐渐变粗，最后汇集为乳头管。管壁上皮由单层立方上皮逐渐移行为单层柱状上皮。集合管有重吸收水的功能。

成年人两侧肾的肾小球在一昼夜内滤过的原尿量为180L。原尿流过肾小管和集合管，经它们的重吸收和分泌作用，最后形成终尿，每天为1～2L。

（三）球旁复合体

球旁复合体包括球旁细胞和致密斑（图6-8）。

1. 球旁细胞 在近血管球处，入球微动脉管壁的平滑肌纤维演变成上皮样细胞，称为球旁细胞。球旁细胞呈立方形，细胞核大而圆，胞质有分泌颗粒，能分泌肾素。

2. 致密斑　远端小管曲部靠近血管球一侧，管壁上皮细胞由立方形变为柱状，排列紧密，形成一个椭圆形的结构，称为致密斑。致密斑是钠离子感受器，并能影响球旁细胞分泌肾素。

五、肾的血液循环特点

肾的血液循环具有两种作用，一是营养肾组织，二是参与尿的生成。因此，肾血液循环具有自身的特点。

1. 肾动脉粗而短，直接发自腹主动脉，血压高，血流量大，每分钟全身循环血量约有 20% 流经肾，有利于生成尿液，排出代谢产物。

2. 入球微动脉粗短，出微球动脉细长，因而血管球内血压高，有利于肾小体的滤过作用。

3. 在肾实质内，动脉两次形成毛细血管，第一次是入球微动脉形成血管球，有利于原尿的形成；第二次是出球微动脉在肾小管周围形成球后毛细血管，有利于肾小管对原尿的重吸收。

第二节　输尿管、膀胱和尿道

一、输尿管

输尿管是将尿液输送到膀胱的肌性管道，左右各一（图6-2）。输尿管起自肾盂，在腹后壁沿腰大肌前面下行，至骨盆上口跨越髂总动脉分叉处，进入骨盆腔，在膀胱底斜穿膀胱壁，开口于膀胱底内面的输尿管口，全长 20 ～ 30cm。根据走行，输尿管可分为腹段、盆段和壁内段。输尿管全长有三处狭窄，分别在输尿管起始处、跨越髂血管交叉处、斜穿膀胱壁处。肾和输尿管的结石易滞留在这些狭窄处。

> **巧 记 忆**
>
> 输尿管的狭窄：输尿管，细又长，上起肾盂下连膀；
>
> 三处狭窄卡结石，起始越髂穿膀胱。

二、膀胱

膀胱是贮存尿液的肌性囊状器官，它的形状、大小和位置随进入膀胱尿液的数量不同而有较大变化。成人膀胱容量为 350 ～ 500ml，新生儿膀胱的容量约为成人的1/10。

（一）膀胱的形态和位置

膀胱在空虚时呈三棱锥体形，其尖朝前上称膀胱尖；底朝后下称膀胱底；尖与底之间的部分称膀胱体；膀胱的最下部称膀胱颈。颈的下端有尿道内口，通尿道（图 6-11）。

　　膀胱位于骨盆腔的前部、耻骨联合的后方。膀胱空虚时，膀胱尖不超过耻骨联合的上缘。膀胱充盈时，其上部膨入腹腔，膀胱与腹前壁之间的腹膜反折线也随之上移（图 6-12）。因此，可沿耻骨联合上缘做膀胱穿刺术，而不致损伤腹膜。膀胱的后面，男性与精囊、输精管壶腹和直肠相邻（图 6-11）；在女性与子宫颈及阴道相邻（图 6-13）。小儿膀胱的位置较高，部分位于腹腔内。

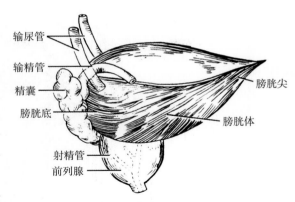

图 6-11　男性膀胱（右侧面观）

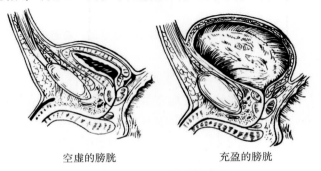

空虚的膀胱　　　　　充盈的膀胱

图 6-12　膀胱与腹膜的关系

（二）膀胱的结构

　　膀胱壁由黏膜、肌层和外膜构成。在膀胱空虚时，黏膜形成许多皱襞，在膀胱充盈时消失。黏膜上皮为变移上皮。在膀胱底的内面，左、右输尿管口与尿道内口间的三角形区域称膀胱三角（图 6-13）。此处黏膜平滑无皱襞，是膀胱肿瘤和结核的好发部位。肌层由平滑肌构成，分内纵、中环、外纵三层，共同构成膀胱逼尿肌。在尿道内口处，中层环行肌增厚形成括约肌。外膜大多为纤维膜，仅上部为浆膜。

三、尿道

　　尿道是将尿液从膀胱排到体外的管道。

　　男性尿道除排尿外，兼有排精功能。女性尿道起自尿道内口，经阴道前方下降，穿过尿生殖膈，以尿道外口开口于阴道前庭，长 3 ~ 5cm。由于女性尿道短而宽直，故易引起逆行性泌尿系统感染（图 6-13）。

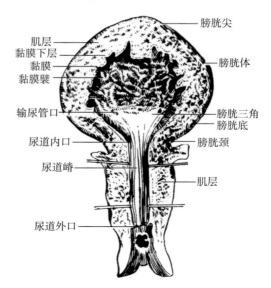

图 6-13　女性膀胱与尿道冠状切面（前面观）

知识链接

女性患者导尿术

　　协助患者脱去对侧裤腿盖在近侧腿上，对侧腿和上身用被遮盖。协助患者取仰卧屈膝位，双腿略外展，露出外阴，垫巾垫于臀下。医生左手持续固定小阴唇，右手用血管钳持导尿管插入尿道内 4～6cm，见尿液后，再插入 1～2cm，松开固定小阴唇的手，固定导尿管。

　　注意严格无菌技术操作，以防尿路感染。

同步训练

一、名词解释

肾门　滤过膜

二、填空题

1. 泌尿系统由_____、_____、_____和_____组成。

2. 肾小管是一条细长而弯曲的上皮管道，分为_____、_____和_____三部分。

3. 输尿管的三处狭窄分别位于_____、_____和_____。

4. 膀胱的后方在女性与_____和_____相邻；在男性与_____和_____相邻。

三、单项选择题

1. 肾（　　）

　　A. 位于腹后壁，脊柱两的侧　　B. 属于腹膜内位器官

　　C. 左、右肾的高度相同　　D. 左肾比右肾略低半个椎体

　　E. 无性别及年龄的差异

2. 左肾位置的高度在（　　　）

　　A. 第 10 胸椎体下缘与第 1 腰椎体下缘之间

　　B. 第 10 胸椎体下缘与第 2 腰椎体下缘之间

　　C. 第 11 胸椎体下缘与第 3 腰椎体下缘之间

　　D. 第 11 胸椎体下缘与第 2 腰椎体下缘之间

　　E. 第 12 胸椎体下缘与第 3 腰椎体下缘之间

3. 不通过肾门的结构是（　　　）

　　A. 肾动脉　　B. 肾静脉　　C. 肾盂　　D. 神经和淋巴管　　E. 输尿管

4. 在肾的冠状切面上，呈漏斗状的结构是（　　　）

　　A. 肾乳头　　B. 肾盂　　C. 肾窦　　D. 肾柱　　E. 肾椎体

5. 下列关于肾的描述，错误的是（　　　）

　　A. 肾髓质深入皮质的部分称肾柱　　B. 肾髓质主要由肾椎体构成

　　C. 肾椎体突入肾窦称肾乳头　　D. 肾小盏包绕肾乳头

　　E. 2~3 个肾小盏合成 1 个肾大盏

6. 肾被膜由内向外依次为（　　　）

　　A. 肾筋膜、纤维囊、脂肪囊　　B. 纤维囊、脂肪囊、肾筋膜

　　C. 肾筋膜、脂肪囊、纤维囊　　D. 脂肪囊、纤维囊、肾筋膜

　　E. 脂肪囊、肾筋膜、纤维囊

7. 肾单位（　　　）

　　A. 由肾小球和肾小管构成　　B. 由肾小体和肾小管构成

　　C. 由肾小球和肾小囊构成　　D. 由肾小囊和肾小管构成

　　E. 由肾小球和集合管构成

8. 不属于肾小管的结构是（　　　）

　　A. 近端小管　　B. 远端小管　　C. 细段　　D. 集合管　　E. 髓袢

9. 不属于泌尿系统器官的是（　　　）

　　A. 输尿管　　B. 膀胱　　C. 肾　　D. 肾上腺　　E. 尿道

10. 关于输尿管的叙述，错误的是（　　　）

　　A. 长 20~30cm　　B. 上端与肾盂相连，下端开口于膀胱

　　C. 根据走行输尿管可分为腹段和壁内段　　D. 全长有三处狭窄

　　E. 在腹后壁沿腰大肌前面下行

11. 关于膀胱三角，错误叙述的是（　　　）

　　A. 位于膀胱底内面　　B. 是两输尿管口和尿道内口之间的三角形区域

　　C. 黏膜形成许多皱襞　　D. 是肿瘤的好发部位

　　E. 黏膜平滑无皱襞

12. 膀胱的最下部称（　　　）

　　A. 膀胱尖　　B. 膀胱底　　C. 膀胱颈　　D. 膀胱体　　E. 膀胱顶

13. 女性尿道外口位于阴道口的（　　　）

　　A. 前方　　B. 外侧　　C. 后方　　D. 下方　　E. 内侧

四、简答题

1. 简述肾的位置。

2. 膀胱三角位于何处？有何临床意义？

3. 肾单位由哪几个部分组成？

4. 尿在肾单位生成后经哪些结构排出体外（用箭头连接写出）？

第七章　生殖系统

📚 **知识要点**

掌握：男性生殖器的组成与功能；睾丸的位置、结构；输精管的行程和分部；男性尿道的位置、分部及形态结构特点；女性生殖器的组成和功能；卵巢的位置；输卵管的分部；子宫的位置、形态和分部；阴道后穹的位置。

熟悉：附睾的位置、形态；前列腺的形态、位置和毗邻；卵泡的生长发育和排卵，黄体的生成及意义；子宫内膜的周期性变化和月经周期。

了解：男性外生殖器的形态结构；女性外生殖器、乳房的结构特点和会阴的概念。

难点：睾丸的微细结构；卵泡的生长发育和排卵，黄体的生成及意义；子宫内膜的周期性变化。

生殖系统包括男性生殖系统和女性生殖系统，具有产生生殖细胞、繁衍后代和分泌性激素的功能。男、女生殖系统的器官，按位置可分为内生殖器和外生殖器两部分。内生殖器位于体内，包括产生生殖细胞并分泌性激素的生殖腺，输送生殖细胞的管道及附属腺体；外生殖器位于体表，主要是性交接器官。

第一节　男性生殖器

男性生殖器分为内生殖器和外生殖器（图 7-1，图 7-2）。内生殖器包括生殖腺（睾丸）、生殖管道（附睾、输精管、射精管和尿道）和附属腺（精囊、前列腺和尿道球腺）。外生殖器为阴囊和阴茎。

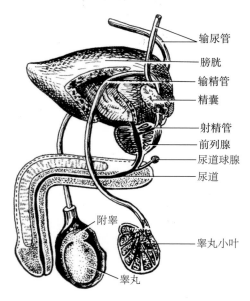

图 7-1　**男性生殖器概观**

（图右侧标注，自上而下：输尿管、膀胱、输精管、精囊、射精管、前列腺、尿道球腺、尿道、附睾、睾丸小叶、睾丸）

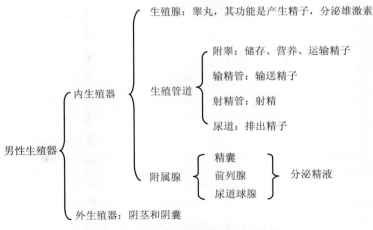

图7-2 男性生殖器的组成和功能

一、内生殖器

（一）睾丸

1. **睾丸的位置和形态** 睾丸位于阴囊内，左右各一。睾丸呈略扁的椭圆形，表面光滑，分上、下两端，前、后两缘，内、外侧两面。上端及后缘有附睾贴着，后缘是血管、神经和淋巴管出入的部位；下端及前缘游离。外侧面隆凸，与阴囊内侧壁相贴；内侧面平坦，与阴囊中隔相贴（图7-3）。

睾丸可随年龄而变化，新生儿睾丸相对较大，性成熟以前发育较慢，以后随着性的成熟而迅速发育，老年人的睾丸则随着性功能的衰退而逐渐萎缩、变小。

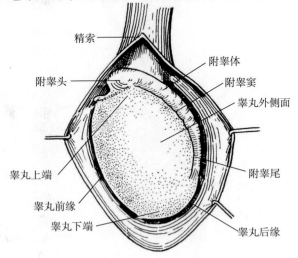

图7-3 左侧睾丸和附睾（外侧面）

睾丸表面（除后缘外）和阴囊内面均被覆浆膜，称睾丸鞘膜，分别称脏层和壁层。两者在睾丸后缘处相互移行，共同围成密闭的鞘膜腔，内有少量的浆液，有利于睾丸的活动。炎症可造成腔内液体增多，形成睾丸鞘膜腔积液。

隐睾症

　　胚胎时期的睾丸和附睾位于腹后壁，至出生前不久才经腹股沟管降入阴囊。隐睾症是指新生儿在出生后，双侧或单侧睾丸没有下降到阴囊内的一种畸形状态。因为睾丸长期滞留在腹腔或腹股沟内，受体内"高温"的影响，引起睾丸内的精曲小管发生退行性变，甚至纤维化，不能生成精子，内分泌功能异常，可导致男性不育，还容易发生睾丸肿瘤。所以隐睾症应早期治疗，一般在5～6岁即行手术，将睾丸牵引并固定于阴囊内。

　　2. 睾丸的微细结构　　睾丸表面有一层厚而坚韧的致密结缔组织膜，称白膜。白膜在睾丸后缘增厚并凸入睾丸内形成睾丸纵隔。从睾丸纵隔发出许多放射状结缔组织小隔，称睾丸小隔。睾丸小隔将睾丸实质分成许多锥体形的睾丸小叶，每个睾丸小叶内含有1～4条盘曲的精曲小管，精曲小管的上皮能生成精子，所以精曲小管又称生精小管。精曲小管向睾丸纵隔处集中并汇合成精直小管，进入睾丸纵隔内吻合成网状的睾丸网。从睾丸网发出12～15条睾丸输出小管，经睾丸后缘上部进入附睾头（图7-4）。

　　（1）精曲小管　　精曲小管主要由生精上皮构成（图7-5），生精上皮分生精细胞和支持细胞两种。生精细胞是处于不同发育阶段的生殖细胞，位于支持细胞之间，呈多层

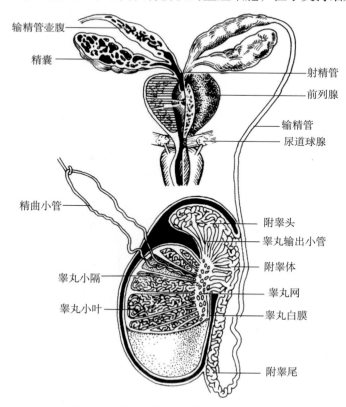

图7-4　睾丸和附睾的结构及排精径路

排列；支持细胞呈大而不规则的锥体形，数量少，单层排列，对生精细胞有营养支持的作用。

生精细胞包括精原细胞、初级精母细胞、次级精母细胞、精子细胞和精子（图7-5，图7-6）。青春期前，管壁中只有精原细胞和支持细胞。自青春期开始，在垂体促性腺激素（精子生成素）的作用下，生精细胞不断分裂增殖分化，形成精子。精原细胞是生精细胞的最幼稚阶段，紧靠在基膜上，可分化为初级精母细胞；初级精母细胞位于精原细胞近腔侧，经过第1次成熟分裂成为次级精母细胞；次级精母细胞更靠近管腔，完成第2次成熟分裂后成为精子细胞；精子细胞位于管腔面，不再分裂，经过变态形成精子。从精原细胞发育至成熟精子的过程，称为精子发生，整个过程大约历时60天。两侧的睾丸每天约产生上亿个精子。精子形成后，游离于精曲小管管腔内，后经睾丸输出小管进入附睾内储存。

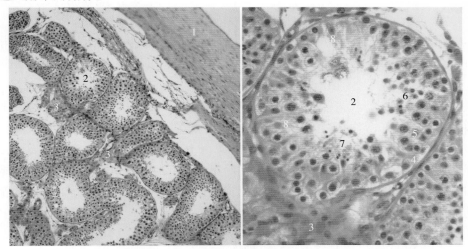

图7-5　精曲小管和睾丸间质光镜图像（左：低倍镜；右：高倍镜）
1. 被膜；2. 精曲小管；3. 睾丸间质细胞；4. 精原细胞；5. 初级精母细胞；
6. 精子细胞；7. 早期精子；8. 支持细胞

精子形似蝌蚪，分头、尾两部。头部中有高度浓缩的细胞核，其前2/3有顶体覆盖，顶体内含有水解酶；尾细长，能摆动，使精子具有游动性。生精细胞增殖十分活跃，但易受放射线、酒精和高温等理化和环境因素的影响，导致精子畸形或功能障碍，引起不育症。

（2）睾丸间质　位于精曲小管之间的疏松结缔组织称睾丸间质，富含血管和淋巴管。睾丸间质内有呈圆形或多边形的细胞，称睾丸间质细胞（图7-5，图7-6），能分泌雄激素，其主要成分是睾酮。睾酮可促进男性生殖器官的生长发育及精子的生成；促进和维持男性第二性征（副性征），如生胡须、嗓音低沉、喉结突出、骨骼粗壮、肌肉发达等；促进体内蛋白质的合成代谢和机体的生长发育；促进红细胞的生成。

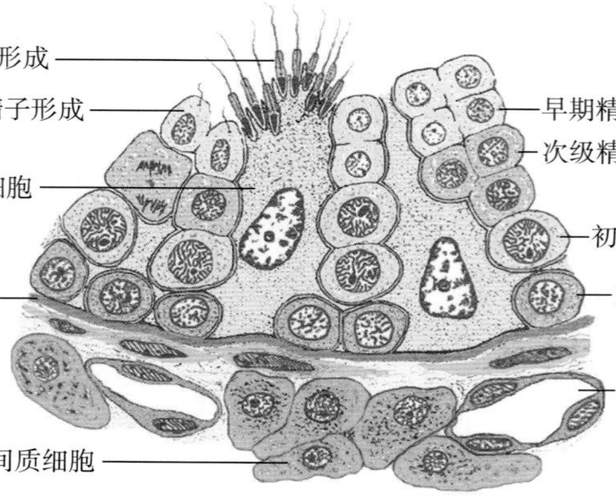

图 7-6　精曲小管和睾丸间质模式图

巧 记 忆

睾丸歌诀：睾丸外形扁椭圆，两端两面两个缘；
　　　　　分泌激素维性征，产生精子子孙延。

（二）附睾

附睾呈新月形，紧贴睾丸的上端和后缘。上端膨大，称附睾头；中部窄细，称附睾体；下端尖细，称附睾尾（图 7-3）。附睾头由十余条睾丸输出小管盘曲而成，汇合成 1 条附睾管。附睾管迂回盘曲，沿睾丸后缘下降，形成附睾体和附睾尾。附睾尾向后上弯曲，延续为输精管（图 7-4）。附睾的作用是暂时储存精子，其分泌物可营养精子并促进精子进一步发育成熟。

（三）输精管、射精管及精索

1. **输精管**　输精管是附睾管的直接延续，长约 50cm，管径约 3mm。输精管的管壁较厚，管腔细小，因而活体触摸时呈坚实的细索状。输精管依其行程可分为 4 部分：①睾丸部：起自附睾尾，沿睾丸的后缘上行至睾丸的上端。②精索部：为睾丸上端至腹股沟管浅环之间的一段。此段的位置表浅，皮下易于触及，是输精管结扎的常用部位。③腹股沟部：是输精管位于腹股沟管内的一段。临床上进行疝修补术时，注意勿伤及。④盆部：为输精管最长的一段。输精管出腹股沟管深环后，沿盆壁向下走行，经输尿管末端的前方至膀胱底的后面，在此，两侧输精管逐渐靠近，管腔扩大形成输精管壶腹，末端变细，与精囊的排泄管汇合后形成射精管（图 7-4，图 7-7）。

2. **射精管**　射精管长约 2cm，斜穿前列腺实质，开口于尿道的前列腺部（图 7-4，图 7-7）。

3. **精索**　精索为一对柔软的圆索状结构，自腹股沟管深环经腹股沟管延至睾丸上端。精索内主要有输精管、睾丸动脉、蔓状静脉丛、淋巴管和神经等结构。精索表面有 3 层被膜，由外向内依次为精索外筋膜、提睾肌、精索内筋膜。

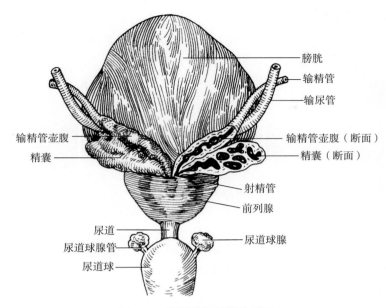

图 7-7　前列腺和精囊（后面）

膀胱

输精管

输尿管

输精管壶腹（断面）

精囊（断面）

射精管

前列腺

尿道球腺

输精管壶腹

精囊

尿道

尿道球腺管

尿道球

（四）附属腺

附属腺包括精囊、前列腺和尿道球腺（图 7-4，图 7-7）。

1. **精囊**　精囊又叫精囊腺，为一对长椭圆形的囊状器官，位于膀胱底的后方，输精管壶腹的外下方，左右各一。其排泄管与输精管壶腹的末端汇合成射精管（图 7-4，图 7-7）。精囊的分泌物呈淡黄色，参与精液的组成。

2. **前列腺**　前列腺是不成对的实质性器官（图 7-4，图 7-7），形似栗子，是最大的附属腺。上端宽大称前列腺底，与膀胱颈、精囊和输精管末端相邻；下端尖细称前列腺尖，与尿生殖膈相邻；底与尖之间的部分称前列腺体，体前邻耻骨联合，后邻直肠，在体后面的正中线上有一纵行浅沟，称前列腺沟，直肠指诊可触及前列腺的后面和前列腺沟。尿道从前列腺底部，穿过前列腺实质，经尖部穿出。

前列腺的排泄管开口于尿道的前列腺部，其分泌物呈乳白色，参与精液的构成。

前列腺由腺组织、平滑肌和结缔组织构成。小儿的前列腺较小，腺组织不发育，至青春期腺组织迅速生长。老年人腺组织退化，体积缩小，若结缔组织增生，称前列腺肥大，可压迫尿道，引起排尿困难。

巧 记 忆

前列腺歌诀：前列腺居膀胱下，形态重要栗子大；

老年男性排尿难，首先把它来检查；

直肠前壁仔细摸，前列腺沟有变化。

3. **尿道球腺**　尿道球腺是一对豌豆大小的球形腺体，位于尿生殖膈内。其排泄管细长穿过尿生殖膈开口于尿道球部（图 7-4，图 7-7），分泌物参与精液的组成。

精液为乳白色弱碱性的液体，由精子和附属腺的分泌物组成，正常成年男性一次射精量为 2 ~ 5ml，含精子 3 亿 ~ 5 亿个。若每毫升精液中精子数量少于 500 万个，或异常精子过多，如巨大形、短小形、双头形、双尾或无尾等超过 20%，或精子的活动能力太弱，受精机会就会显著减少，导致男性不育症。

知识链接

人类精子库

精子库采用精液冷藏技术，用液氮将精液冷冻于 -196℃。此温度下精子能良好地贮藏很长时间，需要时可溶化供人工授精。该技术主要适用于经医治无效的男性不育患者，对其配偶可应用志愿者供精者的冷冻精液溶化后进行人工授精。

课堂互动

想一想：输精管结扎术后，有无精子和精液排出？为什么？其第二性征是否会受影响？为什么？

二、外生殖器

（一）阴囊

阴囊为一皮肤囊袋，位于阴茎的后下方。阴囊壁由皮肤和肉膜组成（图 7-8）。阴囊的皮肤薄而柔软，正中有一纵形的阴囊缝。肉膜是由平滑肌和浅筋膜组成，可随外界温度的变化而舒缩，以调节阴囊内的温度，使其低于体温 1℃ ~ 2℃，有利于精子的生长发育。肉膜在正中线向深部发出阴囊中隔，将阴囊腔分为左、右两部分，分别容纳同侧的睾丸和附睾。

（二）阴茎

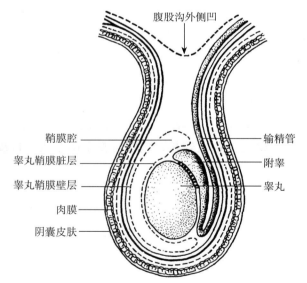

图 7-8　阴囊的结构

阴茎呈圆柱状，可分为阴茎根、阴茎体和阴茎头三部分。后端为阴茎根，附于耻骨弓和尿生殖膈的下面，为固定部；中部为阴茎体，呈圆柱状，悬于耻骨联合的前下方；前端膨大为阴茎头，头的尖端有矢状位的尿道外口。头与体交界处缩细为阴茎颈，也叫冠状沟（图 7-9）。

阴茎主要有两条阴茎海绵体和一条尿道海绵体组成，外面包以筋膜和皮肤。阴茎海绵体为两端细的圆柱体，位于阴茎背部的两侧。两侧阴茎海绵体前端紧密结合，变细嵌入阴茎头内面的凹陷内；后端分开，形成左、右阴茎脚，分别附于两侧的耻骨弓。尿道海绵体位于阴茎海绵体的腹侧，尿道贯穿其全长。尿道海绵体中部呈圆柱形，其前、后端均膨大，前端膨大为阴茎头，后端膨大为尿道球。尿道球位于两阴茎脚之间，附于尿生殖膈的下面（图7-9）。

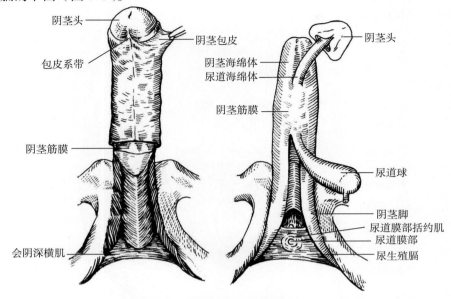

阴茎头　　　　　　阴茎包皮
包皮系带
阴茎筋膜
阴茎海绵体
尿道海绵体
阴茎筋膜
阴茎头
尿道球
阴茎脚
尿道膜部括约肌
尿道膜部
尿生殖膈
会阴深横肌

图7-9　阴茎的外形和结构

　　海绵体为勃起组织，由许多海绵体小梁和腔隙组成，腔隙与血管相通。当腔隙充血时，阴茎即勃起。阴茎皮肤薄而柔软，富有伸展性，在阴茎颈处向前延伸并反折成双层的皮肤皱襞，包绕阴茎头，称阴茎包皮（图7-9）。

　　幼儿的包皮较长，包绕着整个阴茎头，包皮口较小。随着年龄的增长，由于阴茎不断增大而包皮逐渐后缩，包皮口逐渐扩大，阴茎头逐渐显露。成年后若阴茎头仍被包皮包裹，但能够上翻，称包皮过长；若包皮完全包着阴茎头不能翻开时，称包茎。在这种情况下，因包皮内污垢的刺激可致炎症或阴茎癌，因此必要时应进行包皮环切术，使阴茎头暴露出来，术中注意避免损伤包皮系带，以免影响阴茎的正常勃起。

三、男性尿道

　　男性尿道兼有排尿和排精的功能。起于膀胱的尿道内口，终于阴茎头的尿道外口。成年男性尿道长16 ~ 22cm，平均管径为5 ~ 7mm。尿道全长分为三部，即前列腺部、膜部和海绵体部。临床上称前列腺部和膜部为后尿道，海绵体部为前尿道（图7-10）。

　　1. **前列腺部**　为尿道穿过前列腺的部分（图7-10），长约2.5cm，管径最宽。其后壁上有射精管和前列腺排泄管的开口。

　　2. **膜部**　为尿道穿过尿生殖膈的部分（图7-10），短而窄，长约1.2cm，其周围有尿道括约肌（骨骼肌）环绕，可控制排尿。

　　3. **海绵体部**　为尿道穿过尿道海绵体的部分，长约15cm，最长，起始段位于尿道球内，较宽，称尿道球部，有尿道球腺排泄管的开口；在阴茎头内尿道管腔扩大，称尿道舟状窝（图 7-10）。

男性尿道粗细不一，有三处狭窄、三处扩大和两个弯曲。

三处狭窄分别位于尿道内口、膜部和尿道外口，其中以尿道外口最为狭窄（图 7-10），尿道结石易滞留于狭窄处。

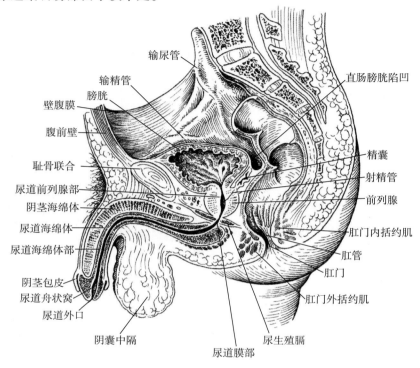

图 7-10　男性盆腔正中矢状切面

三处扩大分别位于尿道前列腺部、尿道球部和尿道舟状窝（图 7-10）。

两个弯曲为耻骨下弯和耻骨前弯。耻骨下弯在耻骨联合的后下方，凹向前上方，位于尿道前列腺部、膜部和海绵体部的起始段，此弯曲恒定不可改变；耻骨前弯在耻骨联合前下方，凹向后下方，位于尿道海绵体部（图 7-10），如将阴茎向上提起，此弯曲可以消失，临床上导尿或插入其他器械时，常采取这种位置。

知识拓展

男性导尿术

导尿术是临床常用的护理技术，常应用于尿潴留、盆腔器官术前准备、留取尿标本做细菌培养、准确记录尿量、注入造影剂及膀胱冲洗等。男性导尿时医生用左手持无菌纱布包裹并提起阴茎，使之与腹壁呈 60°角，使耻骨前弯消失，整个尿道形成一个凹向上的大弯曲，以利导尿管顺利插入；右手用止血钳持导尿管轻轻插入尿道 16～20cm，见尿液流出后再插入 2cm。在经过耻骨下弯、尿道膜部和内口时可有阻力，应稍停片刻，嘱患者做深呼吸，再缓缓插入，切忌动作粗暴。

巧记忆

男性尿道歌诀：男性尿道有特点，耻骨前下两个弯；

耻骨前弯可消失，耻骨下弯不改变；

尿道膜部内外口，三个狭窄有危险；

结石下降易滞留，导尿插管莫戳穿。

第二节 女性生殖器

女性生殖器包括内生殖器和外生殖器（表 7-1）：内生殖器（图 7-11）包括生殖腺（卵巢）、生殖管道（输卵管、子宫和阴道）和附属腺体（前庭大腺）。输卵管输送卵细胞，也是卵受精的部位；子宫为孕育胎儿的器官；阴道是女性的交接器官，也是排出月经和胎儿娩出的产道。外生殖器即女性外阴。

表 7-1 女性生殖器组成

内生殖器			外生殖器
生殖腺	生殖管道	附属腺体	
卵巢	输卵管、子宫、阴道	前庭大腺	女性外阴

女性乳房能分泌乳汁，为哺乳器官，因其与生殖功能密切相关，故在本节叙述。

一、内生殖器

（一）卵巢

1. **卵巢的位置与形态** 卵巢是成对的实质性器官，位于盆腔侧壁髂内、外动脉所形成的夹角内（图 7-11）。

卵巢呈扁的椭圆体，分内、外两面，前、后两缘，上、下两端。外侧面贴盆壁，内侧面朝向盆腔。后缘为游离缘；前缘为系膜缘，附于子宫阔韧带后层内，有卵巢的血管、淋巴管、神经等出入，称卵巢门。上端与输卵管伞相近，借卵巢悬韧带固定于盆壁；下端借卵巢固有韧带连于子宫底两侧。卵巢形态大小随年龄变化很大，幼儿期卵巢较小，表面光滑；性成熟期卵巢最大，以后由于多次排卵，表面瘢痕形成，变得凹凸不平；35 ~ 40 岁时开始缩小，45 ~ 50 岁以后逐渐萎缩，随后月经停止。

2. **卵巢的微细结构** 卵巢表面覆盖单层扁平或立方上皮，上皮深面有致密结缔组织构成的白膜。卵巢的实质分为皮质和髓质。皮质位于周围，由不同发育阶段的卵泡和富含细胞的结缔组织组成；髓质位于中央，由富含血管、神经和淋巴管的疏松结缔组织构成（图 7-12）。

（1）卵泡的发育与成熟 出生时两侧卵巢约有 40 万个原始卵泡，到青春期开始时约有 4 万个，大量卵泡退化。从青春期至绝经期，每月有 15 ~ 20 个原始卵泡生长发育，通常仅有一个卵泡发育成熟，排出一个卵细胞，其余卵泡均在不同发育阶段退化，形成

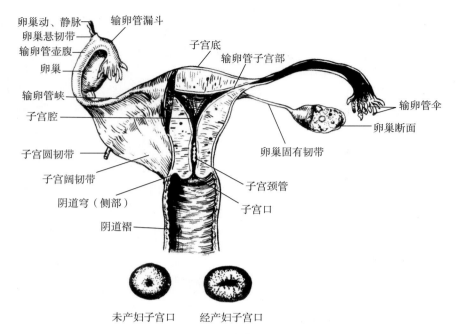

图 7-11 女性内生殖器

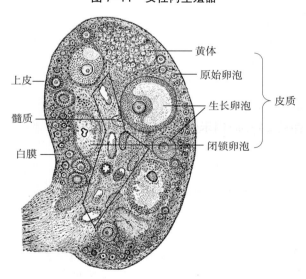

图 7-12 卵巢的微细结构

闭锁卵泡。

卵泡发育是个连续的生长过程，其结构发生一系列变化，一般可分为原始卵泡、生长卵泡和成熟卵泡 3 个阶段（图 7-12）。①原始卵泡：由一个初级卵母细胞和周围一层扁平的卵泡细胞构成（图 7-12），位于皮质的浅层。②生长卵泡：由初级卵母细胞及周围的单层或多层卵泡细胞组成。当原始卵泡开始生长时，扁平的卵泡细胞变为立方形，迅速增生由单层变为多层。初级卵母细胞增大，在初级卵母细胞和卵泡细胞间出现一层含糖蛋白的嗜酸性膜，称透明带，卵泡细胞经过透明带将营养物质输送给初级卵母细胞。卵泡细胞增多至十余层时，卵泡细胞之间逐渐出现一些腔隙，继而融合成一个较大的卵泡腔，腔内充满卵泡液，随着卵泡腔的扩大，卵母细胞及周围卵泡细胞呈丘状突向卵泡腔，称卵丘。紧靠透明带的一层卵泡细胞增大变为柱状，呈放射状排列，称放射冠（图 7-13）。 卵泡生长的同时，其周围的结缔组织也逐渐发生变化，形成富含细胞和血管的卵泡膜。

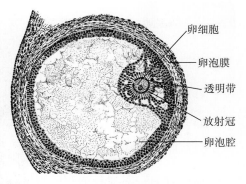

图 7-13 成熟卵泡

卵泡膜细胞和卵泡细胞能分泌雌激素。③成熟卵泡：原始卵泡一般经过 10 ～ 14 天发育为成熟卵泡（图 7-13）。此期卵泡细胞不再分裂增多，由于卵泡液激增，卵泡体积显著增大，直径可达 1cm，并向卵巢表面隆起。在排卵前 36 ～ 48 小时，初级卵母细胞完成第 1 次成熟分裂，形成一个大的次级卵母细胞和一个小的极体细胞。

（2）排卵 随着卵泡液剧增，卵泡体积增大，突向卵巢表面部分的卵泡壁、白膜及上皮逐渐变薄，因局部缺血最终破裂，次级卵母细胞与透明带、放射冠和卵泡液一起从卵巢排入腹膜腔，这一过程称排卵。生育期约 28 天排一次卵。排卵发生于月经周期的第 12 ～ 16 天。通常左、右卵巢交替排卵，每次排出 1 个次级卵母细胞，偶尔也有一次排两个或两个以上的。女性一生中排 400 ～ 500 个卵。

排出的卵如在 24 小时内受精，次级卵母细胞在精子穿入的刺激下，完成第 2 次成熟分裂，产生一个成熟的卵细胞和一个第 2 极体。卵母细胞经过两次成熟分裂，其染色体数目减半。若排卵后 24 小时内未受精，次级卵母细胞则退化被吸收。

（3）黄体的形成和退化 排卵后，卵泡壁和卵泡膜向卵泡腔内陷入，在垂体释放的促黄体素的作用下，增大并分化成暂时性的富含血管的内分泌细胞团，新鲜时呈黄色，称黄体（图 7-12）。黄体可分泌孕酮及少量的雌激素。孕酮有促进子宫内膜增生、子宫腺分泌、乳腺发育和抑制子宫平滑肌收缩等作用；雌激素可促进女性生殖器的发育，维持女性第二性征和正常的性功能，并能促进子宫内膜增生。

黄体的大小和维持时间的长短取决于排出的卵是否受精。若卵细胞未受精，则黄体小，维持 14 天即退化，称月经黄体。若卵细胞受精而发生妊娠，黄体继续发育增大，维持 5 ～ 6 个月，称妊娠黄体。妊娠黄体除分泌大量的孕激素和雌激素外，还分泌松弛素，可促进子宫内膜增生，使子宫平滑肌松弛，以维持妊娠。两种黄体退化后均被结缔组织所取代，称为白体。

卵巢的重要性

卵巢既是生殖器官（可产卵和排卵），又属于内分泌组织（分泌雌激素），即使生殖功能减退时，仍然有内分泌功能。因此临床上切除卵巢时应极为慎重，手术中即使保留一部分卵巢皮质，也可以维持一定程度的内分泌功能。

（二）输卵管

输卵管为一对弯长的喇叭形肌性管道，是输送卵子和受精的部位（图7-11），位于子宫阔韧带上缘内，全长10～12cm。其外侧端开口于腹膜腔，称输卵管腹腔口；内侧端开口于子宫腔，称输卵管子宫口。输卵管由内向外分为4部分：①输卵管子宫部，位于子宫壁内，开口于子宫腔。②输卵管峡部，细而短，内接子宫壁，是输卵管结扎的部位。③输卵管壶腹部，管径粗而弯曲，约占输卵管全长的2/3，是卵细胞受精的部位。若受精卵未能移入子宫而在输卵管内发育，则为输卵管妊娠。④输卵管漏斗部，是外侧端扩大部分，呈漏斗状，游离缘有许多指状突起，称输卵管伞，覆盖于卵巢表面，是手术中识别输卵管的标志。漏斗底有输卵管腹腔口。

右侧输卵管、阑尾和右侧输尿管第2个狭窄的位置都比较靠近，因此右侧输卵管炎、阑尾炎和右侧输尿管结石的疼痛部位甚为近似。

子宫附件

临床上将卵巢和输卵管合称为子宫附件。女性的生殖管道是在正常情况下从外界通入腹膜腔的唯一通道，此路也是腹膜腔感染的潜在性途径，女性盆腔炎和原发性腹膜炎都可由外阴部逆行性感染而成。

（三）子宫

子宫为一壁厚腔小的肌性器官，是孕育胎儿的场所。

1. **子宫的形态**　子宫呈前后扁的倒置梨形，可分为底、体、颈3部分（图7-14）。两输卵管上方圆凸的部分为子宫底，下端狭窄的部分为子宫颈，长2.5～3.0cm，子宫颈下端伸入阴道内，称子宫颈阴道部，在阴道以上的部分称子宫颈阴道上部。子宫颈为炎症和肿瘤的好发部位。子宫颈与底之间的大部分称子宫体。在子宫体与子宫颈交界处较狭细，称子宫峡，在非妊娠期不明显，长约1cm；妊娠期子宫峡逐渐延伸至7～11cm，形成子宫的下段，其壁也随之变薄。妊娠子宫破裂多发生于此部，产科常经此部切开子宫做剖腹取胎术。

子宫内腔较狭窄，分为上、下两部。上部在子宫底和体内，称子宫腔，略呈前后扁的三角形裂隙，底向上，两端有输卵管的子宫口，尖向下通子宫颈管；下部在子宫颈

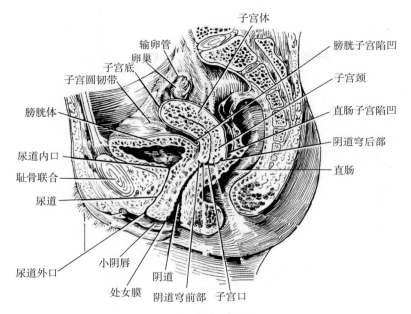

子宫体
输卵管
卵巢
子宫底
子宫圆韧带
膀胱体
尿道内口
耻骨联合
尿道
尿道外口
小阴唇
阴道
处女膜
阴道穹前部
子宫口

膀胱子宫陷凹
子宫颈
直肠子宫陷凹
阴道穹后部
直肠

图 7-14　女性盆腔正中矢状切面

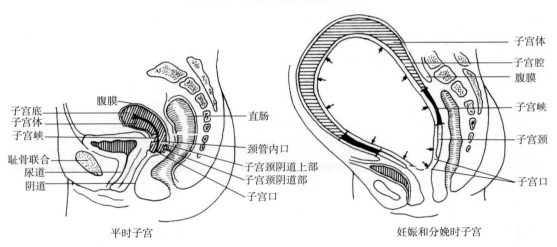

子宫底
子宫体
子宫峡
耻骨联合
尿道
阴道

腹膜
直肠
颈管内口
子宫颈阴道上部
子宫颈阴道部
子宫口

平时子宫

子宫体
子宫腔
腹膜
子宫峡
子宫颈
子宫口

妊娠和分娩时子宫

图 7-15　子宫的分部和位置

内称子宫颈管，呈梭形，上口通子宫腔，下口通阴道称子宫口。未产妇子宫口为椭圆形，边缘光滑、整齐，分娩后变为横裂状（图 7-11）。

　　2. 子宫的位置　子宫位于小骨盆腔的中央、膀胱和直肠之间（图 7-15），下端接阴道，两侧连有输卵管和子宫阔韧带。子宫的正常位置为轻度前倾和前屈。前倾指子宫与阴道间形成向前开放的钝角；前屈指子宫体与子宫颈之间向前的弯曲。当人体直立时，子宫底伏于膀胱上，不超过小骨盆上口。

　　3. 子宫的固定装置　子宫借韧带、阴道、尿生殖膈和盆底肌等保持其正常位置（图7-11，图 7-16）。子宫的韧带有：

　　（1）子宫阔韧带　为连于子宫两侧的双层腹膜皱襞，呈冠状位。内侧缘移行为子

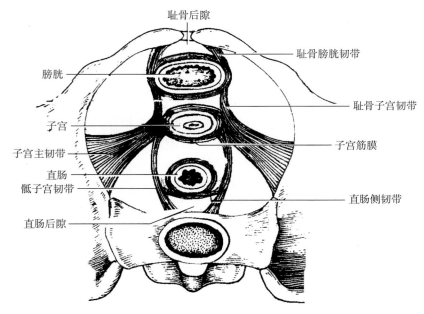

图7-16 子宫韧带

宫前、后的腹膜；外侧缘移行为盆侧壁和盆底的腹膜；上缘游离，包裹输卵管，子宫阔韧带可限制子宫向两侧移动。

（2）子宫圆韧带 由平滑肌和结缔组织构成，呈圆索状，起于输卵管和子宫移行部的稍下方，在子宫阔韧带两层之间向前外侧走行，通过腹股沟管止于大阴唇皮下组织，是维持子宫前倾的主要结构。

（3）子宫主韧带 由子宫阔韧带下部两层间的结缔组织和平滑肌构成，自子宫颈连于盆腔侧壁，其作用是维持子宫正常位置和防止子宫向下脱垂。

（4）骶子宫韧带 由平滑肌和结缔组织构成，起自子宫颈后面，向后绕过直肠，止于骶骨的前面。该韧带牵拉子宫颈向后上，主要维持子宫的前屈位。

子宫正常位置的维持，除上述韧带外，盆底和周围结缔组织也具有很大作用。若固定装置薄弱或损伤，可致子宫位置异常或引起不同程度的子宫脱垂，严重者子宫可脱至阴道口以外。

巧 记 忆

子宫歌诀：子宫位于盆中央，前有膀胱后直肠；
前后略扁倒置梨，前倾前屈是正常；
上下三部底体颈，梭形颈管三角腔；
上通卵管下阴道，卵管卵巢列两旁。

4. **子宫壁的微细结构** 子宫壁由内膜、肌层和外膜组成（图7-17）。

（1）内膜 由单层柱状上皮和固有层组成。上皮向固有层内凹陷形成子宫腺。固有层的细胞具有较强的增生和分化能力，动脉弯曲成螺旋状，称螺旋动脉。子宫内膜按功能可分为浅、深两层。浅层称为功能层，自青春期开始，受卵巢激素的影响出现周期性变化；深层称基底层，不发生周期性变化，具有增生和修复功能层的能力。

（2）肌层 很厚，由分层排列的平滑肌组成，含有丰富的血管。妊娠时肌细胞肥大，数量增多；分娩后逐渐变小，数量减少。

（3）外膜 大部分为浆膜，少部分为纤维膜。

5. 子宫内膜周期性变化与卵巢周期的关系 自青春期开始到绝经期止，子宫内膜随着卵泡的生长、成熟、排卵、黄体形成和退化等过程，也发生周期性变化，即子宫内膜每隔 28 天左右发生一次内膜功能层的剥脱、出血和增生修复过程，称月经周期。每个月经周期，子宫内膜的结构变化一般分为 3 期（图7-18）：

（1）月经期 月经周期的第 1～5 天。此时卵巢内月经黄体退化，雌激素和孕酮急剧减少，使子宫内膜中的螺旋动脉痉挛性收缩，造成子宫内膜功能层缺血坏死；随后螺旋动脉出现短暂扩张，血液从坏死血管流出，与坏死脱落的子宫内膜一起经阴道排出，形成月经。一般历时 3～5 天，出血量 50～100ml。月经期内子宫内膜形成创面容易感染，应注意保持外

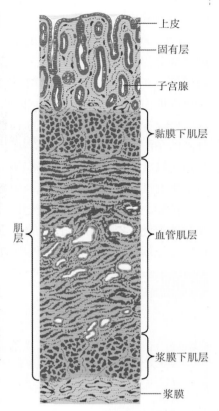

图 7-17 子宫壁（光镜）

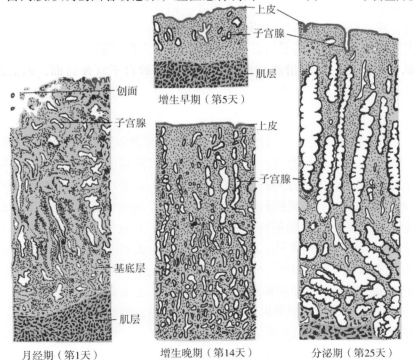

图 7-18 子宫内膜周期性变化

阴部清洁和避免剧烈运动。

（2）增生期　月经周期的第6～14天。此时卵巢内若干卵泡又开始生长发育，雌激素的分泌量逐渐增多，子宫内膜基底层的细胞又开始分裂增生，使子宫内膜修复并逐渐增厚；子宫腺和螺旋动脉随子宫内膜增厚而增长，并出现弯曲；固有层内细胞增多。卵巢内卵泡成熟和排卵，子宫内膜转入分泌期。

（3）分泌期　月经周期的第15～28天。此时卵巢已排卵，黄体逐渐形成，在黄体分泌的孕酮和雌激素的共同作用下，子宫内膜进一步增厚；子宫动脉更长、更弯曲，腺腔内充满含有营养物质的分泌物；螺旋动脉迂曲充血，并增长至子宫内膜浅层；固有层内细胞继续增生和液体增多，内膜生理性水肿，适于胚泡的植入和发育。若卵子受精形成受精卵，子宫内膜在孕酮作用下继续增厚，细胞分化为蜕膜细胞。若卵子未受精，随着黄体退化、孕酮和雌激素的急剧下降，子宫内膜于月经周期的第28天开始脱落，又转入月经期。子宫内膜的这种周期性变化，从青春期开始一直到绝经期。

知识链接

宫外孕

　　受精卵在子宫腔外着床发育的异常妊娠过程，称为异位妊娠（俗称宫外孕），以输卵管妊娠最常见。该病常由于输卵管管腔或周围的炎症，引起管腔通畅不佳，阻碍孕卵正常运行，使之在输卵管内停留着床发育，导致输卵管妊娠流产或破裂。在流产或破裂前往往无明显症状，也可有停经、腹痛、少量阴道出血。破裂后表现为急性剧烈腹痛，反复发作，阴道出血，以至休克。检查常有腹腔内出血体征，子宫旁有包块，超声检查可协助诊断。治疗以手术为主，纠正休克的同时开腹探查，切除病侧输卵管。若为保留生育功能，也可切开输卵管取出孕卵。少数轻症病例，可采用中医中药治疗。

（四）阴道

阴道为一前后扁的肌性管道，是女性的性交接器官，也是娩出胎儿和排出月经的通道（图7-11，图7-14）。

1. **阴道的位置与形态**　阴道位于盆腔中央，前面邻膀胱底和尿道，后面邻直肠。若相邻部位损伤，可形成尿道阴道瘘或直肠阴道瘘。阴道上端包绕子宫颈下部，二者间形成环状间隙，称阴道穹，分为前、后穹和两侧穹，以后穹最深。后穹与直肠子宫陷凹间仅隔阴道壁和腹膜，当腹膜腔积液时，可在此处穿刺或引流。阴道下部以阴道口开口于阴道前庭。处女的阴道口周围有环形的黏膜皱襞，称处女膜（图7-19），一般呈半月形或环形；若处女膜完整而无孔，称为无孔处女膜，此状况须行手术切开。处女膜破裂后，则留有处女膜痕（图7-19）。

2. **阴道黏膜的特点**　黏膜形成许多横行皱襞，上皮为复层扁平上皮。在雌激素的作用下，细胞合成和聚集大量糖原。表层细胞脱落后，糖原在阴道杆菌作用下转变为乳酸，使阴道保持酸性，有一定的抗菌作用。

知识链接

常用妇科检查方法

1. 临床上可隔直肠前壁触诊直肠子宫陷凹、子宫颈和子宫口的部位。

2. 临床可通过阴道上皮脱落细胞的涂片观察，了解卵巢内分泌功能状态。脱落细胞中除阴道上皮细胞外，还有子宫颈及子宫内膜的脱落细胞，故阴道涂片检查也是诊断生殖道肿瘤的一种方法。

3. 绝经后阴道黏膜萎缩，上皮变薄，脱落细胞少，阴道液 pH 值上升，细菌易繁殖而导致阴道炎。

二、外生殖器

女性外生殖器即女阴，包括阴阜、大阴唇、小阴唇、阴道前庭、阴蒂（图 7–19）。阴阜为耻骨联合前方的皮肤隆起；大、小阴唇是两对纵行的皮肤皱襞；阴蒂位于小阴唇的前方；前庭大腺为女性附属腺，开口于阴道前庭；阴道前庭为两侧小阴唇间的裂隙，前部有尿道外口。距阴蒂 2.5 cm，后部有阴道口。

三、乳房

乳房为哺乳动物特有的结构，男性乳房不发达，女性乳房为哺乳器官，哺乳期能分泌乳汁（图 7–20）。

1. **乳房的位置与形态**　乳房位于胸大肌表面、第 3 ~ 6 肋之间，内侧位于胸骨旁线，外侧可达腋中线。乳头的位置因发育程度和年龄而异，通常在第 4 肋间隙或第 5 肋与锁骨中线相交处。成年未产妇女的乳房呈半球形，紧张而有弹性。妊娠和哺乳期，乳

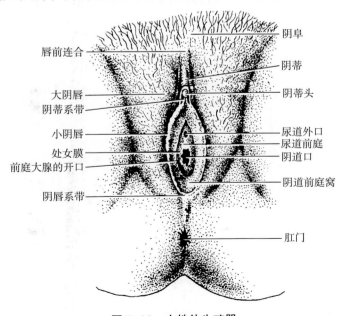

图 7–19　女性外生殖器

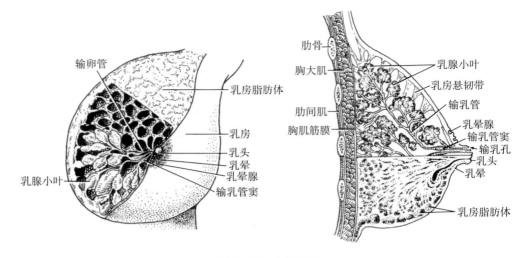

图 7-20 女性乳房

腺增生，乳房增大；停止哺乳后，乳腺萎缩，乳房变小；老年时，乳房萎缩而下垂。

乳头表面有输乳管的开口，乳头周围环状色素沉着区称乳晕，深面有乳晕腺，其脂质分泌物可润滑乳头及周围皮肤。乳头和乳晕的皮肤薄弱，易损伤，尤其在哺乳期应注意清洁，以防感染。

2. 乳房的微细构造　乳房主要由皮肤、乳腺和脂肪组织构成（图 7-20）。乳腺被脂肪组织分隔成 15～20 个乳腺叶，以乳头为中心呈放射状排列。每个乳腺叶借输乳管开口于乳头的输乳孔。乳房手术时应尽量采取放射状切口，以减少对输乳管道和腺组织的损伤。

乳腺与皮肤和胸肌筋膜之间连有许多结缔组织小束，称乳房悬韧带，将乳腺固定于浅筋膜内。当癌细胞浸润时，乳房悬韧带缩短，牵拉皮肤形成小凹，呈"橘皮样"改变，为乳腺癌的一种特殊体征。

四、会阴

会阴有广义和狭义之分。广义会阴是指封闭小骨盆下口所有的软组织结构，其周界与骨盆下口一致，呈菱形；常以两坐骨结节连线为界，将广义会阴分为前后两个三角（图 7-21），前为尿生殖三角，男性有尿道通过，女性有尿道、阴道通过；后为肛门三角，有肛管通过。两个三角均被肌和筋膜所封闭，分别形成尿生殖膈和盆膈。

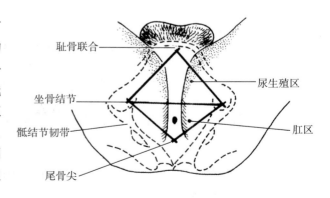

图 7-21 会阴分区

狭义会阴指肛门与外生殖器之间的软组织，又称产科会阴。产科会阴在分娩时伸展扩张较大，结构变薄，应注意保护，避免造成会阴撕裂。

同步训练

一、名词解释

精索　月经周期　排卵　狭义会阴

二、填空题

1. 输精管按其行程分为_____、_____、_____、_____4 个部分，常在_____部行输精管结扎术。

2. 男性尿道由后向前可分为_____、_____和_____三部分。

3. 男性尿道的三处狭窄由后向前依次为_____、_____和_____。

4. 男性尿道有两个弯曲，恒定不变的是_____弯，可随阴茎位置而变化的是_____弯。

5. 女性生殖腺是_____，属于腹膜_____位器官。

6. 卵巢位于盆侧壁，_____动脉和_____动脉形成的卵巢窝内。

7. 输卵管属于腹膜的_____器官，其内侧端连于_____，外侧端开口于_____。

8. _____是实施输卵管结扎术的常选部位。

9. 卵子的受精部位多数在_____，临床上识别输卵管的标志是_____。

10. 子宫位于_____的中央，前方邻_____，后方邻_____。

11. 子宫的形态自上而下可分为_____、_____和_____三部分。

12. 子宫颈可分为上段的_____部和下段的_____部。

13. 子宫内腔包括上方的_____和下方的_____。

14. 阴道穹后部与直肠子宫陷凹之间仅隔以_____和_____。

15. 月经周期一般分为_____、_____和_____三期。

三、单项选择题

1. 男性生殖腺是（　　　）
   A. 睾丸　　B. 附睾　　C. 前列腺　　D. 精囊腺　　E. 尿道球腺

2. 精子产生的部位是（　　　）
   A. 精直小管　　B. 精曲小管　　C. 睾丸输出小管　　D. 附睾管　　E. 睾丸网

3. 属于男性附属腺的是（　　　）
   A. 睾丸　　B. 附睾　　C. 射精管　　D. 射精管　　E. 前列腺

4. 输精管起于（　　　）
   A. 附睾管　　B. 附睾头　　C. 睾丸输出小管　　D. 睾丸网　　E. 附睾体

5. 不属于输精管分部的是（　　　）
   A. 睾丸部　　B. 精索部　　C. 腹股沟管部　　D. 前列腺部　　E. 盆部

6. 输精管结扎常用的部位是（　　　）
   A. 睾丸部　　B. 精索部　　C. 腹股沟部　　D. 盆部　　E. 前列腺部

7. 前列腺（　　　）
   A. 属于男性生殖腺　　B. 与膀胱底相邻　　C. 有尿道穿过
   D. 排泄管开口于尿道膜部　　E. 排泄管开口于尿道球部

8. 男性尿道的弯曲（　　　）
   A. 耻骨下弯凹向下　　B. 耻骨前弯凹向上　　C. 导尿时需上提阴茎
   D. 耻骨下弯可变　　E. 耻骨前弯恒定不变

9. 下列关于男性尿道膜部叙述错误的是（　　　）
　　A. 是男性尿道最短的部分　　B. 穿过盆膈　　C. 穿过尿生殖膈
　　D. 周围有尿道括约肌环绕　　E. 为男性尿道的第 2 个狭窄处

10. 男性尿道恒定不变的弯曲是（　　　）
　　A. 耻骨前弯　　B. 耻骨后弯　　C. 耻骨下弯　　D. 耻骨上弯　　E. 会阴曲

11. 前尿道是指（　　　）
　　A. 前列腺部　B. 膜部　　C. 海绵体部　　D. 前列腺部和膜部　　E. 尿道球部

12. 卵巢（　　　）
　　A. 为腹膜内位器官　　B. 借韧带连于子宫颈　　C. 后缘有卵巢系膜
　　D. 其血供来自髂内动脉　　E. 与子宫直接相通

13. 卵巢位于（　　　）
　　A. 腹主动脉分叉处　　B. 髂总动脉分叉处　　C. 下腔静脉起始处
　　D. 髂内动脉分叉处　　E. 髂外动脉分叉处

14. 不属于输卵管的部位是（　　　）
　　A. 子宫部　　B. 峡部　　C. 壶腹部　　D. 伞部　　E. 漏斗部

15. 关于输卵管描述正确的是（　　　）
　　A. 常于输卵管峡行结扎术　　B. 不开口于腹膜腔　　C. 为腹膜间位器官
　　D. 壶腹部在漏斗的外侧　　E. 内侧 1/2 为输卵管子宫部

16. 子宫（　　　）
　　A. 呈前倾后屈位　　B. 为腹膜内位器官　　C. 位于膀胱与直肠之间
　　D. 子宫底高于小骨盆上口　　E. 可分为底、体、颈、峡 4 部分

17. 限制子宫向两侧移动的韧带主要是（　　　）
　　A. 子宫阔韧带　　B. 子宫主韧带　　C. 子宫圆韧带　　D. 子宫系膜
　　E. 骶子宫韧带

18. 排卵发生在月经周期的（　　　）
　　A. 月经期　　B. 增生早期　　C. 月经周期 14 天左右　　D. 分泌晚期
　　E. 月经周期的 20 天左右

四、简答题

1. 试述精子的产生部位及排出体外的途径。
2. 男性尿道分哪几部？有哪些狭窄和弯曲？有何临床意义？
3. 输卵管分哪几部？受精和结扎各在何处？
4. 子宫的位置及固定装置有哪些？各有何作用？

第八章　脉管系统

　　脉管系统是体内的一套密闭的管道系统，血液和淋巴液在管道内不断地循环流动，其主要功能是物质运输，把消化道吸收的营养物质、肺吸进的氧以及内分泌腺分泌的激素输送到身体各器官、组织和细胞；同时将各器官、组织和细胞的代谢产物如二氧化碳、尿素等运送到肺、肾和皮肤等器官，排出体外。脉管系统对保证人体内环境平衡和各种生理活动的正常进行起着重要作用。

第一节　概　　述

一、脉管系统的组成

　　脉管系统包括心血管系统和淋巴系统（图8-1）。心血管系统由心和血管组成，其中有血液持续不断地循环流动。淋巴系统由淋巴管道和淋巴器官等组成，管道内流动的液体是淋巴液，简称为淋巴。淋巴最终注入心血管系统。

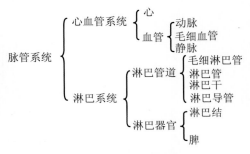

图 8-1　脉管系统组成

（一）心血管系统

心血管系统由心和血管组成（图 8-2）

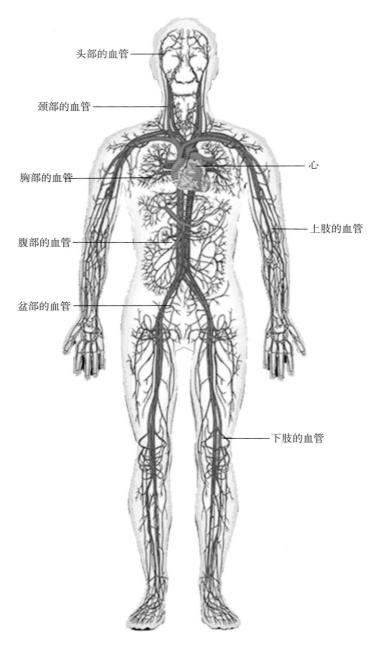

头部的血管

颈部的血管

胸部的血管

腹部的血管

盆部的血管

心

上肢的血管

下肢的血管

图 8-2　心血管系统概况

1. 心　心是血液循环的动力器官。它有节律地收缩和舒张，推动血液在心血管系统内周而复始、永不停息地循环流动。

2. 血管　与心相连，分为动脉、毛细血管和静脉。

（1）动脉　由心室发出，是引导血液出心并输送血液到全身各部的毛细血管。可分为大动脉、中动脉、小动脉和微动脉，随着动脉的逐渐分支，其管径逐渐变细，最终移行为毛细血管。

（2）毛细血管　是连于动脉和静脉之间的微细血管。管壁很薄，互相吻合成网，分布范围广，是血液与组织之间进行物质交换的场所。

（3）静脉　是引导毛细血管内的血液回心的血管。起于毛细血管，在回心的过程中逐渐汇合，管径由小逐渐变大，分为小静脉、中静脉和大静脉，最后注入心房。

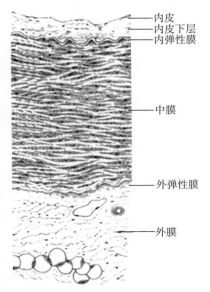

图 8-3　中动脉的微细结构

3. 血管壁的微细结构

（1）动脉　管壁较厚，由内膜、中膜和外膜组成（图 8-3）。①内膜：位于动脉管壁最内面，由内皮、内皮下层和内弹性膜组成；内皮表面光滑，可减少血流阻力，内皮下层有少量结缔组织构成，在内膜邻接中膜处由弹性纤维构成内弹性膜。②中膜：最厚，由平滑肌、胶原纤维和弹性纤维构成。大动脉管壁的中膜以弹性纤维为主，管壁富有弹性故又称弹性动脉；中动脉和小动脉以平滑肌为主，又称肌性动脉。③外膜：较中膜薄，由结缔组织构成。

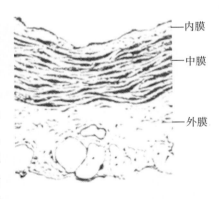

图 8-4　中静脉的微细结构

（2）静脉　管壁也分为内膜、中膜和外膜，但三层分界不明显。静脉管壁较薄、管腔较大，收缩性和弹性较小（图 8-4）。

（3）毛细血管　是管径最细、管壁最薄、数量最多、分布最广的血管，其分支彼此互相吻合成网。毛细血管的结构简单，主要由内皮和基膜构成（图 8-5）。

根据管壁的结构特点，毛细血管可分为 3 类：①连续毛细血管：其特点为内皮细胞薄，相互连续，基膜完整（图 8-6）。②有孔毛细血管：其特点是内皮细胞不含核的部分较薄，并且有许多贯穿细胞的小孔，有的小孔有隔膜封闭，内皮细胞基底面有连续的基膜（图 8-6）。③血窦：又称窦状毛细血管，管腔大，管壁薄，形状不规则。内皮细胞有孔，相邻内皮细胞之间有较宽间隙，有的血窦有连续的基膜，有的基膜不连续或不存在。主要分布于代谢旺盛的器官，如肝、脾、骨髓和一些内分

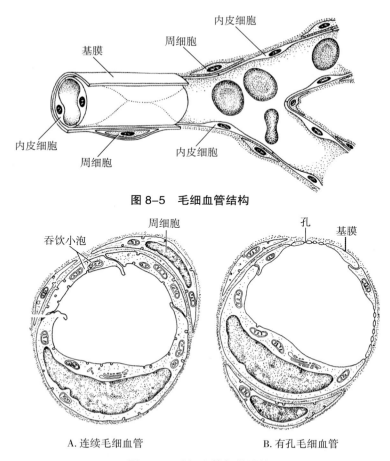

图 8-5　毛细血管结构

A.连续毛细血管　　　　　　B. 有孔毛细血管

图 8-6　毛细血管超微结构

泌腺中。

4. 微循环　是指微动脉与微静脉之间的微细血管中的血液循环。它是血液循环的基本结构和功能单位，可调节局部血流，对组织细胞的代谢和物质交换有很大的影响。微循环包括以下 7 个组成部分，即微动脉、后微动脉、毛细血管前括约肌、真毛细血管、直捷通路、动静脉吻合和微静脉（图 8-7）。

（二）淋巴系统

淋巴系统由淋巴管道和淋巴器官等组成（详见本章第三节）。

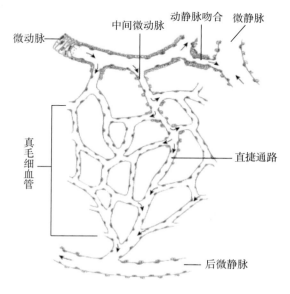

图 8-7　微循环结构示意图

二、血液循环途径

血液循环是指血液由心流经动脉、毛细血管和静脉，最后返回心房，这种周而复始的血液循环流动。根据血液在心血管内循环路径不同，分为体循环和肺循环（图8-8，图8-9），两者互相连续，并同时进行。

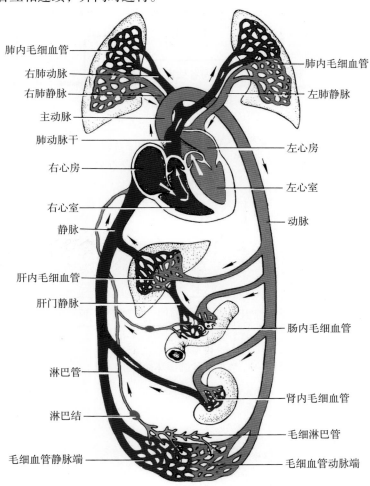

肺内毛细血管
右肺动脉
右肺静脉
主动脉
肺动脉干
右心房
右心室
静脉
肝内毛细血管
肝门静脉
淋巴管
淋巴结
毛细血管静脉端

肺内毛细血管
左肺静脉
左心房
左心室
动脉
肠内毛细血管
肾内毛细血管
毛细淋巴管
毛细血管动脉端

图8-8 血液循环示意图

1. **体循环** 又称大循环，当心室收缩时，富有氧气和营养物质的动脉血，从左心室射入主动脉，再经主动脉各级分支到达全身毛细血管。血液在毛细血管与周围组织、细胞之间进行物质和气体交换，氧气和营养物质进入组织和细胞，而组织和细胞代谢所产生的二氧化碳和代谢产物则进入血液。这样，鲜红的动脉血就变成了暗红色的静脉血。经各级静脉回流，分别汇入上、下腔静脉和冠状窦返回右心房。

2.肺循环 又称小循环，从体循环回心的静脉血，由右心房进入右心室，当心室收缩时，血液由右心室射入肺动脉干，经各级分支到达肺泡周围的毛细血管网。血液中的二氧化碳进入肺泡内，而肺泡内的氧进入血液。这样，含二氧化碳较多的静脉血又变成了含氧丰富的动脉血，再经肺静脉的各级属支汇入肺静脉，返回左心房。然后动脉血从左心房流入左心室，又进入体循环。

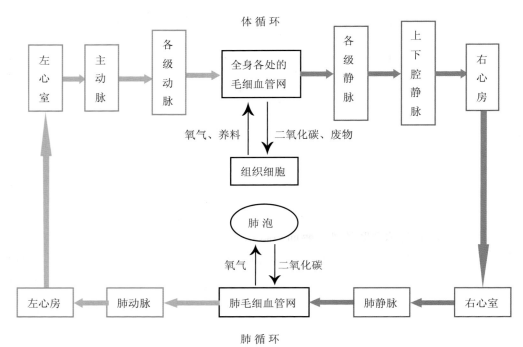

图8-9 体循环和肺循环途径示意图

第二节 心血管系统

一、心

（一）心的位置和外形

1.心的位置 心位于胸腔的中纵隔内，约2/3在身体正中线左侧，1/3在正中线右侧（图8-10）。

2.心的外形 心呈倒置的圆锥形，前后略扁，一般稍大于本人的拳头。心有一尖、一底、两面、三缘、三沟（图8-11，图8-12）。

心尖朝向左前下方，于左侧第5肋间隙、左锁骨中线内侧1～2cm处可摸到心尖搏动。心底朝向右后上方，与出入心脏的大血管相连。两面为胸肋面（前面）和膈面（下

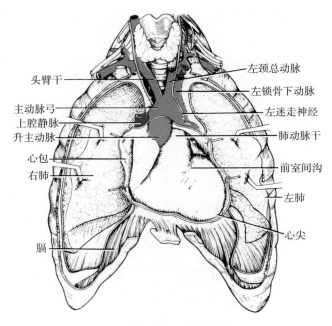

图 8-10 心的位置

面），胸肋面朝向胸骨体和肋软骨，膈面与膈相邻。三缘：心的右缘主要由右心房构成，左缘主要由左心室构成，下缘主要由右心室和心尖构成。三沟：冠状沟为心表面一环形的沟，是心表面心房与心室分界的标志；心的胸肋面和膈面上分别有前室间沟和后室间沟，两沟是左、右心室在心表面的分界线。

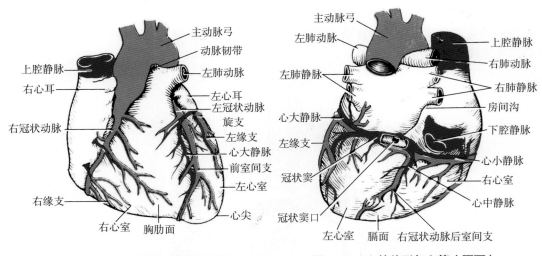

图 8-11 心的外形与血管（胸肋面）   图 8-12 心的外形与血管（膈面）

 课堂互动

试一试：把手掌平放在心尖搏动点处安静感受一下心的搏动吧。

（二）心腔的形态结构

心被一中隔分为互不相通的左、右两半，即左半心和右半心，左半心内容纳动脉血，右半心内容纳静脉血。每半心又分为上、下两部，即右侧的右心房和右心室；左侧的左心房和左心室。位于左、右心房之间的中隔称房间隔，位于左、右心室之间的中隔称室间隔。同一侧的心房和心室之间借房室口相通（图 8-13）。

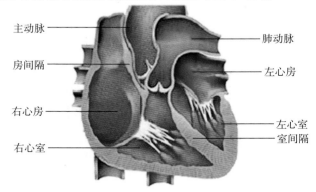

图 8-13　心各腔示意图

1. 右心房（图 8-14）　构成心的右上部，它向左前方的突出部分称右心耳。

右心房有三个入口：①上壁有上腔静脉口，它将人体上半身静脉血导入右心房；②下壁有下腔静脉口，它将人体下半身的静脉血导入右心房；③在下腔静脉口与右房室口之间有一较小口，称冠状窦口，心本身的静脉血经此口回流到右心房。右心房有一个出口，即右房室口，通向右心室。在房间隔的下部有一浅窝，称卵圆窝，是胎儿卵圆孔闭锁后的遗迹。如出生后卵圆孔未闭，左、右心房相通，则为先天性心脏病的一种，称卵圆孔未闭。

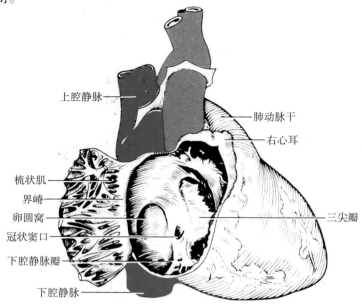

图 8-14　右心房

2. **右心室**（图 8-15）　有一个入口和一个出口：入口即右房室口，在右房室口的周缘附有 3 片瓣膜，称三尖瓣，游离缘借腱索连于从心室壁突入心室腔的乳头肌。当右心室收缩时，三尖瓣互相对合，封闭右房室口，因腱索的牵拉作用，使瓣膜不致翻转入右心房，从而阻止血液反流右心房。出口即肺动脉口，口周缘附有 3 个呈袋状的半月形瓣膜，称肺动脉瓣。当右心室舒张时，瓣膜关闭，可阻止血液从肺动脉干返回右心室。

3. **左心房**　构成心底的大部分。左心房向右前方突出的一小部分称左心耳。左心房的入口即肺静脉口，在左心房后部的左、右两侧壁上各有两肺静脉口（图 8-16），它

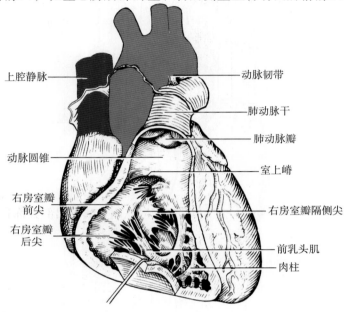

图 8-15　右心室

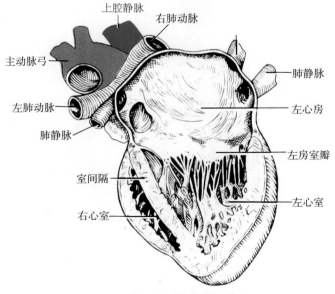

图 8-16　左心房与左心室

导入由肺回流到心的动脉血。左心房的出口即左房室口，通往左心室（图 8-17）。

4. 左心室 构成心尖及心的左缘。入口即左房室口，在左房室口的周边附有二尖瓣，游离缘借腱索连于左心室壁的乳突肌上。当左心室收缩时，二尖瓣对合，封闭左房室口，阻止血液返流入左心室。出口即主动脉口，口的周缘也附有 3 个半月形的瓣膜，称主动脉瓣，其形态及功能与肺动脉瓣相同。左心室壁特别厚，约为右心室的 3 倍（图 8-18）。

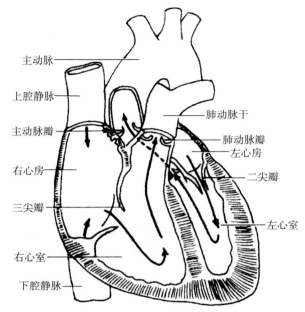

图 8-17 心各腔的血流方向

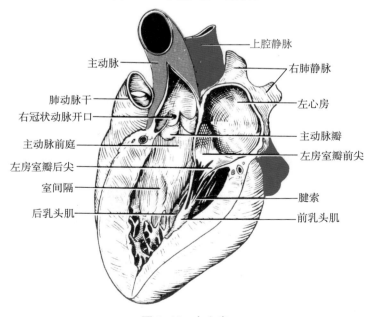

图 8-18 左心室

（三）心壁的微细结构

心壁由内向外分为心内膜、心肌层和心外膜（图8-19）。

1. 心内膜 衬贴在心腔内面的一层光滑薄膜，与血管内膜相续。心内膜由内皮、内皮下层和心内膜下层构成。心内膜向心腔内突入折叠形成心瓣膜。在心内膜下层内有心的传导系统分支。

2. 心肌层 由心肌纤维构成，是心壁三层中最厚的一层。心房肌较薄，心室肌较厚，左心室肌尤为发达。心房肌与心室肌不连续，它们被房室口周围的纤维环隔开，因此心房肌和心室肌不同时收缩。

3. 心外膜 是被覆于心肌层外表面的浆膜，即浆膜性心包脏层。

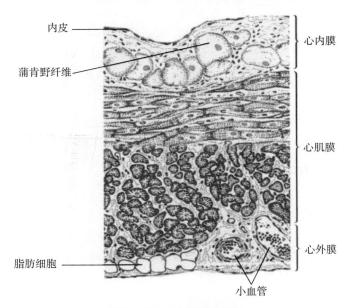

图 8-19 心壁的微细结构

（四）心的传导系统

心的传导系统位于心壁内，由特殊分化的心肌纤维组成，有产生兴奋、传导冲动和维持心正常的节律性舒缩的功能。它包括窦房结，房室结，房室束，左、右束支及其分支（图8-20）。

1. 窦房结 位于上腔静脉与右心耳交界处的心外膜深面，它是心的正常起搏点。

2. 房室结 位于房间隔下部右侧心内膜深面，在冠状窦口的前上方，房室结发出房室束。房室结的主要功能是将窦房结传来的冲动传向心室。

3. 房室束 由房室结发出，下行入室间隔内，分为左、右束支。它是连接心房和心室的唯一重要通路。

4. 左束支、右束支 沿室间隔两侧，在心内膜深面下行，反复分出许多小支，形成蒲肯野纤维网，深入到心室肌内。它将心房传来的兴奋迅速传播到整个心室，引起心室肌收缩。

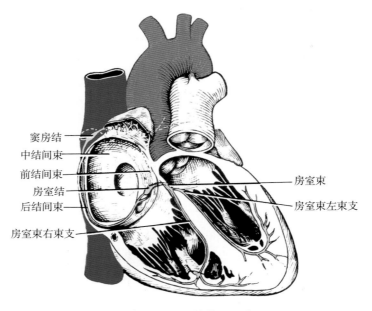

窦房结
中结间束
前结间束
房室结
后结间束
房室束右束支
房室束
房室束左束支

图 8-20　心的传导系统

（五）心的血管

1. **动脉**　营养心的动脉是左、右冠状动脉（图 8-11）。

（1）**左冠状动脉**　由升主动脉起始部左侧发出，分为前室间支和旋支。前室间支分布于左心室前壁、右心室前壁的一小部分和室间隔的前 2/3。旋支主要分布于左心房及左心室的侧壁、后壁和前壁的一小部分等处。

（2）**右冠状动脉**　由升主动脉起始部右侧发出，分布于右心房、右心室、部分左心室后壁、室间隔的后 1/3、窦房结和房室结等处。

2. **静脉**　心的静脉包括心大、中、小静脉，多与动脉相伴行，汇入冠状窦，再经过冠状窦口注入右心房（图 8-12）。

（六）心的体表投影

心在胸前壁的体表投影用下列 4 点及其连线来确定（图 8-21）。

1. **左上点**　左侧第 2 肋软骨下缘，距胸骨左缘约 1.2cm 处。

2. **右上点**　右侧第 3 肋软骨上缘，距胸骨右缘约 1.0cm 处。

3. **左下点**　左侧第 5 肋间隙，左锁骨中线内侧 1.0 ~ 2.0cm 处（距前正中线 7.0 ~ 9.0cm）。

4. **右下点**　右侧第 6 胸肋关节处。

用弧线连接上述 4 点，即为心的体表投影。

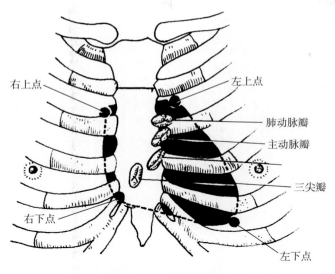

右上点　左上点　肺动脉瓣　主动脉瓣　三尖瓣　右下点　左下点

图 8-21　心的体表投影

（七）心包

心包为包在心外面及大血管根部的膜性囊，分内、外两层，外层为纤维心包，内层为浆膜心包。纤维心包是纤维结缔组织囊。浆膜心包贴于纤维心包的内面，分脏、壁两层。脏层位于心的表面，称心外膜；壁层位于纤维心包的内面。脏、壁两层之间有潜在性腔隙，称心包腔（图 8-22）。腔内含少量浆液，起润滑作用，可减少心脏跳动时的摩擦。

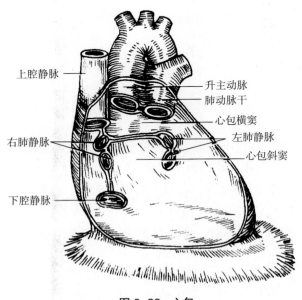

上腔静脉　升主动脉　肺动脉干　心包横窦　右肺静脉　左肺静脉　心包斜窦　下腔静脉

图 8-22　心包

知识链接

心包穿刺术

心包穿刺术是借助穿刺针直接刺入心包的诊疗技术。通过心包穿刺、注射抗生素等药物进行治疗。常用穿刺部位:①心前区穿刺点:在左侧第5肋间隙,心浊音界左缘向内1~2cm处,沿第6肋上缘向内向后指向脊柱进针;②胸骨下穿刺点:取左侧肋弓角作为胸骨下穿刺点,穿刺针与腹壁呈30°~45°角,针刺向上、后、内,达心包底部,针头边进边吸,到吸出液体时即停止前进。

二、肺循环的血管

(一)肺循环的动脉

肺动脉干是粗而短的动脉干,起自右心室,在升主动脉前方行向左后上方,于主动脉弓下方分为左、右肺动脉,分别经左、右肺门进入左、右肺;在肺内反复分支,在肺泡周围形成毛细血管网。位于肺动脉干分叉处稍左侧与主动脉弓下缘之间的结缔组织索,称动脉韧带(图8-11),是胚胎时期动脉导管出生后闭锁的遗迹。

(二)肺循环的静脉

肺静脉起自肺毛细血管网,左右各两支,分别经左、右肺门出肺,注入左心房。

三、体循环的动脉

体循环的动脉分布基本特点:①头颈、躯干四肢的动脉对称分布;②动脉多与静脉、神经伴行;③胸部、腹部和盆部的动脉分为壁支和脏支;④动脉多居于身体的屈侧、深部或安全隐蔽处;⑤动脉分布与器官的形态、功能相适应(图8-23)。

(一)主动脉

主动脉是体循环的动脉主干,粗而长,由左心室发出,依据行程分为升主动脉、主动脉弓和降主动脉三部分(图8-24)。

1. **升主动脉** 从左心室发出,行于上腔静脉和肺动脉干之间,先向右前上方斜行,继而至右侧第2胸肋关节高度处移行为主动脉弓。其起始处发出左、右冠状动脉。

2. **主动脉弓** 位于胸骨柄后方,呈弓形弯向左后方,至第4胸椎体下缘处移行为降主动脉。主动脉弓的凸侧由右向左发出三大分支,分别是头臂干、左颈总动脉和左锁骨下动脉。头臂干向右上方斜行,在右胸锁关节后方处,分为右颈总动脉和右锁骨下动脉。

主动脉弓壁内有压力感受器,能感受血压的变化,具有调节血压的作用。主动脉弓的稍下方有2~3个粟粒状小体,称主动脉小球,是化学感受器,能感受血液中二氧化碳浓度的变化。当血液中二氧化碳浓度升高时,可反射性地引起呼吸加深、加快。

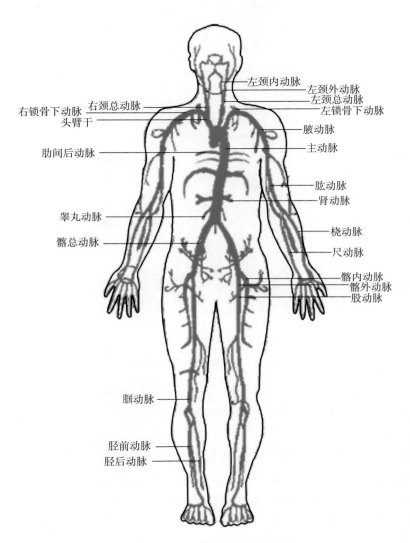

右锁骨下动脉
头臂干
肋间后动脉
睾丸动脉
髂总动脉
腘动脉
胫前动脉
胫后动脉

右颈总动脉

左颈内动脉
左颈外动脉
左颈总动脉
左锁骨下动脉
腋动脉
主动脉
肱动脉
肾动脉
桡动脉
尺动脉
髂内动脉
髂外动脉
股动脉

图 8-23 全身动脉分布示意图

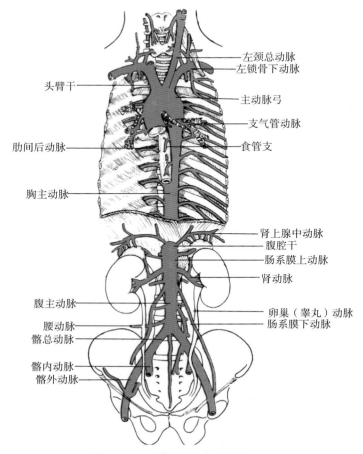

图 8-24　主动脉行程及分布概况

巧 记 忆

主动脉歌诀：主动脉干分三段，升部降部动脉弓；

主动脉弓发三支，自右顺左要记清；

右侧排列头臂干，左颈总左锁骨下。

3. 降主动脉　与主动脉弓相延续，是主动脉下降的部分，穿膈的主动脉裂孔到腹腔，分为膈以上的胸主动脉和膈以下的腹主动脉两部分，下行至第 4 腰椎体下缘处分为左、右髂总动脉。

（二）头颈部的动脉

1. 颈总动脉　是头颈部的动脉主干。左侧由主动脉弓发出，右侧起于头臂干。两侧颈总动脉都经同侧胸锁关节后方，均沿食管、气管和喉的外侧上行，到甲状软骨上缘分为颈外动脉和颈内动脉（图 8-25）。在颈总动脉分叉处有两个重要结构，即颈动脉窦和颈动脉小球。

颈动脉窦是颈总动脉末端和颈内动脉起始处膨大的部分（图 8-25）。其管壁内有压力感受器，能感受血压变化。当血压升高时，可反射性地引起心跳减慢，血压降至正常。颈动脉小球是一个卵圆形小体，在颈内、外动脉分叉处的后方，是化学感受器。当血液中二氧化碳浓度升高或氧分压降低时，可反射性地促使呼吸加深、加快。

2. 颈外动脉　由颈总动脉发出后先在颈内动脉内侧上行，后在胸锁乳突肌的深面上行，穿腮腺随即分为上颌动脉和颞浅动脉两个终支（图8-25）。主要分支有：

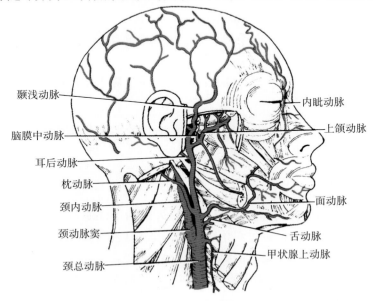

图 8-25　颈外动脉及其分支

（1）甲状腺上动脉　由颈外动脉起始部发出后，行向前下方，分支分布于甲状腺上部及喉。

（2）面动脉　在下颌角高度从颈外动脉发出。经下颌下腺深面至咬肌前缘处，绕过下颌体下缘至面部，经口角和鼻翼外侧上行达眼的内眦，终于内眦动脉。面动脉分支分布于面部、下颌下腺和腭扁桃体。面动脉在咬肌前缘绕过下颌骨体下缘处位置表浅，在活体上可摸到面动脉搏动。当面部出血时，可在该部将面动脉压迫在下颌骨上进行止血（图8-26）。

（3）颞浅动脉　经外耳门前方和颧弓根部浅面上行，至颞部皮下，分支分布于颅顶部软组织和腮腺。在活体外耳门前上方颧弓根部可摸到颞浅动脉搏动，当颅顶出血时，可在耳屏前方进行压迫止血（图8-26）。

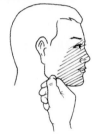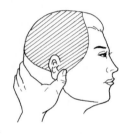

图 8-26　面动脉和颞浅动脉压迫止血点

（4）上颌动脉　经下颌支深面入颞下窝，分支较多，主要分布于外耳道、中耳、牙及牙龈、鼻腔、咀嚼肌、腭、硬脑膜等处。主要分支为脑膜中动脉，向上穿棘孔进入颅腔，分前、后两支，分布于颅骨和硬脑膜。前支走行于颅骨翼点的内面，颞部骨折时易损伤该动脉，引起硬膜外血肿。

课堂互动

1. 试一试：把自己一个手的食指、中指和无名指放到下颌骨体下缘处，你感受到面动脉的搏动了吗？

2. 试一试：把自己一个手的中指放在外耳门前上方颧弓根部，有搏动就是颞浅动脉的搏动。

3. 颈内动脉　由颈总动脉发出后，沿咽的外侧垂直上行至颅底，经颈动脉管进入颅腔，分支分布于视器和脑等处（图 8-25）。

（三）锁骨下动脉

锁骨下动脉（图 8-27）右侧起自头臂干，左侧由主动脉弓发出，但均斜向外上行至颈根部，越过胸膜顶前方，穿过斜角肌间隙，至第 1 肋外缘与腋动脉相延续。分支主要分布于胸壁、脑、颈和肩等处。主要分支有：

1. 椎动脉　从锁骨下动脉上壁发出，向上穿经上 6 个颈椎横突孔，在枕骨大孔处进入颅腔，分支分布于脊髓和脑。

2. 胸廓内动脉　起于锁骨下动脉下壁，在椎动脉起点的对侧发出，下行进入胸腔后，沿第 1～6 肋软骨后面下降，于第 6 肋间隙处发出终支即腹壁上动脉。分支主要分布于胸前壁、乳房、膈和心包等处。

3. 甲状颈干　为一短干，主要分支有甲状腺下动脉，分布于甲状腺下部、喉和气管等处。

（四）上肢的动脉

上肢动脉主干主要有腋动脉、肱动脉、桡动脉和尺动脉等（图 8-27）。

1. 腋动脉　位于腋窝内，是锁骨下动脉的直接延续，至背阔肌下缘移行为肱动脉。分支分布于肩部、胸前外侧壁和乳房等处。

2. 肱动脉　与腋动脉相续，沿肱二头肌内侧下行至肘窝深部，分为桡动脉和尺动脉。分支主要分布于臂部和肘关节。肱动脉在肱二头肌内侧、肘窝上方位置比较表浅，可触到其搏动，是测量血压的听诊部位。当前臂和手部出血时，可在臂中部向后外方把肱动脉压于肱骨上，进行压迫止血（图 8-28）。

课堂互动

摸一摸：将一侧手的中、食指放在另一侧上肢肘窝向上 2cm 的臂内侧处，静静地感受肱动脉的搏动。

3. **桡动脉和尺动脉** 在前臂前群肌的桡侧和尺侧下行至腕部，在手掌处分支吻合成掌深弓和掌浅弓。分支主要分布于前臂和手。桡动脉下段位置表浅，可触及其搏动，是临床计数脉搏和中医诊脉的部位。

4. **掌深弓和掌浅弓** 均由尺动脉与桡动脉在手掌处的终支和分支相互吻合而成。掌深弓位于指屈肌腱的深面，位置较深；掌浅弓位于指屈肌腱的浅面，位置较浅。二者均发出分支到手指和手掌，当手指出血时，可在指根处压迫血管止血（图 8-29）。

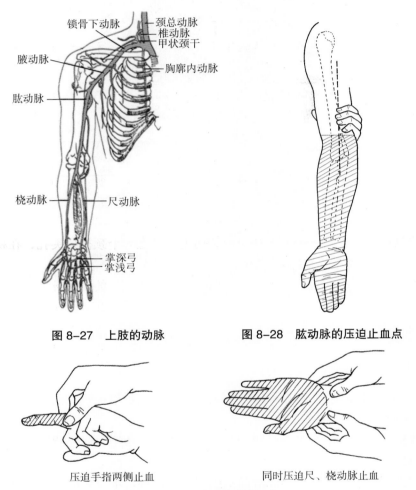

图 8-27　上肢的动脉　　　　图 8-28　肱动脉的压迫止血点

压迫手指两侧止血　　　　　同时压迫尺、桡动脉止血

图 8-29　手动脉压迫止血点

（五）胸部的动脉

胸主动脉是胸部的动脉主干，也是降主动脉行走于胸部的一段，它先下行于脊柱左侧，后转至其前方。其分支有壁支和脏支两种（图 8-30）。

1. **壁支** 为成对的肋间后动脉和肋下动脉，肋间后动脉位于肋间隙内，在相应肋沟内走行，共 11 对。肋下动脉位于第 12 肋下缘，共 1 对。二者均分布于胸壁、背部、腹壁上部和脊髓等处。

2. 脏支　细小，包括食管支、支气管支和心包支，分布于食管、气管、支气管和心包等处（图 8-24）。

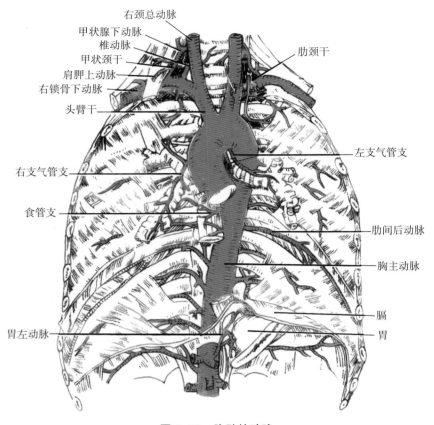

右颈总动脉
甲状腺下动脉
椎动脉
甲状颈干
肩胛上动脉
右锁骨下动脉
头臂干
右支气管支
食管支
胃左动脉
肋颈干
左支气管支
肋间后动脉
胸主动脉
膈
胃

图 8-30　胸壁的动脉

（六）腹部的动脉

腹主动脉是腹部的动脉主干，在膈的主动脉裂孔处续胸主动脉，位于脊柱的前方，也有壁支和脏支两种（图 8-24）。

1. 壁支　血管较细，主要是腰动脉，共 4 对，分布于腹前外侧壁、腰部和脊髓及其被膜等处。

2. 脏支　血管粗大，分为成对和不成对脏支两种。不成对的脏支有腹腔干、肠系膜上动脉和肠系膜下动脉；成对的脏支有肾上腺中动脉、肾动脉和睾丸动脉。

（1）腹腔干　在主动脉裂孔稍下方，自腹主动脉前壁发出，为一短粗的动脉干，分为胃左动脉、肝总动脉和脾动脉 3 个分支（图 8-31，图 8-32）。①胃左动脉：分布于食管腹段、贲门和胃小弯侧的胃壁。②肝总动脉：向右方走行，至十二指肠上部的上方发出肝固有动脉和胃十二指肠动脉两个分支。肝固有动脉分支分布于肝、胆囊、十二指肠上部和胃小弯侧的胃壁。胃十二指肠动脉分布于十二指肠、胰头、胃大弯处的胃壁和大网膜等处。③脾动脉：沿胰的上缘左行，至脾门处分为数支入脾，分布于脾、胰、胃底及胃大弯侧的胃壁和大网膜等处。

（2）肠系膜上动脉 位于腹腔干稍下方，约平第1腰椎高度由腹主动脉前壁发出，下行于胰头与十二指肠之间入小肠系膜根，行向右下方至右髂窝，其沿途的分支有（图8-33）：①空肠动脉和回肠动脉：自肠系膜上动脉左侧发出后，在小肠系膜内走行，反复分支，分布于空肠和回肠。②回结肠动脉：向右下斜行至盲肠附近，分支分布于回肠末端、阑尾、盲肠和升结肠，其分支阑尾动脉进入阑尾系膜，营养阑尾。③右结肠动脉：自回肠动脉上方发出，主要分布于升结肠。④中结肠动脉：分布于横结肠。

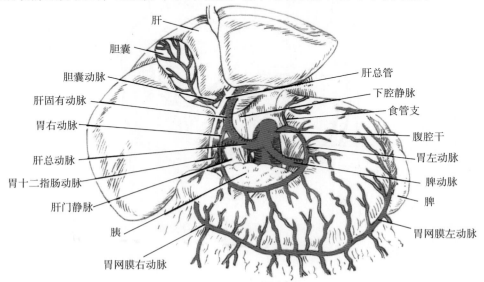

图 8-31　腹腔干及其分支（胃前面）

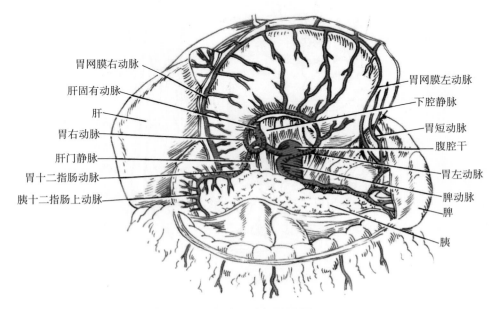

图 8-32　腹腔干及其分支（胃翻向上）

（3）**肠系膜下动脉**　起于腹主动脉前壁，约在第3腰椎平面高度处，向左下走行，发出分支（图8-34）：①左结肠动脉：分布于降结肠。②乙状结肠动脉：有2～4支，

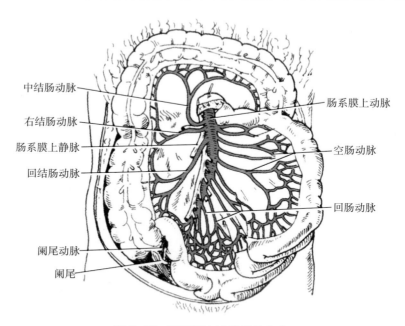

中结肠动脉
右结肠动脉
肠系膜上静脉
回结肠动脉

阑尾动脉
阑尾

肠系膜上动脉
空肠动脉
回肠动脉

图 8-33　肠系膜上动脉及其分支

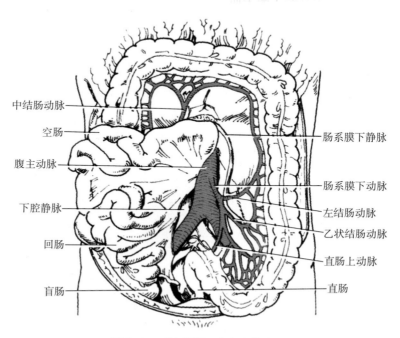

中结肠动脉
空肠
腹主动脉
下腔静脉
回肠
盲肠

肠系膜下静脉
肠系膜下动脉
左结肠动脉
乙状结肠动脉
直肠上动脉
直肠

图 8-34　肠系膜下动脉及其分支

分布于乙状结肠，与直肠上动脉和左结肠动脉均有吻合。③直肠上动脉：分布于直肠上部，与直肠下动脉的分支吻合。

（4）肾上腺中动脉　约在第1腰椎高度起自腹主动脉，分布于肾上腺。

（5）肾动脉　在第1～2腰椎椎间盘高度发自腹主动脉，横行向外侧，经肾门入肾。

（6）睾丸动脉　细长，于肾动脉起始处稍下方发出（图8-24），向外下方走行于腰大肌前面，穿腹股沟管入阴囊，参与精索的组成，分布于睾丸和附睾，故又称精索内动脉。在女性该动脉为卵巢动脉，分布于输卵管壶腹部和卵巢。

（七）髂总动脉

左、右髂总动脉约在第4腰椎高度由腹主动脉发出，下行至骶髂关节前方，分为髂内、外动脉。髂内动脉进入小骨盆；髂外动脉由髂总动脉发出，沿腰大肌内侧缘行向下，经腹股沟韧带中点内侧后方深面至大腿前部，延续为股动脉。髂外动脉发出腹壁下动脉进入腹直肌鞘，分布于腹直肌，并与腹壁上动脉相吻合。

（八）盆部的动脉

髂内动脉是盆部的动脉主干，沿盆腔侧壁下行，也分为壁支和脏支（图8-35）。

1. 壁支

（1）闭孔动脉　分支分布于髋关节和大腿内侧肌群等处。

（2）臀下动脉　分支分布于臀大肌。

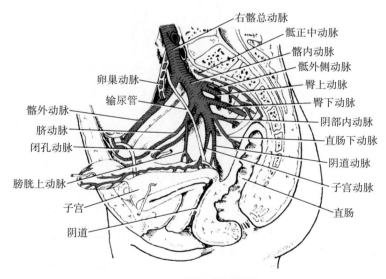

图 8-35　女性盆部的动脉

2. 脏支

（1）膀胱下动脉　男性分布于膀胱底、前列腺和精囊等处。女性分布于膀胱底和阴道。

（2）子宫动脉　分支分布于子宫、卵巢、阴道和输卵管，与卵巢动脉吻合。

（3）阴部内动脉　分支分布于外生殖器、会阴部和肛门。

（4）直肠下动脉　分布于直肠下部、阴道（女）或前列腺（男）等处。

（九）下肢的动脉

下肢动脉的主干主要有股动脉、腘动脉、胫前动脉和胫后动脉等。

1. 股动脉　在股三角内下行，转向后方至腘窝，移行为腘动脉。股动脉分支分布于髋关节和股部（图8-36）。股动脉在腹股沟韧带中点稍下方位置表浅，活体上可摸到其搏动，临床常在此做动脉穿刺。当下肢有大出血时，也可在此处压迫股动脉止血。

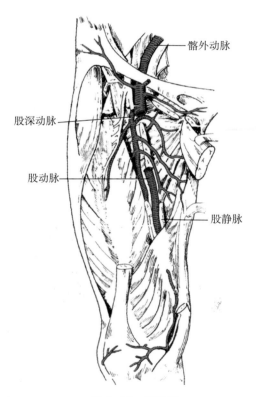

髂外动脉

股深动脉

股动脉

股静脉

图 8-36　股动脉

知识链接

股动脉穿刺

股动脉较粗大，由此插管药物可以到达全身各部位的血管，为最常用的血管介入操作的入路。适用于血管本身病变，如血管狭窄、动脉瘤、静脉瘘，血管病变的鉴别诊断，血管病变的介入放射学治疗等。

2. **腘动脉**　与股动脉相续，在腘窝深部下行，分为胫前动脉和胫后动脉两支。分支主要分布于膝关节及附近诸肌（图 8-37）。

3. **胫前动脉**　穿小腿骨间膜下行至小腿肌前群之间，至足背移行为足背动脉。胫前动脉分支分布于小腿肌前群，足背动脉分布于足背和足趾等处（图 8-38）。

4. **胫后动脉**　下行于小腿后面浅、深肌群之间，经内踝后方转至足底，分为足底内侧动脉和足底外侧动脉两支。胫后动脉分支分布于小腿肌外侧群和后群。足底内、外侧动脉分布于足底（图 8-37）。

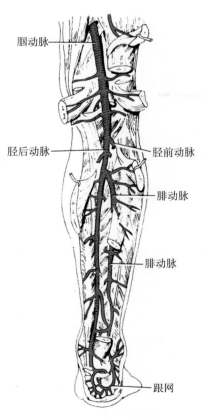

图 8-37　小腿的动脉（后面）

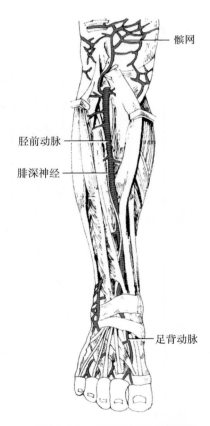

图 8-38　小腿的动脉（前面）

体循环动脉主要分支归纳如下（图 8-39）：

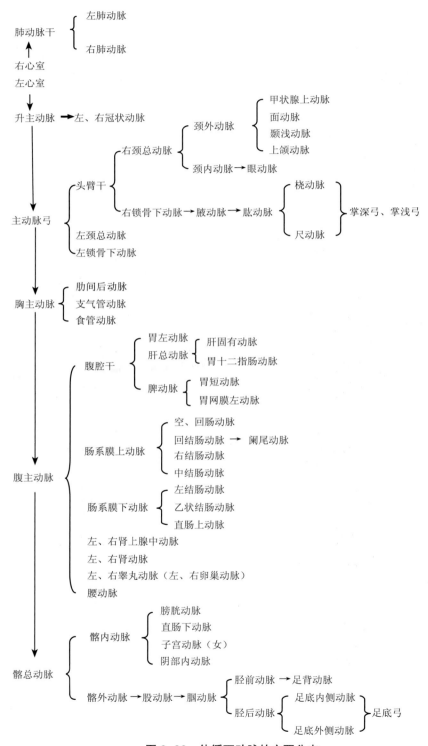

图 8-39 体循环动脉的主要分支

四、体循环的静脉

静脉在数量上比动脉多，管径较粗大。与伴行的动脉相比，静脉管壁薄而柔软，弹性小，属支庞大。因此在结构和配布方面，静脉较之动脉有下列特点：①静脉瓣（图8-40）是静脉管壁内面成对的半月形的结构，作用是保证血液向心流动、防止血液逆流。四肢的浅静脉内静脉瓣数量多，全身的大静脉和肝门静脉及头部的静脉等一般无静脉瓣。②体循环静脉分浅、深两种：浅静脉位于皮下组织内，最终注入深静脉，是进行输液、输血、取血和插入导管的适宜部位。深静脉位于深筋膜深面或体腔内，多与同名动脉伴行，收纳静脉血的范围与伴行动脉的分布范围大体一致。③静脉的吻合比较丰富。④特殊的静脉，如硬脑膜窦，位于颅内，无平滑肌、无瓣膜，故损伤后易出血。

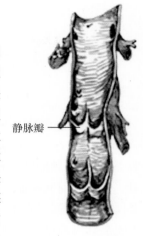

图 8-40 静脉瓣

体循环的静脉包括上腔静脉系、下腔静脉系和心静脉系（见心的静脉）（图8-41）。

（一）上腔静脉系

上腔静脉系由上腔静脉及其属支组成。收纳范围是：头颈部、胸部和上肢的静脉血（心除外）。

1. 上腔静脉 上腔静脉系主干是上腔静脉，由左、右头臂静脉在右侧第1肋软骨与胸骨结合处的后方汇合而成。沿升主动脉右侧下行，注入右心房。上腔静脉注入右心房之前，有奇静脉注入。

头臂静脉左右各一，分别由同侧颈内静脉和锁骨下静脉在胸锁关节后方汇合而成。汇合处所形成的夹角称静脉角，是淋巴导管注入静脉的部位。

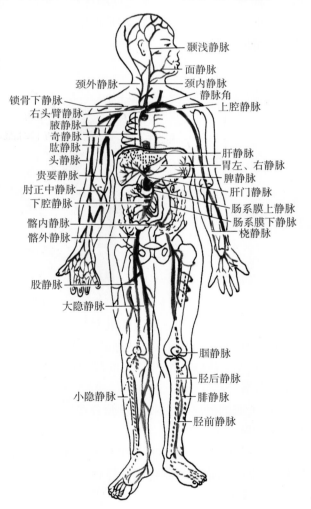

颞浅静脉
面静脉
颈外静脉
颈内静脉
锁骨下静脉
静脉角
右头臂静脉
上腔静脉
腋静脉
奇静脉
肱静脉
肝静脉
头静脉
胃左、右静脉
贵要静脉
脾静脉
肘正中静脉
肝门静脉
下腔静脉
肠系膜上静脉
髂内静脉
肠系膜下静脉
髂外静脉
桡静脉

股静脉

大隐静脉

腘静脉
胫后静脉
小隐静脉
腓静脉
胫前静脉

图 8-41 全身静脉模式图

巧 记 忆

上腔静脉歌诀：上腔静脉粗短干，头臂静脉汇合成；

并有奇静脉注入，右侧直入右心房。

静脉角歌诀：颈内静脉锁骨下，汇合夹角静脉角；

左角胸导管注入，汇入右淋巴导管。

2. 头颈部的静脉 主要属支有颈内静脉、颈外静脉和头皮静脉。

（1）颈内静脉 是头颈部静脉血回流的主干，上端在颈静脉孔处续乙状窦（硬脑膜窦）。颈内静脉的属支较多，按部位分为颅内支和颅外支。颅内支收集来自脑膜、脑、颅骨、视器和前庭蜗器等处的静脉血。颅外支收集除上述器官以外的头颈部静脉血，其主要属支有面静脉（图 8-42）等。面静脉起自内眦静脉，至舌骨大角高度注入颈内静脉。经内眦静脉可通过眼上静脉和眼下静脉与颅内的海绵窦交通，并借面深静脉与翼静脉丛吻合，而与海绵窦交通，加之面静脉在口角以上的一段缺少静脉瓣，因此面部发生化脓性感染时，若处理不当（如挤压等），可导致颅内感染。所以，鼻根至两侧口角的三角区为"危险三角"。

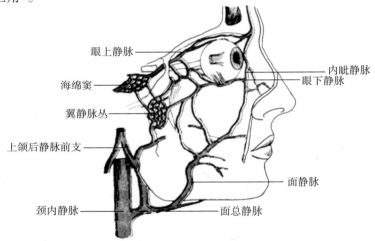

图 8-42 面静脉及其交通

（2）颈外静脉 是颈部最粗大的浅静脉，主要收集头皮和面部以及部分深组织的静脉血。在儿科，此静脉可做静脉穿刺。

（3）头皮静脉 为颅顶浅筋膜内的静脉总称，表浅易见。临床小儿静脉输液常选用头皮静脉。

3. 上肢的静脉 上肢的静脉分浅、深静脉，浅、深静脉之间有很多交通支，最终汇入腋静脉。

（1）上肢浅静脉 主要包括头静脉、贵要静脉、肘正中静脉和手背静脉网（图8-43）。在手指指背两侧有指背静脉，它们在手背吻合形成不恒定的手背静脉网。

①手背静脉网 起于手指两侧的浅静脉，在手背中部互相吻合成网，临床常在此处输液。

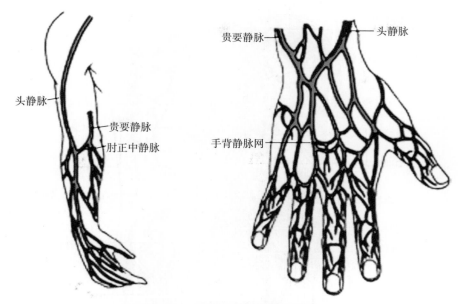

图 8-43 上肢浅静脉及手背静脉网

② 头静脉 起自手背静脉网的桡侧，沿前臂的桡侧和臂的外侧面上行，最后注入腋静脉。

③ 贵要静脉 起自手背静脉网的尺侧，沿前臂尺侧上行，最后注入肱静脉。

④ 肘正中静脉 短粗且变异甚多，通常于肘窝处连接头静脉和贵要静脉之间。临床上常在此进行取血和静脉注射。

（2）上肢深静脉 与同名动脉伴行，最后汇入锁骨下静脉。

 课堂互动

看一看：自己的手背静脉网和肘正中静脉，你能确认吗？

4. 胸部的静脉 主要为奇静脉。它沿胸椎体右侧上行，到第 4 胸椎高度稍向前经由肺根上方注入上腔静脉。奇静脉主要收集胸壁、食管、气管和支气管等处的静脉血。

（二）下腔静脉系

下腔静脉系主干为下腔静脉（图 8-44）。下腔静脉是人体最大的静脉干，由左、右髂总静脉在第 5 腰椎体高度汇合而成，穿膈静脉孔到达胸腔，注入右心房。它的收纳范围是：腹部、盆部和下肢的静脉血。髂总静脉在骶髂关节前方由同侧的髂内静脉和髂外静脉汇合而成。

1. 下肢的静脉 下肢的静脉和上肢的静脉一样也分浅、深静脉，但静脉瓣膜多，浅静脉与深静脉之间的吻合丰富。

（1）下肢的浅静脉 主要包括足背静脉弓、小隐静脉和大隐静脉（图 8-45）。

① 足背静脉弓 由趾背静脉吻合形成。

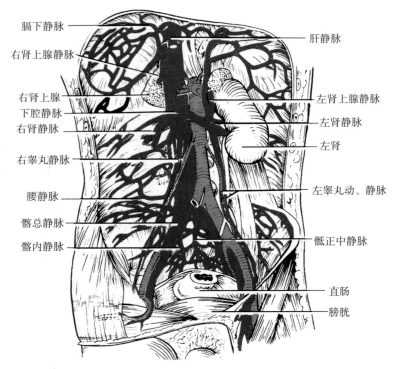

膈下静脉 —
右肾上腺静脉 —
右肾上腺 —
下腔静脉 —
右肾静脉 —
右睾丸静脉 —
腰静脉 —
髂总静脉 —
髂内静脉 —

— 肝静脉
— 左肾上腺静脉
— 左肾静脉
— 左肾
— 左睾丸动、静脉
— 骶正中静脉
— 直肠
— 膀胱

图 8-44 下腔静脉系及属支

② 小隐静脉　起自足背静脉弓外侧，经外踝后方，沿小腿后面上行至腘窝，穿腘深筋膜注入腘静脉。

③ 大隐静脉　是人体最长的静脉，于足内侧缘起自足背静脉弓的内侧，经内踝前方，沿小腿内侧面、膝关节内后方至大腿内侧上行，至耻骨结节外下方 3～4cm 处穿过深筋膜的隐静脉裂孔注入股静脉。临床上因为大隐静脉在内踝前方的位置表浅而恒定，所以通常是输液和注射的常用部位。大隐静脉是下肢静脉曲张的好发部位。

（2）下肢深静脉　与同名动脉伴行，最后汇入髂外静脉。如股静脉与股动脉伴行，临床上常在此处做静脉穿刺插管。

知识链接

静脉穿刺

　　静脉穿刺广泛应用于临床，是疾病诊疗过程中较为常用的一种操作技术。静脉穿刺部位，成人一般选用上、下肢浅静脉，临床多用于采血、输液、注射药物等；深静脉穿刺时可选用颈内静脉、锁骨下静脉和股静脉等，临床多用于静脉内营养疗法、中心静脉压测定、紧急放置心内起搏器等。

巧记忆

　　四肢静脉歌诀：桡头尺贵肘正中，采血输液经常用；
　　　　　　　　　危急抢救剖大隐，内踝前方要记清。

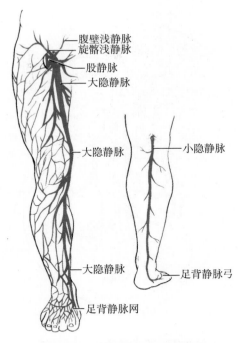

图 8-45　大隐静脉和小隐静脉

 课堂互动

　　练一练：血管接龙，从大隐静脉注入药物，经何途径到达肺？

　　2. 盆部的静脉　盆部的静脉主要有髂外静脉、髂内静脉及其属支。

　　（1）髂外静脉　是股静脉的直接延续，与同名动脉伴行，收集下肢和一部分腹壁静脉的静脉血。

　　（2）髂内静脉　由盆部的静脉汇合而成，收集盆部、臀部和会阴部的静脉血。髂内静脉的属支有：壁支与同名动脉伴行，收集同名动脉分布区域的静脉血；脏支在盆腔器官多形成静脉丛（图 8-46），如直肠静脉丛、膀胱静脉丛和子宫静脉丛等。

　　3. 腹部的静脉　腹部的静脉都直接或间接注入下腔静脉，主要有肾静脉、睾丸静脉、肝静脉和肝门静脉等。

　　（1）肾静脉　左右各一，经肾动脉前面向内行，注入下腔静脉。左肾静脉接受左睾丸（或卵巢）静脉和左肾上腺静脉的静脉血。

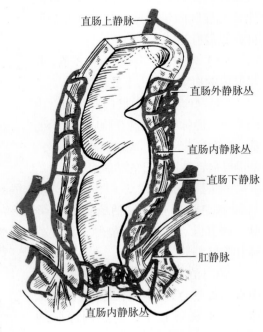

图 8-46　直肠静脉

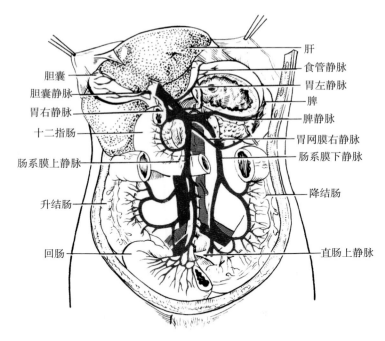

图 8-47　肝门静脉及其主要属支

（2）睾丸静脉　起自睾丸和附睾，左侧以直角汇入左肾静脉，右侧以锐角注入下腔静脉。由于左睾丸静脉以直角注入左肾静脉，血流缓慢，故左侧睾丸静脉曲张多见。在女性此静脉称卵巢静脉。

（3）肝静脉　一般 2～3 条，收集肝内的血液，注入下腔静脉。

（4）肝门静脉　肝门静脉通常由肠系膜上静脉和脾静脉在胰后面汇合而成。它收集腹腔内不成对脏器(除肝外)的静脉血，被视为肝的功能血管。

肝门静脉的属支（图 8-47）多与同名动脉伴行，包括肠系膜上静脉、脾静脉、肠系膜下静脉、胃左静脉和附脐静脉等。

肝门静脉与上、下腔静脉系之间有多处吻合，主要有：①食管静脉丛；②直肠静脉丛；③脐周静脉网（图 8-48）。

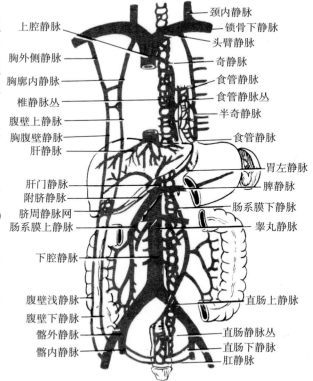

图 8-48　肝门静脉与上、下腔静脉系的吻合

体循环静脉回流归纳如下（图8-49）：

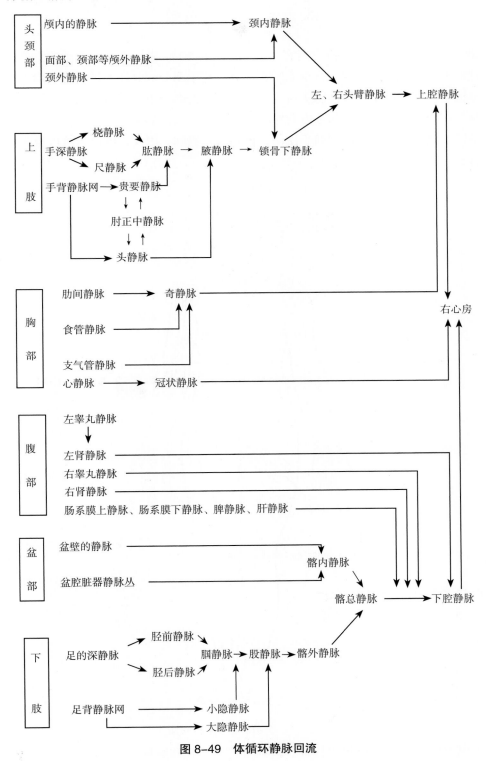

图8-49 体循环静脉回流

第三节　淋巴系统

淋巴系统由淋巴管道和淋巴器官等组成（图 8-50）。淋巴系统内流动的无色透明的液体称淋巴。当血液经动脉运行至毛细血管时，其中部分成分经毛细血管壁渗入组织间隙，形成组织液。组织液与细胞进行物质交换后，大部分组织液经毛细血管静脉端吸收入静脉，小部分（主要是水和从血管逸出的大分子物质，如蛋白质等）进入毛细淋巴管成为淋巴。淋巴沿各级淋巴管向心流动，最终汇入静脉。因此，淋巴系统可视为静脉的辅助管道（图 8-51）。

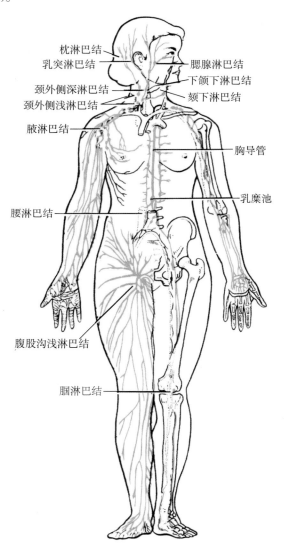

枕淋巴结
乳突淋巴结
腮腺淋巴结
颈外侧深淋巴结
下颌下淋巴结
颈外侧浅淋巴结
颏下淋巴结
腋淋巴结
胸导管
乳糜池
腰淋巴结
腹股沟浅淋巴结
腘淋巴结

图 8-50　全身淋巴系统分布图

淋巴器官主要由淋巴组织构成，包括淋巴结、脾和胸腺等。淋巴系统的主要功能是产生淋巴细胞、滤过淋巴、参与身体的免疫功能，是人体的重要防护系统。

一、淋巴管道

淋巴管道包括毛细淋巴管、淋巴管、淋巴干和淋巴导管 4 种。

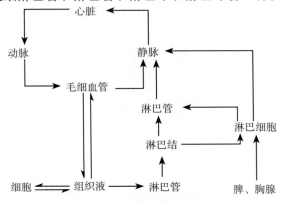

图 8-51　淋巴生成及回流示意图

1. **毛细淋巴管**　毛细淋巴管是淋巴管道的起始部分，位于组织间隙内，以盲端起始，并彼此吻合成网。管径粗细不均，管内无瓣膜，管壁由内皮构成。毛细淋巴管比毛细血管的通透性大，一些不易透过毛细血管的大分子物质（如蛋白质、细菌和癌细胞等）较易进入毛细淋巴管。

2. **淋巴管**　淋巴管由毛细淋巴管汇合而成，其形态结构类似静脉。淋巴管可分为浅、深淋巴管两种：浅淋巴管常与浅静脉伴行；深淋巴管多与深部血管伴行。浅、深淋巴管之间存在广泛的交通吻合支。淋巴管在向心走行过程中，要经过一个或多个淋巴结。

3. **淋巴干**　全身各部的浅、深淋巴管经过相应的淋巴结后，汇合成较大的淋巴管，称为淋巴干。全身淋巴干共有 9 条：头、颈部的淋巴管汇合成左、右颈干；胸腔器官和部分胸、腹壁淋巴管汇合成左、右支气管纵隔干；上肢和部分胸壁的淋巴管汇合成左、右锁骨下干；下肢、盆部和腹腔成对器官的淋巴管汇合成左、右腰干；腹腔不成对器官的淋巴管汇合成一条肠干（图 8-52）。

4. **淋巴导管**　淋巴导管由 9 条淋巴干分别汇合成两条大的淋巴导管，即右淋巴导管和胸导管（图 8-52）。

（1）**右淋巴导管**　位于右颈根部，由右颈干、右锁骨下干和右支气管纵隔干汇合而成。它主要收纳右半头颈部、右上肢和右侧半胸部的淋巴，即约全身右上 1/4 部位的淋巴，注入右静脉角。

（2）**胸导管**　是全身最大的淋巴管。胸导管通常在第 1 腰椎前方起始于由左、右腰干和肠干汇合形成的膨大处，即乳糜池，上行注入左静脉角。在汇入静脉角前收纳左支气管纵隔干、左颈干和左锁骨下干。胸导管通过上述 6 条淋巴干收集下肢、盆部、腹部、左侧半胸部、左上肢和左半头颈部的淋巴，即收纳约占全身 3/4 部位的淋巴。

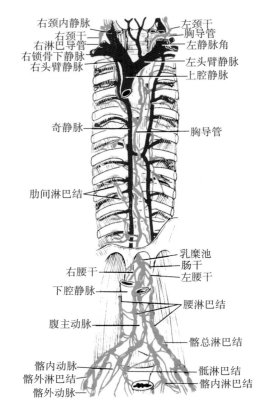

右颈内静脉
右颈干
右淋巴导管
右锁骨下静脉
右头臂静脉

左颈干
胸导管
左静脉角
左头臂静脉
上腔静脉

奇静脉

胸导管

肋间淋巴结

乳糜池
肠干
左腰干

右腰干
下腔静脉

腰淋巴结

腹主动脉

髂总淋巴结

髂内动脉
髂外淋巴结
髂外动脉

骶淋巴结
髂内淋巴结

图 8-52 淋巴干和淋巴导管

二、淋巴器官

淋巴器官包括淋巴结、脾和胸腺等。

（一）淋巴结

淋巴结是淋巴管向心行程中所经过的器官，一般为灰红色、质软的椭圆形小体（图8-53）。其一侧隆凸，与淋巴结凸起侧面相连的淋巴管为输入淋巴管；另一侧凹陷称淋巴结门，与淋巴结门相连的淋巴管为输出淋巴管，此外还有神经和血管出入。一般一个淋巴结的输出淋巴管可成为另一个淋巴结的输入淋巴管。淋巴结多成群存在，分为浅、深淋巴结群，多沿血管周围配布，位于身体较安全、隐蔽的地方。浅淋巴结活体常可触及，对疾病的诊断和治疗有一定的临床意义。淋巴结常以其所在部位或邻近的血管来命名。

1. 淋巴结的微细结构　淋巴结表面覆有由结缔组织构成的被膜，被膜向实质内伸出形成许多条索状的结构称小梁，小梁互相连接成网，构成淋巴结支架。淋巴结实质可分为皮质、髓质和淋巴窦 3 部分。

（1）皮质　位于浅层，由淋巴小结、副皮质区和皮质淋巴窦构成。①淋巴小结：淋巴组织密集成团，主要由 B 淋巴细胞组成。淋巴小结中央区称生发中心。②副皮质区：皮质深层和淋巴小结之间，主要由 T 淋巴细胞构成。③皮质淋巴窦：位于被膜与皮质之间。

（2）髓质　位于中央部分，由髓索和髓质淋巴窦构成。①髓索：淋巴组织呈条索

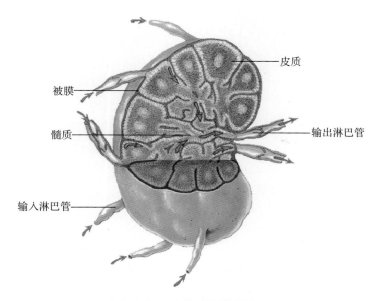

皮质

被膜

髓质

输出淋巴管

输入淋巴管

图 8-53 淋巴结结构模式图

状并交织成网，主要含 B 淋巴细胞、浆细胞和巨噬细胞等。②髓质淋巴窦：窦壁由内皮细胞构成，窦内有许多网状细胞和巨噬细胞等（图 8-54）。

淋巴结具有产生淋巴细胞、过滤淋巴和参与机体免疫的功能。

知识拓展

人体防御卫士 —— 淋巴结

淋巴结是人体的重要防御器官，当身体某器官或局部有病菌侵入时，可沿淋巴管到达相应的局部淋巴结。这些淋巴结可清除、过滤这些病菌，对机体起保护作用。若身体某一局部病菌感染导致感染区附近的淋巴结肿大，或恶性肿瘤时，肿瘤细胞侵入局部淋巴结，引起相应的局部淋巴结肿大或疼痛时。临床上对疾病和肿瘤的诊断及治疗有重要意义。

2. 人体各部的淋巴结群

（1）头颈部淋巴结群 头颈部的淋巴结多位于头颈交界处，由后向前依次有枕淋巴结、乳突淋巴结、腮腺淋巴结、下颌下淋巴结和颏下淋巴结等，收纳头面部浅层的淋巴，注入沿颈外静脉和颈内静脉纵行排列的颈外侧浅淋巴结和颈外侧深淋巴结（图 8-55）。①颈外侧浅淋巴结：位于胸锁乳突肌表面，沿颈外静脉排列，收纳颈部浅层的淋巴管，并汇集乳突淋巴结、枕淋巴结及部分下颌下淋巴结的输出管，其输出管注入颈外侧深淋巴结。②颈外侧深淋巴结：沿颈内静脉排列，收纳头颈部的淋巴，其输出管合成颈干。颈外侧深淋巴结下部位于锁骨下动脉与臂丛附近，又称锁骨上淋巴结。食管癌和胃癌晚期，癌细胞常经胸导管或左颈干逆流至左锁骨上淋巴结，引起淋巴结肿大。

（2）上肢的淋巴结群 主要为腋淋巴结群，位于腋窝内，收纳上肢、乳房、胸壁和肩背部等处的淋巴，其输出淋巴管组成锁骨下干，左侧的注入胸导管，右侧的注入右淋巴导管。临床上乳腺炎、乳腺癌时可见腋淋巴结群肿大。

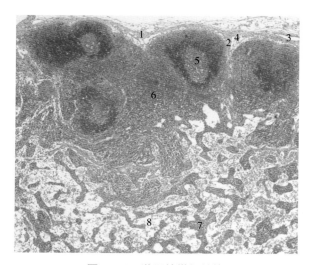

图8-54 淋巴结微细结构
1.被膜；2.小梁；3.输入淋巴管；4.被膜下淋巴窦；
5.淋巴小结；6.副皮质区；7.髓索；8.髓窦

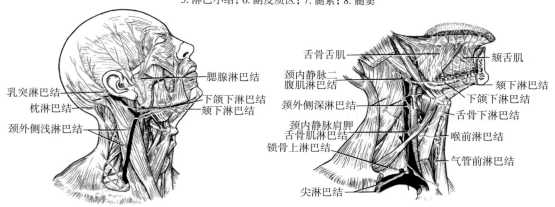

图8-55 头颈部的淋巴结

（3）胸部的淋巴结群　主要有支气管肺门淋巴结，位于肺门，收集胸前壁、乳房内侧、肺和纵隔等处的淋巴，汇入支气管纵隔干。临床上肺炎和肺结核时可见支气管肺门淋巴结肿大。

（4）腹部的淋巴结群　腰淋巴结位于腹主动脉和下腔静脉周围，收纳腹腔成对脏器的淋巴以及盆部、下肢的淋巴。其输出管合成腰干。

腹腔脏器的淋巴结在腹腔干，肠系膜上、下动脉及其分支附近，收纳腹腔不成对脏器的淋巴，其输出管合成肠干。

（5）盆部的淋巴结群　主要有髂内淋巴结和髂外淋巴结，分别位于髂内动脉和髂外动脉周围，收纳盆部、盆腔脏器和下肢的淋巴。其输出管汇入髂总淋巴结，最后汇入腰干。

（6）下肢的淋巴结群　主要为腹股沟淋巴结。位于腹股沟韧带下方、大腿根部前面，分为浅、深两组，即腹股沟浅淋巴结和腹股沟深淋巴结（图8-56），收纳腹前壁下部、臀部、会阴、外生殖器和下肢的淋巴。其输出管汇入盆部的淋巴结，最后汇入腰淋巴结，注入腰干。

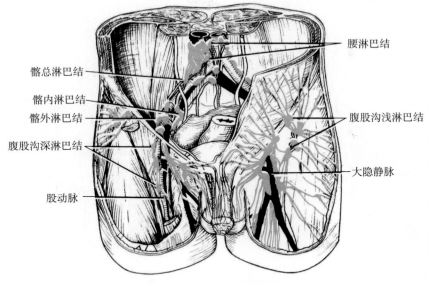

图 8-56　腹股沟淋巴结群

全身淋巴流注归纳如下（图 8-57）：

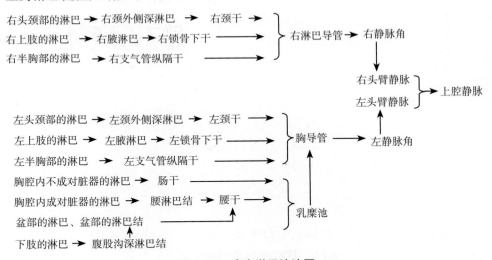

图 8-57　全身淋巴流注图

（二）脾

1. **脾的位置和形态**　脾位于左季肋区，与左侧第 9 ~ 11 肋相对，其长轴与第 10 肋基本一致。正常人在肋弓下不能触及脾（图 8-58）。脾的位置可因体位、呼吸等而改变。脾质软而脆，受暴力打击时可致脾破裂。脾为扁椭圆形或扁三角形的实质性器官，分为脏面、膈面和上、下两缘。脾的脏面凹陷，近中央的凹陷称脾门，有神经、血管等出入脾（图 8-59）。

2. 脾的微细结构 脾表面光滑，有由结缔组织构成的被膜，被膜向实质内伸入形成脾小梁。脾小梁互相连接成网，构成脾支架。脾的实质可为分白髓和红髓两部分（图8-60）。

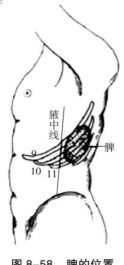
图 8-58 脾的位置

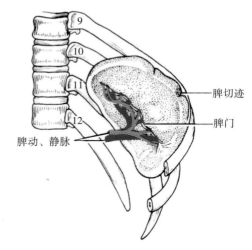
图 8-59 脾的形态

（1）白髓 散布于红髓内，由脾小结（淋巴小结）和动脉周围淋巴鞘构成。①脾小结：主要由 B 淋巴细胞密集形成团块，中央也有生发中心；偏于生发中心的一侧有 1～2 条小动脉，称中央动脉。②动脉周围淋巴鞘：主要由 T 淋巴细胞围绕中央动脉而成。

（2）红髓 由脾索和脾窦构成。脾索呈条索状，相互交织成网，内含 B 淋巴细胞、网状细胞、巨噬细胞和红细胞等；脾窦位于脾索之间，为不规则的网状间隙，内含大量巨噬细胞。

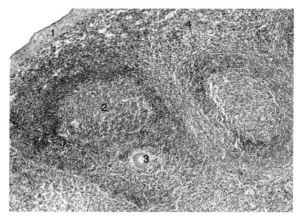
图 8-60 脾的微细结构
1. 被膜；2. 脾小结；3. 中央动脉；4. 红髓

3. 脾的功能 主要有造血功能、血液滤过功能、免疫功能和储血功能。

同步训练

一、名词解释

心包腔　颈动脉窦　静脉角

二、填空题

1. 心位于_____纵隔内，约 2/3 在身体正中线_____侧，1/3 在正中线_____侧。
2. 心尖搏动在左侧第_____肋间隙、左锁骨中线_____1～2cm 处可摸到。
3. 右心房有三个入口分别是_____、_____和_____。
4. 右心室的入口是_____口，口的周缘有_____；出口是_____口，口的周缘有_____。
5. 主动脉全长分为三段，依次为_____、_____和_____。
6. 主动脉弓的凸侧由右向左依次发出_____、_____和_____三条动脉。
7. 头面部在体表可以触摸到搏动的动脉是_____和_____。
8. 腹主动脉不成对的脏支分别为_____、_____和_____。
9. 腹腔干由_____动脉发出，其分支有_____、_____和_____。
10. 上腔静脉系的主干是_____，它由_____和_____汇合而成，最后注入_____。
11. 上肢较为恒定的浅静脉有_____、_____和_____。
12. 头静脉起自_____，最后注入_____。
13. 贵要静脉起自_____，最后注入_____。
14. 下腔静脉系的主干是_____，它由_____和_____汇合而成，最后注入_____。
15. 大隐静脉起自_____，经_____前方上行，最后注入_____。
16. 肝门静脉多由_____和_____合成。
17. 淋巴管道包括_____、_____、_____和_____4 种。
18. 右淋巴导管注入_____，收集人体_____的淋巴。

三、单项选择题

1. 体循环起于（　　　）
    A. 主动脉　B. 左心房　C. 左心室　D. 右心房　E. 右心室
2. 左心室内有（　　　）
    A. 卵圆窝　B. 二尖瓣　C. 三尖瓣　D. 梳状肌　E. 肺动脉瓣
3. 心位于胸腔的（　　　）
    A. 前纵隔内　B. 后纵隔内　C. 中纵隔内　D. 上纵隔内　E. 下纵隔内
4. 右心室的出口是（　　　）
    A. 主动脉口　B. 上腔静脉口　C. 下腔静脉口　D. 肺静脉口
    E. 肺动脉口
5. 心的正常起搏点是（　　　）
    A. 卵圆窝　B. 房室结　C. 窦房结　D. 房室束　E. 蒲肯野纤维
6. 主动脉弓发出（　　　）
    A. 面动脉　B. 右颈总动脉　C. 右锁骨下动脉　D. 头臂干　E. 颈外动脉
7. 肺动脉干起于（　　　）
    A. 主动脉　B. 左心房　C. 右心房　D. 左心室　E. 右心室

8. 能感受血压变化的结构是（　　　　）

　　A. 主动脉小球　　B. 颈动脉小球　　C. 动脉韧带　　D. 颈动脉窦　　E. 冠状窦

9. 椎动脉起于（　　　　）

　　A. 颈总动脉　　B. 头臂干　　C. 甲状颈干　　D. 颈外动脉　　E. 锁骨下动脉

10. 翼点骨折时，可损伤的动脉是（　　　　）

　　A. 上颌动脉　　B. 脑膜中动脉　　C. 颞浅动脉　　D. 面动脉

　　E. 髂内动脉、眼动脉

11. 睾丸动脉起自（　　　　）

　　A. 腹主动脉　　B. 髂内动脉　　C. 髂外动脉　　D. 髂总动脉　　E. 腹腔干

12. 上腔静脉（　　　　）

　　A. 由左、右头臂静脉汇合而成　　B. 由左、右颈外静脉汇合而成

　　C. 由颈外静脉和颈内静脉汇合而成

　　D. 由颈内静脉和锁骨下静脉汇合而成　　E. 注入左心房

13. 肘正中静脉（　　　　）

　　A. 为上肢的深静脉　　B. 注入肱静脉　　C. 起自手背静脉网

　　D. 位于肘窝　　E. 注入尺静脉

14. 大隐静脉（　　　　）

　　A. 为下肢的深静脉　　B. 起自足背静脉弓外侧　　C. 经内踝后方上行

　　D. 注入股静脉　　E. 注入腘静脉

15. 肝门静脉（　　　　）

　　A. 注入下腔静脉　　B. 有静脉瓣　　C. 收集腹腔内所有器官的静脉血

　　D. 注入上腔静脉　　E. 由肠系膜上静脉和脾静脉汇合而成

16. 右淋巴导管（　　　　）

　　A. 注入左静脉角　　B. 收集右上半身淋巴　　C. 收集右下半身淋巴

　　D. 收集上半身淋巴　　E. 注入胸导管

17. 胸导管不收集（　　　　）

　　A. 肠干　　B. 左颈干　　C. 腰干　　D. 右颈干　　E. 左支气管纵隔干

四、简答题

1. 简述体循环和肺循环途径（用箭头连接写出）。

2. 简述心 4 个腔的入口、出口及各口的瓣膜。

3. 你知道临床上测量血压、计数脉搏和中医切脉常选用哪条动脉吗？

4. 临床护士上肢静脉采血时选择的是哪条静脉？静脉输液时常选用的是哪些浅静脉？

5. 简述肝门静脉的组成、属支及收集范围。

6. 简述胸导管收集淋巴的范围及注入部位。

第九章　感觉器官

 知识要点

掌握：眼球壁各部的形态结构与功能；房水的循环途径；屈光系统的组成和晶状体的调节；眼外肌的名称和功能；前庭蜗器的组成；皮肤的组成。

熟悉：泪器的组成及泪道的位置和开口；鼓膜的位置、形态；骨迷路的形态和分部；表皮的分层，真皮的分层，皮肤的附属结构。

了解：感觉器的概念；泪液流至下鼻道的途径；鼓室的位置和交通，听骨链的组成；膜迷路的组成及功能；声波的传导途径；皮肤的一般功能。

难点：眼球壁各部的形态结构与功能；晶状体的调节；膜迷路的组成及功能；皮肤的微细结构。

感觉器是特殊感受器及其附属结构的总称。感受器的功能是接受内、外环境各种刺激，并把刺激转化为神经冲动，由感觉神经传入中枢，最后至大脑皮质，产生相应的感觉。感受器分两种：一般感受器和特殊感受器。一般感受器由感觉神经末梢及其周围的组织共同构成。特殊感受器由感觉细胞构成。本章要讲的视器（眼）和前庭蜗器（耳）等均是感觉器。

第一节　视　　器

视器俗称眼，由眼球和眼副器共同构成。眼球的功能是接受光线的刺激，将感受的光线刺激转变为神经冲动，经视觉传导通路传至大脑视觉中枢，产生视觉。眼副器位于眼球周围，包括眼睑、结膜、泪器、眼球外肌等，对眼球起支持、保护和运动等作用。

视器的组成归纳如下（图 9-1）：

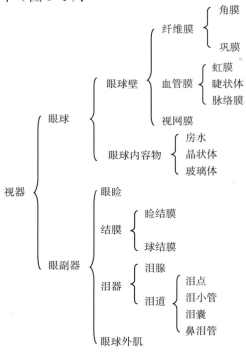

图 9-1　视器的组成

巧 记 忆

眼球壁口诀：纤维膜，包最外，角膜透明巩膜白；

血管膜，夹中间，由前至后虹睫脉；

视网膜，在最内，视部感光盲无奈。

一、眼球

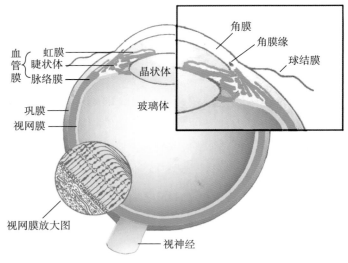

眼球由眼球壁及眼球内容物组成。眼球位于眶内，近似球形（图 9-2，图 9-3），后面借视神经连于间脑的视交叉。眼球前面最突出点称前极，恰位于角膜中央；后面最突出点称后极。前、后极的连线称眼轴。经瞳孔中央到视网膜中央凹的连线称视轴，与视线方向一致。

图 9-2　眼球的水平切面

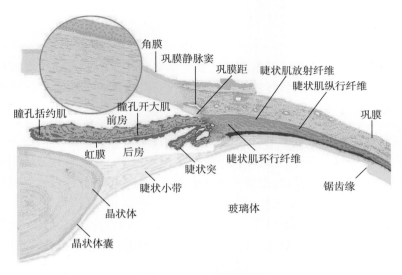

瞳孔括约肌
前房
瞳孔开大肌
角膜
巩膜静脉窦
巩膜距
睫状肌放射纤维
睫状肌纵行纤维
巩膜
虹膜
后房
睫状突
睫状肌环行纤维
锯齿缘
睫状小带
玻璃体
晶状体
晶状体囊

图 9-3　眼球前半部切面

（一）眼球壁

眼球壁从外向内依次分为纤维膜、血管膜和视网膜 3 层。

1. 纤维膜　纤维膜又称外膜，由致密结缔组织构成，分为角膜和巩膜两部分。

（1）角膜　占眼球外膜的前 1/6，略向前凸，无色透明，其内无血管，但含有丰富的感觉神经末梢，故感觉十分灵敏。角膜具有屈光作用，若各经线的曲率半径不一致时，则屈光度不等，即可引起散光。

课堂互动

看一看：同桌的两位同学互相观察对方的眼球，你能确认角膜吗？

（2）巩膜　占外膜的后 5/6，厚而坚韧，呈乳白色，不透明，有保护眼球内容物和维持眼球形态的作用。在巩膜与角膜交界处的深面有一环形小管，称巩膜静脉窦，是房水流出的通道（图 9-3）。

2. 血管膜　也称中膜或色素膜，由疏松结缔组织构成，富含血管和色素细胞，呈棕黑色，具有营养眼球内组织及遮光作用。血管膜从前向后分为虹膜、睫状体和脉络膜 3 部分。

（1）虹膜　位于角膜后方，呈冠状位，是血管膜最前部的圆盘状薄膜。虹膜中央有一圆形的孔，称瞳孔。虹膜内含两种排列方向不同的平滑肌，围绕瞳孔呈环形排列的平滑肌，称瞳孔括约肌，收缩时可缩小瞳孔；围绕瞳孔呈辐射状排列的平滑肌，称瞳孔开大肌，收缩时可开大瞳孔。

▮ 课堂互动

看一看：同桌的两位同学互相观察对方的眼球，透过角膜你看到虹膜了吗？是什么颜色？在其中央又看到了什么？如光线强弱有所变化，它有什么变化？试试看。

（2）睫状体　是位于虹膜与脉络膜之间的肥厚部分，其前部有向内突出呈辐射状排列的皱襞，称睫状突；睫状突借睫状小带与晶状体相连。睫状体内含放射状排列的平滑肌，称睫状肌。该肌收缩与舒张可使睫状小带紧张与松弛，从而改变晶状体曲度，调节屈光能力。睫状体还可产生房水。

（3）脉络膜　位于中膜的后部，贴于巩膜内面，占血管膜的后 2/3。此膜富含黑素细胞和血管，呈棕黑色。脉络膜的作用是供应眼球内组织的营养和吸收眼内分散光线，以免扰乱视觉。

3. 视网膜　视网膜又称内膜，在血管膜的内面，分为两部分：盲部和视部。贴在虹膜和睫状体内面的部分无感光作用，称视网膜盲部；贴在脉络膜内面的部分具有感光作用，称视网膜视部。在视网膜后部偏鼻侧，可见一圆盘状隆起，称视神经盘，又称视神经乳头。此处有视神经和视网膜中央动、静脉通过，无感光作用，故称生理性盲点。在视神经盘颞侧稍下方约 3.5mm 处有一黄色小区，称黄斑。其中央凹陷，称中央凹。此处只含视锥细胞，并且排列密集，是感光和辨色最敏锐的部位（图 9-4）。

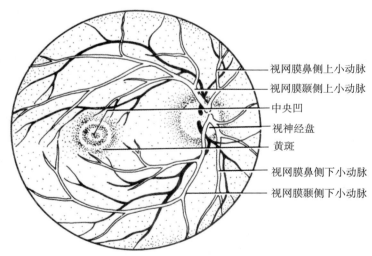

　　　　　　　　　　　　　　　　　　视网膜鼻侧上小动脉
　　　　　　　　　　　　　　　　　　视网膜颞侧上小动脉
　　　　　　　　　　　　　　　　　　中央凹
　　　　　　　　　　　　　　　　　　视神经盘
　　　　　　　　　　　　　　　　　　黄斑
　　　　　　　　　　　　　　　　　　视网膜鼻侧下小动脉
　　　　　　　　　　　　　　　　　　视网膜颞侧下小动脉

图 9-4　右侧眼底

视网膜视部由外向内分为两层：色素上皮层和神经细胞层。色素上皮层由单层色素上皮构成，内含较多色素颗粒，有吸收光线、保护视细胞的作用；神经细胞层由三层细胞构成，自外向内依次是感光细胞、双极细胞和节细胞。

（1）感光细胞　是视觉感受器，包括两种细胞：视杆细胞和视锥细胞（图9-5）。视杆细胞能感受弱光，无辨色能力；视锥细胞能感受强光并且有辨色的能力。

（2）双极细胞　是连接感光细胞和节细胞的中间神经元。

（3）节细胞　位于视网膜的最内层，为多极神经元。其树突与一个或多个双极细胞的轴突形成突触，其轴突向视神经盘集中，形成视神经，向后方穿视神经管入颅，连于间脑的视交叉。

眼球壁的结构特点及功能归纳如下（表9-1）：

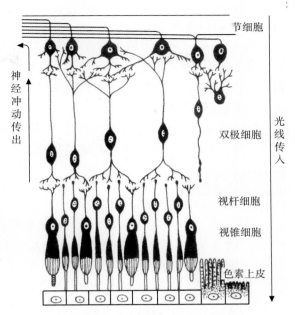

图 9-5　视网膜组织结构模式图

表 9-1　眼球壁的结构特点及功能

名称		形态结构特点			功能
纤维膜	角膜	无色透明，无血管，神经末梢丰富			保护眼球内容物，维持眼球形状
	巩膜	乳白色，不透明，与角膜交界处的深部有巩膜静脉窦			
血管膜	睫状体	较厚，内含睫状体，前部有睫状突			调节晶状体的曲度，产生房水
	虹膜	圆盘状，中央有瞳孔，含瞳孔括约肌和瞳孔开大肌			调节进入眼内的光线
	脉络膜	有丰富的血管和色素细胞			营养眼球及遮光的作用
视网膜	盲部	贴在虹膜和睫状体内面的部分			无感光作用
	视部	色素上皮层			保护视细胞
		神经细胞层	视细胞	视锥细胞	感受强光和辨色
				视杆细胞	感受弱光
			双极细胞		传导视觉冲动
			节细胞		

巧 记 忆

同学们在学习当中可以把眼比作照相机来记，如眼睑-快门、瞳孔-光圈、视网膜-底片；把泪器比作城市的供水系统，如泪腺-水塔，泪小管、泪囊与鼻泪管-下水道。

（二）眼球内容物

眼球内容物包括房水、晶状体和玻璃体，它们与角膜共同构成眼的屈光系统，具有屈光作用。

1. 眼房和房水

（1）眼房　是位于角膜后方和晶状体前方的不规则腔隙。眼房被虹膜分隔为两部分：位于角膜与虹膜之间的部分称前房，虹膜与晶状体之间的部分称后房，两者借瞳孔相通。在眼球前房的周边，虹膜与角膜交界处的环形区域称虹膜角膜角，又称前房角，此角与巩膜静脉窦相邻。

（2）房水　为无色透明的液体，充满于眼房中。房水由睫状体产生，经后房、瞳孔到前房，再经虹膜角膜角渗入巩膜静脉窦，最后汇入眼静脉。

知识拓展

眼房与青光眼

　　若因虹膜与晶状体粘连或前房角狭窄等原因造成房水循环障碍，房水易滞留在眼房内而引起眼内压升高，压迫视网膜，导致视力减退或失明，临床上称为青光眼。眼球内容物对眼球壁所施加的压力称为眼内压（简称眼压）。

2. 晶状体　晶状体位于虹膜与玻璃体之间，呈双凸透镜状，晶状体内不含血管和神经，无色透明而富有弹性。晶状体周缘借睫状小带连于睫状体。晶状体若因代谢或创伤等原因而变混浊称白内障。

晶状体是眼球重要的屈光装置，富有弹性，其曲度可随睫状肌的舒缩而改变。当视近物时，睫状肌收缩，使睫状体向前内移位，睫状小带松弛，晶状体由于本身的弹性而变凸，折光作用增强；看远物时，则反之。通过晶状体曲度的变化，从不同距离的物体反射出来的光线进入眼球后，均聚焦于视网膜，在视网膜上形成清晰的物像。

3. 玻璃体　玻璃体位于晶状体与视网膜之间，由无色透明的胶状物质构成。其表面被覆着玻璃体囊，具有折光和支持视网膜的作用。若支持作用减弱，可导致视网膜剥离；若玻璃体混浊，可影响视物，临床上称"飞蚊症"。

眼球内容物的结构特点及功能归纳如下（表9-2）：

表9-2　眼球内容物的结构特点及功能

名称	结构特点	功能
房水	无色透明的液体，充满于眼房	屈光，营养角膜和晶状体，维持眼压
晶状体	呈凸透镜状，无色透明，富有弹性	屈光
玻璃体	无色透明的胶状物，充满于晶状体与玻璃体之间	折光和支持视网膜

 课堂互动

练一练：眼球结构接龙，外界光线经过眼的哪些结构投射到视网膜上？

二、眼副器

眼副器包括眼睑、结膜、泪器、眼球外肌等。

1.眼睑 眼睑位于眼球的前方，有保护眼球的作用。眼睑的游离缘称睑缘。眼睑分为上睑和下睑，上、下睑之间的裂隙称睑裂，睑裂的内侧角称内眦、外侧角称外眦。近内眦处，上、下缘各有一小孔称泪点，是上、下泪小管的开口。

眼睑由浅入深依次是皮肤、皮下组织、肌层、睑板和睑结膜。

眼睑皮肤薄而柔软，睑缘处生有睫毛。睫毛的皮脂腺称睑缘腺，开口于睫毛毛囊，发炎时肿胀形成麦粒肿。睑板内有皮脂腺，称睑板腺，导管开口于睑缘，分泌物有润滑睑缘和保护角膜的作用。若睑板腺导管阻塞，分泌物在睑板腺内潴留，可形成睑板腺囊肿，又称霰粒肿。

2.结膜 结膜为一层富含血管的透明薄膜，分为两部分：衬于眼睑内面的部分叫睑结膜；覆盖在巩膜前面的部分叫球结膜。上、下睑结膜与球结膜互相移行，其反折处分别形成结膜上穹和结膜下穹。闭眼时全部结膜

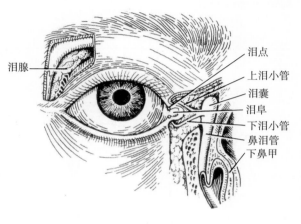

泪腺　泪点　上泪小管　泪囊　泪阜　下泪小管　鼻泪管　下鼻甲

图9-6　泪器

围成一个囊状腔隙，称结膜囊。此囊通过睑裂与外界相通，临床上滴眼药即滴入此囊内。

3.泪器 泪器由泪腺和泪道组成（图9-6）。

（1）泪腺 位于眶的泪腺窝内，不断分泌泪液，借眨眼动作涂于眼球表面。泪液有防止角膜干燥和冲洗微尘的作用。此外，泪液因含溶菌酶，还有灭菌作用。多余的泪液流向内眦，经泪点、泪小管进入泪囊，再经鼻泪管至下鼻道。

（2）泪道 包括泪点、泪小管、泪囊和鼻泪管。泪小管起于上、下睑缘的泪点，两管汇合开口于泪囊。泪囊位于泪囊窝内，其上部为盲端，下端延续为鼻泪管。鼻泪管下端开口于下鼻道。

4.眼球外肌 眼球外肌均为骨骼肌，共有7块，包括运动眼球的4块直肌、2块斜肌和1块上睑提肌（图9-7）。

眼球外肌的名称与功能归纳如下（表9-3）：

表9-3 眼球外肌的名称与功能

名 称	功 能
上睑提肌	上提上睑，开大眼睑
上直肌	使瞳孔转向内上方
下直肌	使瞳孔转向内下方
内直肌	使瞳孔转向内侧
外直肌	使瞳孔转向外侧
上斜肌	使瞳孔转向下外方
下斜肌	使瞳孔转向上外方

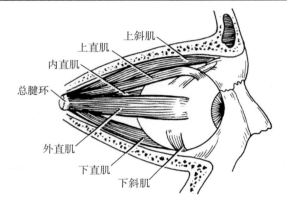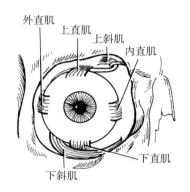

图 9-7 眼球外肌

三、眼的血管

1. 眼的动脉 分布于视器的动脉主要为眼动脉。眼动脉起于颈内动脉，与视神经一起经视神经管入眶，分支营养眼球壁、眼球外肌、泪腺和眼睑等。临床常用眼底镜观察眼底小动脉及视神经盘和黄斑等（图9-4），以协助诊断某些疾病。当视神经炎和视神经盘水肿时，压迫视网膜中央动脉导致血液受阻，严重影响视网膜的血供，引发视力受损。

2. 眼的静脉 眼的静脉与同名动脉伴行，收集视网膜的血液。眼各处的静脉汇合后形成眼静脉。眼静脉无静脉瓣，向前与内眦静脉及面静脉吻合，向后汇入海绵窦，向下经眶下裂与翼静脉丛交通。因此面部的感染可经眼静脉侵入颅内，引起颅内感染。

第二节 前庭蜗器

前庭蜗器俗称耳，又称位听器，按部位分为外耳、中耳和内耳三部分。外耳和中耳是收集和传导声波的结构，内耳有位置觉感受器和听觉感受器。位置觉感受器感受头部的位置变化；听觉感受器感受声波刺激，二者功能虽然不同，但结构上关系密切（图9-8）。

一、外耳

外耳包括耳郭、外耳道和鼓膜。

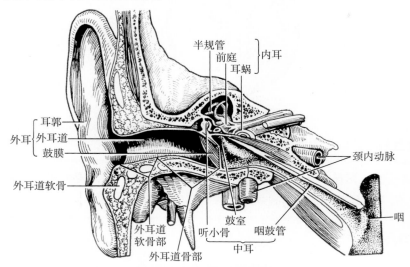

图9-8 前庭蜗器全貌模式图

1. **耳郭**（图9-9） 耳郭位于头部两侧，主要由皮肤和弹性软骨构成，血管和神经丰富，有收集声波的作用。耳郭下部无软骨的部分称耳垂，是临床采血的常用部位。耳郭中部的深窝内有外耳门，外耳门前外方的突起称耳屏。

2. **外耳道** 外耳道是从外耳门到鼓膜的弯曲管道，其外侧1/3为软骨部；内侧2/3为骨部，外耳道约呈"S"状弯曲，故将耳郭向后上牵拉，可使外耳道变直，从而可观察到外耳道深部和鼓膜。儿童外耳道的软骨部和骨部未发育完全，故较短且平直，行外耳道检查时，需向后下方牵拉耳郭。外耳道皮肤与软骨膜和骨膜结合紧密，缺乏皮下组织，故外耳道发生疖肿时，疼痛剧烈。外耳道皮肤内有耵聍腺可分泌耵聍，有保护作用。若积存过多凝结成块，可阻塞外耳道，影响听力，则称为耵聍栓塞。

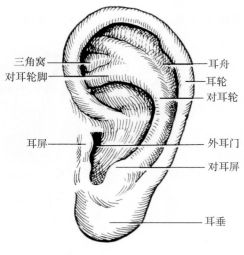

图9-9 耳郭

3. **鼓膜** 鼓膜是位于外耳道底与中耳鼓室之间的椭圆形透明薄膜（图9-10）。鼓膜在外耳道底呈倾斜位，其外侧面朝向前下外方，与外耳道略呈45°角。鼓膜中心向内凹陷部称鼓膜脐，其上1/4部称松弛部；下3/4部为紧张部。在活体鼓膜前下部有一个三角形反光区称光锥,光锥消失是鼓膜内陷的标志。

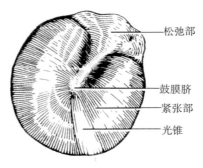

图 9-10　鼓膜

 课堂互动

做一做:同学们互相将对方的耳郭向后上方拉一拉,看能不能将外耳道拉直,能否看到鼓膜?

二、中耳

中耳位于外耳和内耳之间,是传导声波的主要部分。中耳大部分位于颞骨岩部内,包括鼓室、咽鼓管、乳突窦和乳突小房等。

1. 鼓室　鼓室是颞骨岩部内一个不规则的含气小腔,位于鼓膜与内耳外侧壁之间,向前经咽鼓管通咽,向后经乳突窦通乳突小房,鼓室内有听小骨等。

鼓室内有 3 块听小骨,由外向内依次为锤骨、砧骨和镫骨,它们以关节相连成听骨链(图 9-11)。锤骨下部附于鼓膜,镫骨底封闭前庭窗。当声波冲击鼓膜时,借听骨

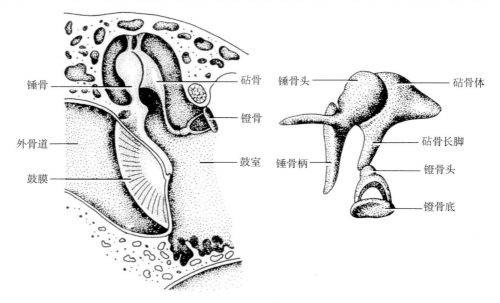

图 9-11　听小骨

链的运动使镫骨底做内外运动，将声波传至内耳。

2. 咽鼓管　咽鼓管为连通咽与鼓室之间的管道，分为外侧的骨部和内侧的软骨部。管的内端开口于咽腔鼻部，即咽鼓管咽口；管的鼓室端开口于鼓室。此管的作用是使鼓室的气压与外界的大气压相等，以维持鼓膜内外气压的平衡，保证鼓膜的正常振动。小儿咽鼓管较成人的短粗，且接近水平位，所以，咽部的感染易沿此管侵入鼓室，引起中耳炎。

3. 乳突窦和乳突小房　乳突窦是连于鼓室和乳突小房之间的腔隙。乳突小房为颞骨乳突内的许多含气小腔，内衬黏膜，其前部借乳突窦开口于鼓室后壁，因此中耳炎可向后蔓延，形成乳突炎。

三、内耳

内耳又称迷路，位于颞骨岩部的骨质内，介于鼓室内侧壁和内耳道底之间，形状不规则，构造复杂，由骨迷路和膜迷路两套管道组成，两者间充满外淋巴，膜迷路内充满内淋巴，内、外淋巴互不相通。

（一）骨迷路

骨迷路是一套骨性管道系统，由后外向前内分为骨半规管、前庭和耳蜗三部分（图9-12）。

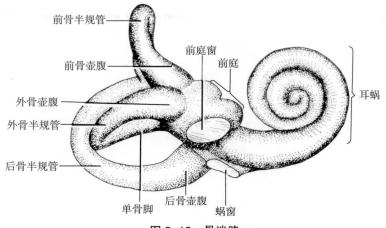

图 9-12　骨迷路

1. 骨半规管　为 3 个相互垂直的半环形小管，按其位置分为前骨半规管、后骨半规管和外骨半规管，每个管都有一个膨大的壶腹脚和一个较小的单脚。前、后骨半规管的单脚合成一个总脚，因此 3 个骨半规管以 5 个孔开口于前庭。

2. 前庭　位于骨迷路中部呈椭圆形的腔隙，外侧壁有前庭窗和蜗窗。前部借一大孔与耳蜗相通，后上方以 5 个小孔与 3 个骨半规管相通。

3. 耳蜗　位于前庭的前方，形似蜗牛壳，底部称蜗底，朝向后内侧对着内耳道底；顶部称蜗顶。耳蜗由蜗轴和环绕蜗轴约两圈半的蜗螺旋管构成。蜗轴为圆锥形，构成耳蜗的中轴，从蜗轴发出骨螺旋板伸入蜗螺旋管内，与蜗管基底膜相连，从而将蜗螺旋管分成上、下两半，上半称前庭阶，下半称鼓阶。前庭阶与鼓阶内充满外淋巴，两者在蜗顶处借蜗孔相通（图 9-13）。

（二）膜迷路

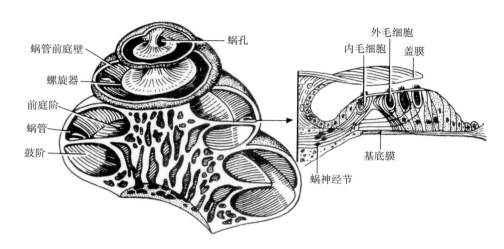

图 9-13　耳蜗纵切面示意图

膜迷路是套在骨迷路内的膜性管道或囊，膜迷路为封闭的管道系统，分为膜半规管、椭圆囊和球囊、蜗管等（图 9-14）。

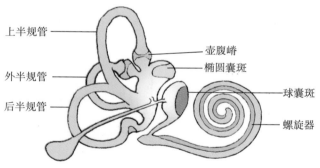

图 9-14　膜迷路模式图

1. 膜半规管　位于骨半规管内，形态与骨半规管相似，膜半规管的一端膨大为膜壶腹，壶腹壁上有隆起的壶腹嵴。壶腹嵴是位置觉感受器，能感受头部旋转变速运动的刺激（图 9-15）。

2. 椭圆囊和球囊　椭圆囊和球囊位于前庭内。两囊内面壁上均有隆起的小斑，分别称为椭圆囊斑和球囊斑。椭圆囊斑和球囊斑均为位置觉感受器，能感受头部静止的位置和直线变速运动的刺激。

3. 蜗管　位于蜗螺旋管内，也盘绕蜗轴两圈半，起端为盲端，顶端也是盲端，终于蜗顶。在蜗管的基底膜上有螺旋器（图 9-16），是听觉感受器，能感受声波的刺激。

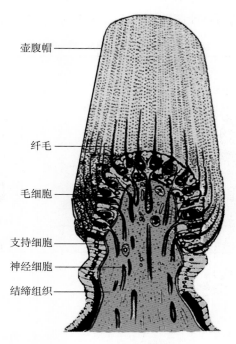

图 9-15 壶腹嵴结构模式图

(图 9-15 标注：壶腹帽、纤毛、毛细胞、支持细胞、神经细胞、结缔组织)

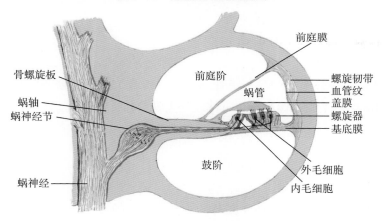

图 9-16 蜗管与螺旋器结构模式图

(图 9-16 标注：骨螺旋板、蜗轴、蜗神经节、蜗神经、前庭阶、蜗管、鼓阶、前庭膜、螺旋韧带、血管纹、盖膜、螺旋器、基底膜、外毛细胞、内毛细胞)

骨迷路和膜迷路的比较归纳如下（表 9-4）：

表 9-4 骨迷路和膜迷路的比较

	位置	结构	所含液体	组成	功能
骨迷路	颞骨岩部内	骨质	与膜迷路之间有外淋巴	骨半规管、前庭、耳蜗	保护膜迷路，传导声波
膜迷路	骨迷路内	膜质	内淋巴	膜半规管、椭圆囊、球囊、蜗管	感受听觉和位置觉

前庭蜗器的组成结构与功能归纳如下（表 9-5）：

表 9-5　前庭蜗器的组成结构与功能

名称	结构		功能
外耳	耳郭	耳轮、耳屏、耳垂	收集和传导声波
	外耳道	外侧 1/3 为软骨部，内 2/3 为骨部	
	鼓膜	松弛部、紧张部	
中耳	鼓室	听小骨：锤骨、砧骨、镫骨	传导声波
	咽鼓管	连于咽腔及鼓室之间的管道	保持鼓室内外气压的平衡
	乳突小房	乳突窦、乳突小房	向前经乳突窦通鼓室
内耳	骨迷路	骨半规管、前庭、耳蜗	保护膜迷路，传导声波
	膜迷路	膜半规管、椭圆囊、球囊、蜗管	感受听觉和位置觉

知识拓展

内耳与晕动症

晕动症包括晕车、晕机、晕船等，是由于交通工具的振动，内耳的淋巴循环受到影响，使内耳所接收到的信息与眼睛所接收到的不一致，引起自律神经失调，从而导致平衡感觉障碍，出现恶心、呕吐、头晕、出虚汗等不适症状。

四、声波的传导途径

声波→外耳道→鼓膜→中耳（锤骨→砧骨→镫骨）→前庭窗→内耳外淋巴（前庭阶）→蜗管内淋巴→基底膜螺旋器→听神经→大脑颞叶听觉中枢

第三节　皮　　肤

皮肤覆盖体表，占体重的 16% 左右，是人体最大的器官。各处皮肤厚薄不一，手掌、足底等处较厚，阴囊、眼睑等处较薄。皮肤借皮下组织与深部的组织相连。

皮肤内有毛、指（趾）甲、皮脂腺和汗腺等表皮衍生的附属器。皮肤直接与外界环境接触，对人体有重要的保护作用，能阻挡异物和病原体侵入，并能防止体内组织液丢失。皮肤内有丰富的感觉神经末梢，能感受外界的多种刺激。此外，皮肤对调节体温也起着重要作用。

一、皮肤的微细结构

皮肤由表皮和真皮组成见图 9-17。

皮肤的微细结构归纳如表 9-6。

表 9-6 皮肤的微细结构

名称	层次	形态及结构特点
表皮	基底层	附着于基膜上，由一层整体的低柱状或立方形细胞组成，称基底细胞
	棘层	位于基底层的上方，由 4～10 层多边形细胞组成
	颗粒层	位于棘层的上方，由 3～5 层梭形细胞组成，胞质内有透明角质颗粒
	透明层	位于颗粒层的上方，由数层扁平细胞组成，胞质呈均质透明状，核已消失
	角质层	位于表皮的最上方，由多层角化细胞组成
真皮	乳头层	紧贴表皮，呈乳头状隆起突向表皮，称为真皮乳头。内含丰富的毛细血管和感受器
	网织层	位于乳头层的下方，由粗大的胶原纤维束交织成网

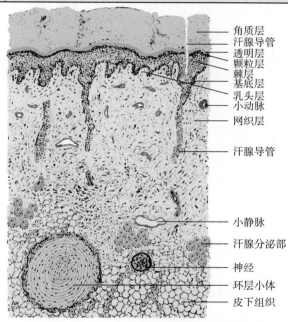

图 9-17 手掌皮肤低倍光镜结构模式图

皮下组织常称为浅筋膜，是皮肤以下的疏松结缔组织和脂肪组织，连接皮肤与肌。皮下组织的厚度随个体、年龄、性别及部位而不同，一般以腹部和臀部最厚，脂肪组织丰富；眼睑、手背、足背和阴茎处最薄，不含脂肪组织。皮下组织对体温的维持和机械的压力具有一定的调节和缓冲作用。

知识链接

皮内注射与皮下注射

皮内注射是将少量药液注入表皮和真皮之间的方法，常用于药物过敏试验、预防注射等。皮下注射是将少量药液注入皮下组织的方法，用于不宜经口服用的药物；或需较口服给药产生作用迅速而较肌肉或静脉注射作用要慢时，如各种菌苗、疫苗的预防接种和胰岛素、肾上腺素或阿托品等药液的注射。

二、皮肤的附属器

皮肤的附属器包括毛发、皮脂腺、汗腺、指（趾）甲等（图 9-18）。

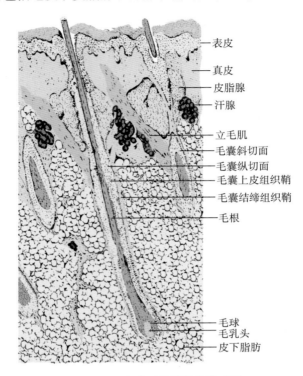

右侧标注（自上而下）：
表皮
真皮
皮脂腺
汗腺
立毛肌
毛囊斜切面
毛囊纵切面
毛囊上皮组织鞘
毛囊结缔组织鞘
毛根
毛球
毛乳头
皮下脂肪

图 9-18　皮肤附属器结构模式图

皮肤附属器的名称及结构特点归纳如下（表 9-7）：

表 9-7　皮肤附属器的名称、位置及结构特点

名称		位置	结构特点
毛发	毛干	露于皮肤外面	
	毛根	皮肤内，被毛囊包裹	毛根和毛囊的下端较膨大称毛球；毛球底部凹陷，内为富含血管和神经的结缔组织，称毛乳头，是毛的生长点
皮脂腺		毛囊和立毛肌之间	产生皮脂，具有润滑皮肤的作用，其导管开口于皮肤表面
汗腺		真皮和皮下组织内	分布于人的全身皮肤，以手掌、足跖和腋窝处最多，导管开口于皮肤表面
指（趾）甲	甲体	露于体表的部分	
	甲根	埋在皮肤内的部分	
	甲沟	甲襞与甲体之间的沟	

知识拓展

皮肤与身体的关系

　　人体是一个有机整体，我们身体的健康情况往往在皮肤上有所反映，因此，如皮肤出现问题，就不能单从皮肤本身去考虑。例如患内分泌疾病的人面部常出现黄褐斑，调整内分泌或经治疗后，黄褐斑会减轻或消退；机体缺乏维生素时皮肤干燥，易患雀斑；肝胆系统疾患在面颊部出现色素沉着，发生褐色斑块；精神过度紧张或精神创伤常诱发神经性皮炎和斑秃。由此可见，皮肤的健美与全身的健康和营养状况关系十分密切。

同步训练

一、名词解释

视神经盘　黄斑　螺旋器

二、填空题

1. 眼球的内容物包括_____、_____和_____，三者皆有_____作用。
2. 眼球壁由外向内由_____、_____和_____构成。
3. 眼的屈光系统包括_____、_____、_____和_____。
4. 视器由_____和_____构成，眼球由_____和_____构成，眼的血管膜可分为_____、_____和_____。
5. 角膜内无_____，但富有_____，所以感觉灵敏。
6. 在虹膜中央有一圆孔，称_____。其周围呈环形排列的平滑肌称_____，呈放射状排列的平滑肌称_____。
7. 位置觉感受器是_____，听觉感受器是_____。
8. 内耳由_____和_____组成。
9. 咽鼓管是_____与_____相通的管道，此管可以使_____内外的气压保持平衡。
10. 小儿咽鼓管的特点是_____，故咽部感染易沿咽鼓管蔓延到_____。

三、单项选择题

1. 上直肌收缩，瞳孔转向（　　）
　　A. 上外　B. 上内　C. 下外　D. 下内　E. 上方
2. 下列结构中无屈光作用的是（　　）
　　A. 玻璃体　B. 角膜　C. 房水　D. 虹膜　E. 晶状体
3. 晶状体位于（　　）
　　A. 虹膜与睫状体之间　B. 虹膜与玻璃体之间　C. 虹膜与睫状小带之间
　　D. 角膜与虹膜之间　E. 虹膜与脉络膜之间
4. 鼻泪管开口于（　　）
　　A. 上鼻道　B. 中鼻道　C. 下鼻道前份　D. 蝶筛隐窝　E. 中鼻道后份
5. 临床上检查成人鼓膜时，须将耳郭拉向（　　）
　　A. 下　B. 后上　C. 上　D. 后下　E. 后

四、简答题

1. 试述房水的产生部位及循环途径。

2. 外界光线经过眼的哪些结构才能投射到视网膜上?

3. 说出咽鼓管的功能,小儿咽鼓管有何特点及临床意义?

第十章　内分泌系统

知识要点

掌握：垂体的形态、位置和分部；甲状腺的形态、位置；甲状旁腺的位置；肾上腺的形态、位置。

熟悉：内分泌系统的组成；垂体分泌主要激素的名称和作用；甲状腺分泌激素的作用；肾上腺分泌激素的类型及作用。

了解：甲状腺的微细结构；甲状旁腺与人体健康的关系；肾上腺的微细结构。

难点：垂体的微细结构；甲状腺的位置及与喉的关系；肾上腺的微细结构。

内分泌系统由内分泌腺和内分泌组织构成，是神经系统以外机体的一个重要调节系统（图10-1）。其主要功能是参与机体新陈代谢和生长发育，对体内器官、系统的功能活动进行调节，这种调节属于体液调节。

内分泌腺又称无管腺，是指结构上独立存在、肉眼可见的内分泌器官，如甲状腺、甲状旁腺、肾上腺和垂体等。它们的特点是腺体无导管，体积小，血液供应丰富；内分泌组织是以细胞团的形式分散存在于机体的其他器官或组织内，如胰腺内的胰岛、睾丸内的间质细胞和卵巢内的卵泡等。内分泌腺和内分泌组织分泌的物质统称为激素，激素能透过毛细血管和毛细淋巴管直接进入血液或淋巴，随血液循环运送到全身各处，作用于特定器官或组织。激素的特点是量微、作用大，具有特异性，即某种激素只针对特定的器官或细胞发挥作用。

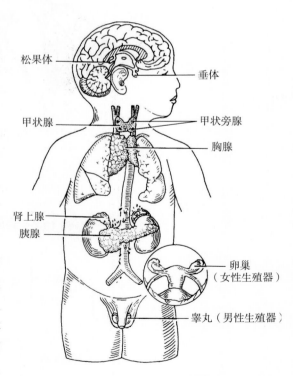

图 10-1　内分泌系统概况

人体在内分泌系统与神经系统的双重调节下，达到身体内、外环境之间的相对平衡稳定和协调统一。

<h1 style="text-align:center">第一节 垂 体</h1>

一、垂体的形态和位置

垂体色灰红，呈椭圆形，重约 0.5g，位于颅中窝蝶骨体上面的垂体窝内。上端借漏斗连于下丘脑，前上方与视交叉相邻（图 10-2）。因为视交叉位于垂体的前上方，故当垂体有肿瘤时，可压迫视交叉的交叉纤维，至双眼颞侧视野偏盲。

垂体由腺垂体和神经垂体两部分组成（图 10-3）。

腺垂体位于前部，又分为远侧部、中间部和结节部三部分；神经垂体位于后部，可分为神经部、漏斗柄和正中隆起三部分，后两者合称漏斗。远侧部又称垂体前叶，神经部和中间部又称垂体后叶（图 10-4）。

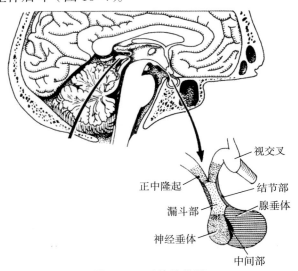

图 10-2　垂体的位置

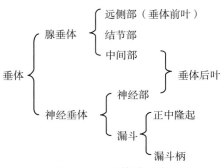

图 10-3　垂体的组成

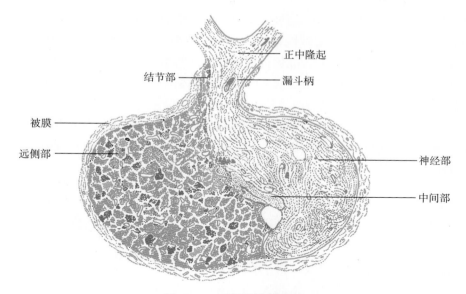

图 10-4 垂体结构模式图

正中隆起
结节部
漏斗柄
被膜
远侧部
神经部
中间部

二、垂体的微细结构

垂体表面有一层结缔组织被膜，内有丰富的毛细血管。其实质分腺垂体和神经垂体两部分。

（一）腺垂体

腺垂体主要由腺细胞构成，腺细胞排列成团索状。根据腺细胞的嗜色性可将其分为嗜酸性细胞、嗜碱性细胞和嫌色细胞三种（图 10-5）。

1. 嗜酸性细胞 数量较多，约占远侧部细胞总数的 40%，呈圆形或卵圆形，胞质内含有许多粗大的嗜酸性颗粒。根据所分泌的激素不同，嗜酸性细胞又分为两种：①生长激素细胞：分泌生长激素（GH），生长激素能促进体内多种代谢过程，尤其是能促进骨的增长。幼年时期，该激素分泌不足可导致侏儒症，分泌过多则引起巨人症。成人时期，该激素分泌过多则导致肢端肥大症。②催乳激素细胞：在女性垂体内分布较多，尤其在妊娠期和哺乳期，此细胞明显增多、增大。催乳激素细胞分泌催乳激素，可促进乳腺发育和乳汁分泌。

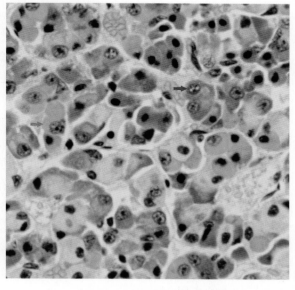

图 10-5 腺垂体的微细结构
→ 嗜碱性细胞；→ 嗜酸性细胞；→ 嫌色细胞

2. 嗜碱性细胞　数量较少，约占远侧部细胞总数的 10%。细胞大小不一，呈椭圆形或多边形，胞质中含有嗜碱性颗粒。嗜碱性细胞又分为 3 种：①促甲状腺激素细胞：分泌促甲状腺激素（TSH），能促进甲状腺滤泡的增生和甲状腺激素的合成与释放。②促性腺激素细胞：分泌卵泡刺激素（FSH）和黄体生成素（LH）。卵泡刺激素在女性可促进卵泡的发育；在男性则刺激生精上皮的支持细胞合成雄激素结合蛋白，并促进精子的发育。黄体生成素在女性可促进排卵和黄体形成，在男性则刺激睾丸间质细胞分泌雄激素，所以又称为间质细胞刺激素。③促肾上腺皮质激素细胞：分泌促肾上腺皮质激素（ACTH），可促进肾上腺皮质束状带分泌糖皮质激素。

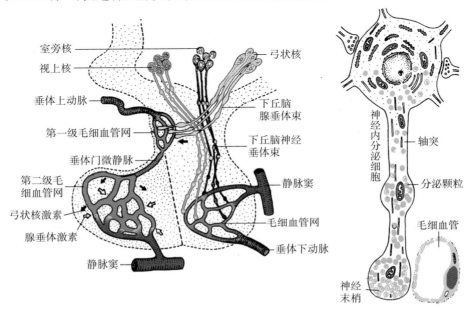

图 10-6　垂体的血管分布及其与下丘脑的关系

3. 嫌色细胞　数量最多，约占远侧部腺细胞总量的 50%。细胞体积小，呈圆形或多边形，胞质少，着色较淡，细胞边界不清。目前认为嫌色细胞可能是嗜酸性和嗜碱性细胞的前体或脱颗粒状态。

（二）神经垂体

神经垂体与下丘脑直接相连，因此两者是结构和功能的统一体。神经垂体主要由大量的无髓神经纤维和神经胶质细胞组成，含有丰富的窦状毛细血管（图 10-6）。

下丘脑的视上核和室旁核含有神经内分泌细胞，其轴突经漏斗到达神经部，是神经部无髓神经纤维的主要来源。这些神经内分泌细胞除具有一般神经元的结构外，胞体内还含有许多分泌颗粒，分泌颗粒沿细胞的轴突运输到神经部。光镜下可见神经部内有大小不等的嗜酸性团块，称赫令体。神经部内的胶质细胞又称垂体细胞，具有支持和营养神经纤维的作用。

下丘脑的视上核和室旁核的神经内分泌细胞可合成加压素和催产素。加压素可使小动脉收缩，升高血压；也可增强肾小管对水的重吸收，使尿量减少，所以又称抗利尿激素。该激素分泌减少，可引发尿崩症。催产素使子宫壁平滑肌收缩，促进分娩，并促进乳汁分泌。

神经垂体无分泌功能，只是贮存和释放下丘脑激素。

垂体的微细结构及主要功能归纳如下（表 10-1）：

表 10-1　垂体的微细结构特点及主要功能

主要结构特点			分泌激素	激素功能
腺垂体	嗜酸性细胞	生长激素细胞	生长激素（GH）	促进蛋白质合成，促进骨骼生长。幼年时期，该激素分泌不足可导致侏儒症，分泌过多则引起巨人症。成人时期，该激素分泌过多则导致肢端肥大症
		催乳激素细胞	催乳激素（PRL）	促进乳腺发育、乳汁分泌
	嗜碱性细胞	促甲状腺激素细胞	促甲状腺激素（TSH）	能促进甲状腺滤泡的增生和甲状腺激素的合成与释放，促进甲状腺分泌甲状腺激素
		促性腺激素细胞	卵泡刺激素（FSH）	可促进卵泡的发育，在男性则刺激生精上皮的支持细胞合成雄激素结合蛋白，并促进精子的发育
			黄体生成素(LH)	可促进排卵和黄体形成，在男性则刺激睾丸间质细胞分泌雄激素
		促肾上腺皮质激素细胞	促肾上腺皮质激素（ACTH）	促进肾上腺皮质分泌糖皮质激素
	嫌色细胞	体积小，胞质少，染色浅	无分泌功能	
神经垂体	无分泌细胞	储存和释放下丘脑分泌的激素	加压素	可使小动脉收缩，升高血压；也可增强肾小管对水的重吸收，使尿量减少，所以又称抗利尿激素
			催产素	使子宫壁平滑肌收缩，促进分娩，并促进乳汁分泌

知识链接

垂体与视神经

　　垂体位于下丘脑的前下方，与视神经的关系密切。因此，当垂体发生肿瘤时，大腺瘤（大于 1cm 者）除内分泌症状外还可引起视神经压迫症状：如压迫视交叉的中央部，可使视交叉神经纤维萎缩，导致双眼颞侧视野偏盲；如压迫视交叉的外侧部，引起同侧眼的鼻侧视野偏盲。然而，最多见的是从交叉外侧部直到中央部都受压迫，这时将引起同侧眼完全失明和对侧眼的颞侧视野偏盲。

巧 记 忆

　　垂体口诀：垂体窝，蝶骨上，椭圆垂体窝内藏；
　　　　　　腺垂体，在前方，分泌激素调节忙；
　　　　　　神经垂体不分泌，催产加压只释放。

第二节 甲 状 腺

一、甲状腺的形态和位置

甲状腺略呈"H"形,分为左、右两个侧叶及连接左、右侧叶的甲状腺峡。峡的上缘常有锥状叶向上伸出(图10-7)。

甲状腺的左、右叶分别贴于喉和气管颈段的两侧,甲状腺峡位于第2～4气管软骨环的前方。甲状腺左、右叶的后外方与颈部血管相邻,内侧面因与喉、气管、咽、食管、喉返神经等相邻。故当甲状腺肿大时,可压迫以上结构,导致呼吸困难、吞咽困难和声音嘶哑等症状。如压迫颈内静脉,可引起面部水肿。

甲状腺借结缔组织固定于喉软骨,故吞咽时甲状腺可随喉上下移动,临床上借此判断颈部肿块是否与甲状腺有关。

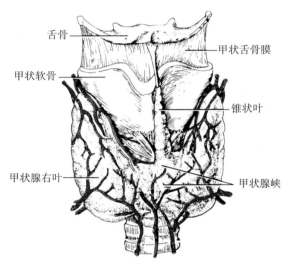

图 10-7　甲状腺

■ 课堂互动

同学们可互相在对方颈前部看一看、摸一摸,确定一下甲状腺侧叶的上下端及峡叶的位置。

二、甲状腺的微细结构

甲状腺表面包有一层结缔组织被膜,被膜中的结缔组织伸入腺实质内,将实质分为许多大小不等的小叶,每个小叶内含有20～40个甲状腺滤泡。滤泡之间有少量的结缔组织、丰富的毛细血管和成群的滤泡旁细胞(图10-8)。

(一)甲状腺滤泡

甲状腺滤泡大小不等,呈圆形、卵圆形。滤泡由单层立方上皮围成,中间为滤泡腔,腔内充满胶质,HE染色呈红色。甲状腺滤泡

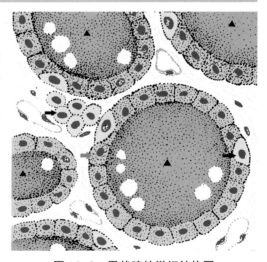

图 10-8　甲状腺的微细结构图
→滤泡上皮细胞;→滤泡旁细胞;▲胶质

上皮细胞能合成和分泌甲状腺激素。甲状腺激素的主要功能是促进机体的新陈代谢，提高神经兴奋性，促进生长发育，尤其对婴幼儿的骨骼发育和中枢神经系统发育影响很大。

知识拓展

甲状腺功能对人体的影响

当甲状腺功能低下时，甲状腺激素分泌不足，在儿童不仅引起身材矮小，而且会使脑发育障碍，导致呆小症。在成人则引起新陈代谢率降低、毛发稀少、精神呆滞和黏液性水肿。

当甲状腺功能亢进时，甲状腺素分泌增多，可出现甲状腺功能亢进症，简称甲亢。大多数甲亢患者出现甲状腺肿大，肿大的程度有轻有重，极少数甲亢患者甲状腺不肿大。不少甲亢患者可伴眼球突出。

此外，在有些山区、高原和内陆地区的居民常出现甲状腺肿大，称地方性甲状腺肿。其主要原因是机体内缺碘，甲状腺的功能障碍，引起甲状腺组织代偿性增生、肥大。

（二）滤泡旁细胞

滤泡旁细胞又称降钙素细胞，数量较少，细胞较大，常单个散布在滤泡上皮细胞之间，或成群分布于滤泡间的结缔组织内。滤泡旁细胞分泌降钙素。降钙素可促进成骨细胞的活动，使骨盐沉积于类骨质，并抑制肾小管和胃肠道对钙的吸收，从而使血钙降低。

甲状腺的组织结构及主要功能归纳如下（表 10-2）：

表 10-2 甲状腺的组织结构及功能

名称	位置	组织结构	分泌激素	激素功能
甲状腺	左、右侧叶：上端平甲状软骨中部，下端达第 6 气管软骨环 甲状腺峡：位于第 2～4 气管软骨环的前面 锥状叶：约 2/3 的人，由峡向上伸出，长者可达舌骨	甲状腺滤泡	甲状腺素	促进物质代谢和机体生长发育
		滤泡旁细胞	降钙素	可使血钙降低

巧 记 忆

甲状腺口诀：甲状腺"H"形，侧叶左右峡在中；
后面紧贴气管喉，可随吞咽上下动；
急救常选三至五，峡下气管切正中。

第三节 甲状旁腺

一、甲状旁腺的形态和位置

甲状旁腺为两对扁椭圆形小体，大小似黄豆，呈棕黄色。一般有上、下两对，通常贴附于甲状腺侧叶的后面（图 10-9）。上一对甲状旁腺略大，多位于甲状腺侧叶的中、上 1/3 交界处；下一对常位于甲状腺下动脉进入甲状腺的附近。有的甲状旁腺可埋入甲状腺的实质内，导致手术时寻找困难。

二、甲状旁腺的微细结构

甲状旁腺包有结缔组织被膜，腺细胞排列成团状或索状，其间含有少量的结缔组织和丰富的毛细血管。腺细胞主要有主细胞和嗜酸性细胞。

甲状旁腺的结构及主要功能如下（表 10-3）：

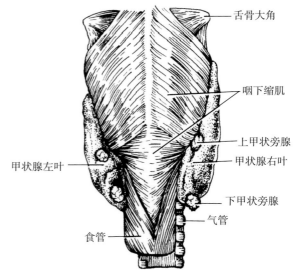

图 10-9　甲状旁腺

舌骨大角
咽下缩肌
上甲状旁腺
甲状腺右叶
下甲状旁腺
气管
食管
甲状腺左叶

表 10-3　甲状旁腺的结构及主要功能

主要结构	分泌激素	激素功能
主细胞	甲状旁腺素	可使血钙升高
嗜酸性细胞	无	功能不详

知识拓展

甲状旁腺与钙的调节

甲状旁腺的主细胞可合成和分泌甲状旁腺素。甲状旁腺素可增强破骨细胞的活性，促使骨盐溶解，并能促进肠和肾小管对钙的吸收，从而使血钙升高。由于甲状旁腺素能调节体内钙的代谢，维持血钙平衡。如该激素分泌不足或因手术时甲状旁腺被切除过多，即可引起钙的代谢失常，而导致手足搐搦症，甚至病理性骨折。如分泌过多则引起骨质过度吸收，容易发生骨折。

第四节　肾　上　腺

一、肾上腺的形态和位置

肾上腺呈黄色，左右各一，右侧为三角形，左侧近似半月形（图 10-10）；位于腹膜之后，附于肾的内上方。肾上腺与肾共同包于肾筋膜内，但肾有独立的纤维囊和脂肪囊，故肾下垂时，肾上腺并不随之下垂。

二、肾上腺的微细结构

肾上腺表面包有结缔组织被膜，其实质由周围部的皮质和中央部的髓质两部分构成。

（一）肾上腺皮质

肾上腺皮质位于肾上腺实质的周围部，占肾上腺体积的80% ~ 90%。根据其细胞的形态结构和排列方式，由表向里分为球状带、束状带和网状带三部分（图10-11）。

1. **球状带**　球状带较薄，紧贴于被膜之下。细胞较小，核小、染色较深，细胞多呈矮柱状，排列成球状团块，细胞团之间为窦状毛细血管和少量结缔组织。

球状带的细胞分泌盐皮质激素，如醛固酮等。其主要功能是促进肾远曲小管和集合小管对钠离子的重吸收和钾离子的排出，对调节机体内电解质和水平衡起着十分重要的作用。

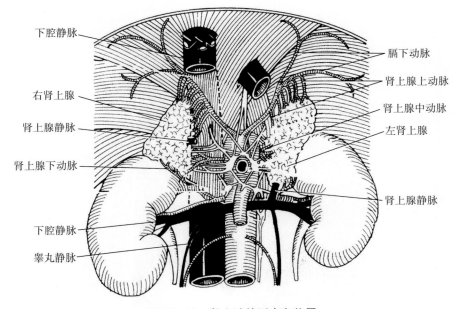

图 10-10　肾上腺的形态和位置

2. **束状带**　束状带最厚，位于球状带的深部。细胞体积大，呈多边形，核圆形、着色浅。细胞排列呈单行或双行的细胞索，由皮质向髓质呈放射状排列。索间有窦状毛细血管和少量结缔组织。

束状带的细胞分泌糖皮质激素，主要为皮质醇和皮质酮。糖皮质激素的主要作用是促进蛋白质和脂肪分解并转变成糖，并有抗炎和抑制免疫反应的作用。

3. **网状带**　网状带最薄，位于皮质的最内层。细胞较小，形态不规则，核小、染色深。细胞排列成索，细胞索彼此吻合，交织成网状。网状带细胞分泌雄激素和少量雌激素。

（二）肾上腺髓质

肾上腺髓质位于肾上腺的中央部，占肾上腺体积的10% ~ 20%。主要由排列成索状或团状的髓质细胞组成，团索间为窦状毛细血管和少量结缔组织。髓质细胞体积较大，呈多边形，胞质内有许多易被铬盐染成棕黄色的嗜铬颗粒，所以髓质细胞又称嗜铬细胞。根据胞质内颗粒的不同，髓质细胞分为两种：

1. 肾上腺素细胞　肾上腺素细胞数量较多，约占髓质细胞的80%，分泌肾上腺素，可使心肌收缩力增强，心率加快，心和骨骼肌的血管扩张而皮肤的血管收缩。

2. 去甲肾上腺素细胞　去甲肾上腺素细胞数量较少，分泌去甲肾上腺素，可使血压升高，心、脑和骨骼肌内的血流加速。

另外，髓质中还有少量的交感神经节细胞，胞体较大，散在于髓质之中。交感神经节细胞的突起与髓质细胞形成突触。当交感神经兴奋时，神经末梢释放的乙酰胆碱作用于髓质细胞，将肾上腺素和去甲肾上腺素释放入血液。

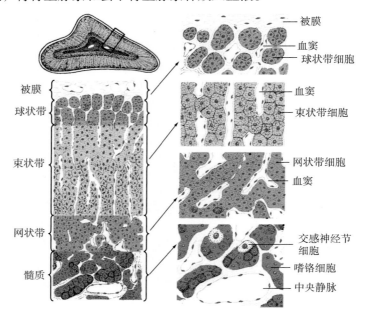

图 10-11　肾上腺的微细结构图

肾上腺的微细结构特点及主要功能归纳如下（表10-4）：

表 10-4　肾上腺的结构特点及功能

分部及结构特点		分泌激素	激素功能
皮质	球状带 细胞锥体形，排列成球状	盐皮质激素	促进肾远曲小管和集合小管对钠离子的重吸收和钾离子的排出，调节钠、钾和水的平衡
	束状带 多边形细胞，排列成索状	糖皮质激素	促进蛋白质和脂肪分解并转变成糖，并有抗炎和抑制免疫反应的作用
	网状带 多边形细胞，排列成索状，交错成网	雄激素，少量雌激素	促进生殖器官发育
髓质	嗜铬细胞 肾上腺素细胞	肾上腺素	可使心肌收缩力增强，心率加快，心和骨骼肌的血管扩张而皮肤的血管收缩
	去甲肾上腺素细胞	去甲肾上腺素	可使血压升高，小动脉收缩，心、脑和骨骼肌内的血流加速

知识拓展

糖皮质激素的临床应用

　　糖皮质激素由肾上腺皮质束状带分泌，具有抗炎、抗毒、抗过敏、抗休克的作用。临床可人工合成，应用于肾上腺皮质功能不全症；严重感染；结核性浆膜炎；眼科疾病（如虹膜炎、角膜炎、视网膜炎等）；自身免疫性病（如甲状腺热、风湿性及类风湿性关节炎等）；变态反应性疾病（如麻疹、血清病、过敏性鼻炎、支气管哮喘等）；各种休克；血液病；器官移植；皮肤及关节疾病。

巧 记 忆

　　肾上腺口诀：肾上腺，肾上方，就像帽子戴头上；

　　　　　　　　左半月，右三角，共同包进脂肪囊。

同步训练

一、名词解释

内分泌腺

二、填空题

1. 下丘脑的_____和_____的神经内分泌细胞能分泌_____和_____两种激素，它们沿轴突输送至垂体的_____部释放入血。

2. 垂体位于_____内，可分为_____和_____两部分。

3. 幼年时期，生长激素分泌不足可导致_____，分泌过多则引起_____。

4. 甲状腺侧叶位于_____和_____两侧，峡部位于第_____气管软骨环的前方。

5. 甲状腺素能_____机体的生长发育，主要影响_____和_____。

6. 肾上腺皮质三带，由浅至深分别是_____、_____、_____，分泌的主要激素分别是_____、_____和_____。

7. 肾上腺位于_____的上端，左肾上腺呈_____形，右肾上腺呈_____形。

8. 肾上腺髓质细胞又称_____，可分泌_____和_____两种激素。

三、单项选择题

1. 由腺垂体嗜酸性细胞分泌的激素是（　　　）

　　A. 促甲状腺激素　　B. 促性腺激素　　C. 促肾上腺皮质激素

　　D. 生长激素　　E. 以上都是

2. 对甲状腺的描述，错误的是（　　　）

　　A. 位于喉和气管颈部的两侧　　B. 分为左右两侧叶和中间的峡部

　　C. 峡部位于第 3 ~ 5 气管软骨的前方　　D. 吞咽可随喉上下移动

　　E. 部分人有锥状叶

3. 甲状腺素产生于（　　　）

　　A. 滤泡旁细胞　　B. 滤泡上皮细胞　　C. 滤泡之间内皮细胞

　　D. 结缔组织细胞　　E. 以上都产生

4.分泌降钙素的细胞是（　　　）

　　A.甲状腺滤泡上皮细胞　　B.滤泡旁细胞　　C.结缔组织细胞

　　D.滤泡之间内皮细胞　　E.甲状旁腺细胞

5.甲状旁腺素（　　　）

　　A.升高血钙　　B.降低血钙　　C.由甲状腺分泌

　　D.经管道排泄　　E.促进骨骼发育

四、简答题

1.垂体分泌的激素有哪些？各由什么细胞分泌？

2.简述肾上腺的形态、位置及组织结构。

第十一章　神经系统

 知识要点

　　掌握：神经系统的常用术语；脊髓的位置；脑干的位置、分部；端脑的外形，内囊的位置、分部及通过的纤维名称；脑脊液循环。

　　熟悉：神经系统的组成；反射弧的组成；脊髓的形态、内部结构；脑干的内部结构；小脑、间脑的位置；颈丛、臂丛、腰丛和骶丛的位置，主要分支和分布；12对脑神经的名称、序数；三叉神经、面神经、舌咽神经、迷走神经和舌下神经的分支和分布。

　　了解：脑室，脑血管，脑和脊髓的被膜；内脏神经的组成和内脏运动神经的特点与分布；脑和脊髓的传导通路。

　　难点：端脑和脑干的内部结构；内囊通过纤维的名称。

　　神经系统在人体生命活动中起着主导作用，人体内的各个器官、系统在神经系统的调节和控制下，彼此联系，相互影响，相互依存，使人体成为一个有机的整体。例如：在体育锻炼时，机体除了肌肉强烈收缩外，同时还会出现呼吸加深加快等一系列反应。人类生活在复杂的环境中，神经系统不仅能借助感受器感受外界变化的刺激，而且能迅速准确地调节各器官、系统的生理活动，以适应不断变化的环境，从而保证生命活动的正常进行。人类神经系统的形态和功能是经过漫长的进化过程而获得的，特别是在生产劳动、语言功能以及思维的推动下，发展到空前复杂、高级的程度，从而使人类既能适应外界环境的变化，更能主动地认识世界、改造世界。

第一节　概　　述

一、神经系统的组成 （图11-1，图11-2）

　　神经系统是一个不可分割的整体，按其所在部位分为中枢神经系统和周围神经系统。中枢神经系统包括脑和脊髓；周围神经系统包括脑神经、脊神经和内脏神经。根据周围神经系统分布部位不同，我们又把周围神经分为躯体神经和内脏神经。躯体神经分布于体表、骨、关节和骨骼肌；内脏神经则支配平滑肌、心肌和腺体。周围神经系统中都有感觉纤维和运动纤维。感觉神经是将神经冲动自感受器传向中枢部，又称传入神经；运动神经则是将神经冲动自中枢部传向周围的效应器，又称传出神经。内脏神经中的传出神经专门支配不受人的主观意志所控制的平滑肌、心肌和腺体的运动，故又称为自主神经系统或植物神经系统，它们又分为交感神经和副交感神经。

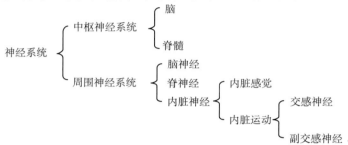

图 11-1　神经系统的组成

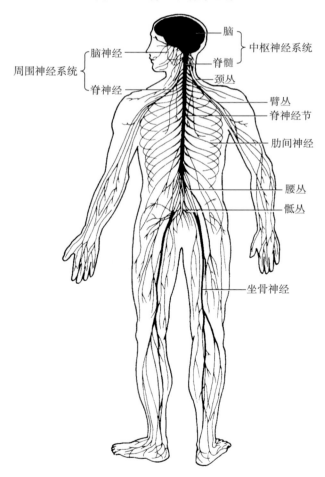

图 11-2　神经系统概况

二、神经系统的活动方式

神经系统在调节机体的生理活动中，对内、外界环境变化作出适宜的反应，称为反射。反射活动是神经系统活动的基本形式。反射活动的结构基础是反射弧。反射弧的基本组成：感受器→传入神经→中枢→传出神经→效应器（图11-3）。反射弧中任何一个环节发生障碍，反射活动将减弱或消失。临床上常通过一些反射检查协助诊断神经系统疾病。

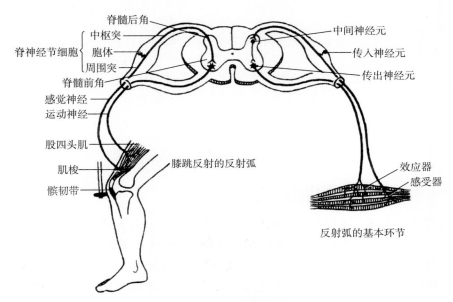

图 11-3　反射弧示意图

 课堂互动

做一做：两人一组做膝跳反射的试验，并列举出我们生活中的一些反射活动。

三、神经系统的常用术语

1. 灰质和皮质　在中枢神经系统内，神经元的胞体及其树突聚集的部位，在新鲜的标本上色泽灰暗，称为灰质。位于大脑和小脑表层的灰质，称为大脑皮质和小脑皮质。

2. 白质和髓质　在中枢神经系统内，神经纤维集中的地方，因多数神经纤维表面的髓质具有髓鞘，在标本上色泽苍白，称为白质。大脑半球和小脑的白质特称髓质。

3. 神经核和神经节　在中枢神经系统内，形态和功能相似的神经元胞体聚集在一起形成的灰质团块，称为神经核。在周围神经系统内，神经元胞体聚集的地方，称为神经节，如脑、脊神经节。

4. 纤维束和神经 在中枢神经系统的白质内，起止、行程和功能相同的神经纤维聚集成束，称为纤维束或传导束。在周围神经系统内，不同功能的神经纤维聚集成束，称为神经。

5. 网状结构 在中枢神经系统内，灰质和白质混合，即神经纤维交织在一起，灰质团块散在其中。

巧 记 忆

灰质：中枢神经神经元，胞体树突共集中。
色泽灰暗称灰质，大小脑表为皮质。
神经核：若在中枢神经内，功能相同细胞体；
集中构成灰质团，特称之为神经核。

第二节　中枢神经系统

一、脊髓

（一）脊髓的位置和外形

脊髓位于椎管内，上端在枕骨大孔处与延髓相续，下端成人平第 1 腰椎体的下缘，新生儿约在第 3 腰椎下缘水平，随年龄增长逐渐升至成人水平。

脊髓呈扁圆柱状，粗细不等（图 11-4），颈髓处有颈膨大，腰骶髓处有腰膨大，分别连接上肢和下肢的神经。脊髓的末端为脊髓圆锥。脊髓圆锥下方被软脊膜形成的终丝固定于尾骨背面，属结缔组织。

脊髓表面有纵贯其全长的 6 条沟。前面正中的称前正中裂，后面正中的称后正中沟。在前正中裂与后正中沟的两侧，分别有前外侧沟和后外侧沟，沟内分别连有脊神经的前根和后根。前、后两根在椎间孔处汇合成脊神经。每条脊神经后根上都有膨大，称脊神经节（图 11-5）。

脊髓的两侧共连接着 31 对脊神经。每对脊神经所连的一段脊髓，称为 1 个脊髓节段。脊髓共有 31 个节段，即颈髓 8 节、胸髓 12 节、腰髓 5 节、骶髓 5 节和尾髓 1 节。

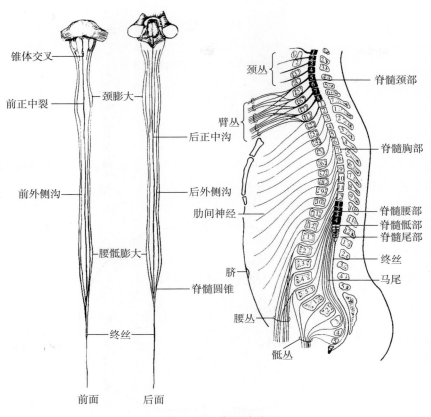

图 11-4 脊髓的外形

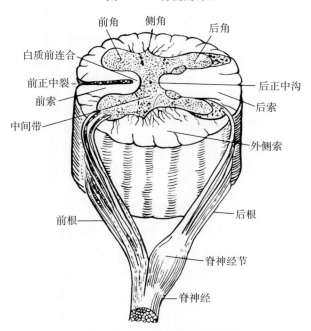

图 11-5 脊髓节段及内部结构示意图（侧面观）

巧 记 忆

脊髓外形特征及位置口诀：上颈下腰二膨大，大孔延至腰一下；

下端圆锥连终丝，丝周缠绕马尾巴。

（注：锥，脊髓圆锥；丝，终丝。）

（二）脊髓的内部结构

脊髓内部有纵贯脊髓全长的中央管。中央管周围是由神经元构成的蝶形灰质柱，灰质周围是神经纤维构成的白质（图11-6）。

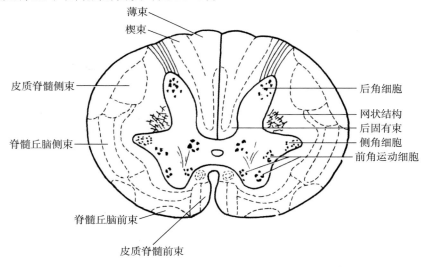

图 11-6 脊髓的内部结构示意图

1. 灰质　灰质纵贯脊髓全长，分为左右对称的两半。前部膨大，称前角（柱），内含运动神经元，它的轴突由脊髓的前外侧沟穿出，构成脊神经前根。后部狭窄，称后角（柱），内含联络神经元，它的树突与脊神经后根的纤维构成突触；轴突进入白质，组成上行纤维束，或在脊髓不同节段间起联络作用。在脊髓胸段和上腰段的前、后角之间，灰质有向外侧突出的部分叫侧角（柱）。侧角内含交感神经元，其轴突进入脊神经的前根，构成交感神经纤维。在骶髓2～4段，有骶副交感核，含有副交感神经元，轴突进入脊神经的前根构成副交感神经纤维。

2. 白质　每侧白质均以脊髓表面的纵沟为标志，分前正中裂与前外侧沟之间的前索，后外侧沟与后正中沟之间的后索，前、后外侧沟之间的外侧索。各索都由上行的感觉纤维束或下行的运动纤维束组成（表11-1）。上行纤维束起自脊神经节或脊髓灰质，将来自脊神经的感觉冲动传入脑。下行纤维束起自脑的不同中枢定位区，下行终止于脊髓的不同节段，将脑发出的运动冲动传至脊髓。此外，在靠近灰质的周缘还有一种短纤维束，叫固有束。固有束起自脊髓的不同节段，上升或下降几个节段后终止于脊髓节段，在脊髓的不同节段之间起联络作用。脊髓内上行和下行的纤维束主要有：

（1）上行纤维束

① 薄束与楔束　位于后索中。薄束在后索的内侧，传导同侧第 5 胸节以下的本体觉，即肌肉、肌腱的张力觉，关节的位置觉、震动觉及精细触觉（物体的纹理粗细感觉和两点间的距离分辨觉）冲动。楔束位于薄束的外侧，传导同侧第 4 胸节以上的本体觉及精细触觉冲动。

② 脊髓丘脑束　在外侧索的前部（脊髓丘脑侧束）和前索内（脊髓丘脑前束），把躯干和四肢的痛、温觉和粗触觉传入大脑。

（2）下行纤维束　下行纤维束主要有皮质脊髓侧束和皮质脊髓前束，分别在外侧索和前索内。它们将大脑皮质的运动命令传至脊髓前角的运动神经元，再由脊髓前角神经元发出运动纤维加入脊神经，随各分支支配骨骼肌的随意运动。

脊髓白质的主要纤维束归纳如下（表 11-1）：

表 11-1　脊髓白质的主要纤维束

	名称	位置	功能
上行纤维束	薄束和楔束	后索	传导躯干、四肢的意识性本体觉和精细触觉冲动
	脊髓丘脑束	外侧索和前索	传导躯干、四肢的痛觉、温觉及触、压觉冲动
下行纤维束	皮质脊髓侧束	外侧索	将来自大脑皮质的冲动传至脊髓前角，管理骨骼肌的随意运动
	皮质脊髓前束	前索	
	固有束	灰质的周缘	在脊髓的不同节段间起联络作用，参与节间反射

巧 记 忆

脊髓内部结构口诀：灰质纵行三根柱，横断面上似蝶舞；

前角运动后感觉，中间侧角要自主；

脊髓白质三个索，下行运动上感觉；

薄楔后索深感觉，外侧前索是混合；

皮质脊髓管运动，脊丘浅感是功能。

（三）脊髓的功能

1. 反射功能　脊髓是反射活动的低级中枢，如髌腱（膝跳）反射、排便反射等。叩击髌韧带（股四头肌肌腱），引起膝关节轻度前伸的现象叫髌腱反射。在反射中，当髌韧带被叩击时，分布于股四头肌内的感受器感受到刺激，产生神经冲动；冲动沿脊神经后根（传入）感觉神经传入脊髓（中枢），然后再经脊神经前根（传出）运动神经传至股四头肌（效应器），股四头肌收缩而产生伸膝活动。

2. 传导功能　脊髓一方面把各种感觉冲动经上行纤维束传至脑；另一方面又把脑发出的运动命令，经下行纤维束和脊神经传至躯干四肢的效应器。

知识拓展

脊髓损伤

　　椎骨骨折，椎间盘突出，椎管内肿瘤、囊肿等疾病压迫脊髓，使传导通路中断，脊髓的反射功能因此减弱或消失，造成损伤平面以下的感觉障碍，如运动瘫痪、腱反射消失、排便反射消失、大小便失禁等。

二、脑

　　脑位于颅腔内，分脑干、小脑、间脑和端脑4部分（图11-7）。

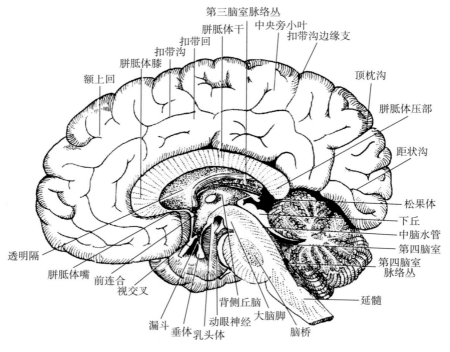

图 11-7　脑的正中矢状切面

（一）脑干

　　脑干位于颅后窝，前贴枕骨大孔前上方，上连间脑，下续脊髓，后紧贴小脑。脑干分3部分，从下往上分别是延髓、脑桥和中脑。

　　1. 脑干的外形

　　（1）腹侧面（图11-8）

　　① 延髓　腹侧面形似倒置的锥体，前靠枕骨基底部，后上方为小脑，其下在枕骨大孔处与脊髓相接。

　　脊髓表面的纵行沟裂向上延续到延髓。在延髓腹面、前正中裂两侧有锥形隆起的锥体，主要由皮质脊髓束纤维聚成，因此皮质脊髓束也可称为锥体束。在延髓和脊髓交界处，组成锥体的纤维束大部分左右交叉，在外形上可以看到锥体交叉。与延髓相连的

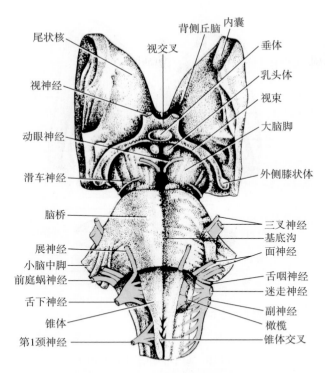

尾状核

背侧丘脑 内囊

视交叉

垂体

视神经

乳头体

视束

动眼神经

大脑脚

滑车神经

外侧膝状体

脑桥

三叉神经

基底沟

展神经

面神经

小脑中脚

前庭蜗神经

舌咽神经

舌下神经

迷走神经

锥体

副神经

橄榄

第1颈神经

锥体交叉

图 11-8 脑干的外形（腹侧面）

脑神经有舌咽神经（Ⅸ）、迷走神经（Ⅹ）、副神经（Ⅺ）和舌下神经（Ⅻ）。

② 脑桥　腹面宽阔膨隆，称脑桥基底部。基底部正中有纵行的基底沟，容纳基底动脉。基底部向两侧延伸的巨大纤维束称脑桥臂，在移行处有粗大的三叉神经（Ⅴ）根出入。脑桥的下缘借延髓脑桥沟与延髓分界。沟中自内向外分别有展神经（Ⅵ）、面神经（Ⅶ）和前庭蜗神经（Ⅷ）根出入。脑桥上缘与中脑的大脑脚相接。

③ 中脑　腹面有一对粗大的圆柱状隆起，称大脑脚，由大量来自大脑皮质的下行纤维束组成。大脑脚底之间的深凹为脚间窝，有动眼神经（Ⅲ）根出脑。

（2）背侧面（图 11-9）

① 延髓　后正中沟的两侧有两对纵行隆起，内侧的称薄束结节，其深面有薄束核；外侧的称楔束结节，深面有楔束核。二者分别与脊髓上行纤维薄束和楔束相连。延髓的后上部和脑桥背面共同形成的菱形窝，构成第四脑室的底。

② 脑桥　脑桥背侧面构成第四脑室底的上部。

③ 中脑　背面有两对突起，上一对叫上丘，是视觉反射中枢；下一对叫下丘，是听觉反射中枢。二者分别连于间脑的外侧膝状体和内侧膝状体。下丘的下方连有滑车神经（Ⅳ）根，是唯一从脑干背面发出的脑神经。

2. 脑干的内部结构　脑干的内部由灰质、白质和网状结构构成。

（1）灰质　脑干内的灰质与脑神经关联，称脑神经核。脑神经核又分躯体运动核和内脏运动核（又称副交感核）、躯体感觉核和内脏感觉核。脑神经核的名称多数与相连的脑神经一致（图 11-10）。

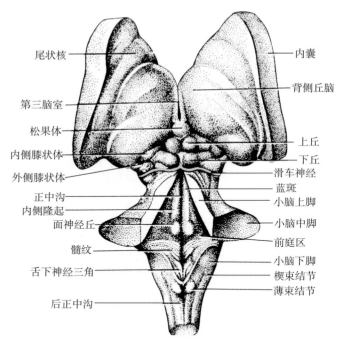

尾状核

内囊

第三脑室

背侧丘脑

松果体

内侧膝状体

上丘

外侧膝状体

下丘

正中沟

滑车神经

内侧隆起

蓝斑

面神经丘

小脑上脚

髓纹

小脑中脚

舌下神经三角

前庭区

小脑下脚

后正中沟

楔束结节

薄束结节

图 11-9　脑干的外形（背侧面）

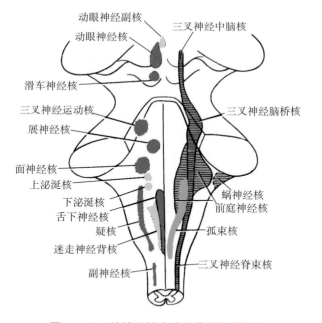

动眼神经副核

三叉神经中脑核

动眼神经核

滑车神经核

三叉神经运动核

三叉神经脑桥核

展神经核

面神经核

上泌涎核

下泌涎核

蜗神经核

舌下神经核

前庭神经核

疑核

孤束核

迷走神经背核

三叉神经脊束核

副神经核

图 11-10　脑神经核在脑干背侧面的投影

除脑神经核外，脑干内的其他核团有中脑内的红核和黑质、延髓内的薄束核和楔束核等。红核与黑质有调节骨骼肌张力的功能；薄束核和楔束核内有躯干和四肢本体觉及精细触觉传导通路的第二级神经元。

（2）白质　主要由上行的感觉纤维束和下行的运动纤维束构成。

① 内侧丘系　脊髓后索的薄束和楔束，上升至延髓后止于薄束核和楔束核；薄束核和楔束核发出纤维，绕至中央管的腹侧，并交叉至对侧，形成内侧丘系交叉；交叉后的纤维形成内侧丘系上升至丘脑。

② 脊髓丘脑束　脊髓丘脑束由脊髓上升至延髓腹外侧，后转至内侧丘系的背外侧，上连于丘脑。

③ 锥体系与锥体交叉　由大脑皮质中央前回和中央旁小叶下降的锥体系纤维组成，包括皮质脊髓束和皮质核（脑干）束。其中皮质脊髓束经大脑脚、脑桥腹侧，在延髓上部形成锥体，其下端大部分纤维左右交叉，构成锥体交叉。交叉后的纤维至对侧脊髓侧索下降，称皮质脊髓侧束；少部分没有交叉的在同侧脊髓前索下降，叫皮质脊髓前束（只达到第 4 胸髓水平）。皮质核束的纤维下降至双侧脑神经运动核（面神经核下半和舌下神经核除外，因其只接受对侧上运动神经元支配，不接受同侧支配）。

（3）网状结构　在脑干内除了神经核和纤维束以外，还存在一个广泛区域，由纵横交错成网状的神经纤维和散在其中大小不等的神经细胞团块构成。网状结构内的某些核团为中枢，如吸气中枢、呼气中枢、减压中枢、加压中枢等，统称为生命中枢。

3. 脑干的功能

（1）传导功能　联系大、小脑皮质和脊髓的上、下行纤维束都经过脑干，因此脑干是中枢神经系统与各部之间互相联系的重要通路。

（2）反射活动的低级中枢　脑干内的低级反射中枢有延髓内调节心血管活动和呼吸运动的"生命中枢"、瞳孔对光反射中枢、角膜反射中枢以及呕吐反射中枢等。这些中枢受损可使生命处于危急状态。

（3）网状结构的功能　脑干内的网状结构有调节骨骼肌张力、协调肌群运动、维持大脑皮质的睡眠和觉醒状态等功能。

知识拓展

脑干损伤

生命的象征即心跳、呼吸、瞳孔对光反射、角膜（眨眼）反射等。脑干损伤后，生命体征就会出现疾病症状，如心跳快而弱，呼吸浅而急促，角膜反射、瞳孔对光反射迟钝，甚至消失。一旦心跳、呼吸停止，角膜反射、瞳孔对光反射消失，瞳孔散大，生命就会终结。

4. 第四脑室　第四脑室位于延髓、脑桥和小脑之间，腔向下通脊髓的中央管，向上经中脑水管通第三脑室，并经第四脑室正中孔和外侧孔与蛛网膜下隙相通。

（二）小脑

小脑位于颅后窝内，延髓和脑桥的背侧。小脑中部缩细称小脑蚓，两侧膨大称小脑半球。半球的下面有成对突起的小脑扁桃体。小脑扁桃体向前下靠近延髓和枕骨大孔，当颅内压升高时，可将其挤压向延髓和枕骨大孔，形成小脑扁桃体疝而危及生命（图 11-11，图 11-12）。

　　小脑的灰质大部分集中在表面，称小脑皮质；小脑白质在深面，称小脑髓体。髓体中有灰质团块，称小脑核（图11-13）。

　　小脑的功能是维持躯体的平衡、调节骨骼肌的张力、协调各肌群间的运动和精细动作。

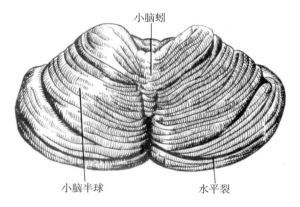

图 11-11　小脑外形（上面）

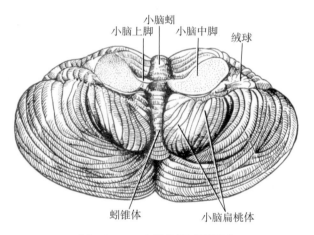

图 11-12　小脑外形（下面）

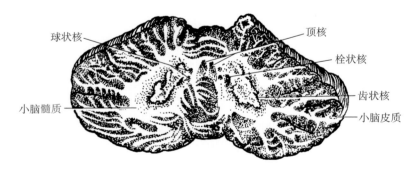

图 11-13　小脑水平切面（示小脑核）

知识拓展

小脑损伤

小脑疾病或损伤时，表现为站立不稳，走路步态蹒跚（鸭子走路的形态），骨骼肌张力失调，手拿物不准、不稳，动作过伸夸张（舞蹈症）等共济（平衡）功能失调现象。

（三）间脑

间脑位于大脑与中脑之间，大部分被大脑半球覆盖。间脑主要包括背侧丘脑和下丘脑等部分（图 11-14）。间脑内的腔隙称第三脑室。

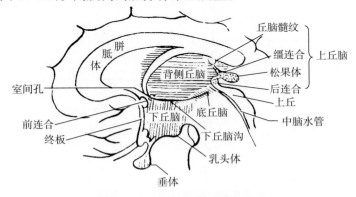

图 11-14　间脑的位置和分部示意图

1. 背侧丘脑　背侧丘脑简称丘脑，是间脑背侧份的卵圆形灰质核团，左右各一。丘脑内有前后方向的"Y"形内髓板，把丘脑分成前核群、内侧核群和外侧核群 3 部分。前核群位于内髓板分叉处的前方、内侧核群和外侧核群分别在内髓板的内侧和外侧。核群是浅、深感觉传导通路高级中枢的第三级神经元所在部位（图 11-15）。

2. 下丘脑　下丘脑位于背侧丘脑的前下方，包括视交叉、灰结节和乳头体，灰结节下方依次连有漏斗和垂体。视交叉前连视神经，向后续为视束。

下丘脑内有视上核和室旁核等多个核群。视上核位于视交叉的上方，室旁核位于第三脑室的侧壁内。两核群分泌加压素（抗利尿素）和催产素。

下丘脑是内脏活动和内分泌腺的高级调节中枢，对体温、摄食、水盐平衡以及情绪、记忆等都有重要的作用。

3. 第三脑室　是丘脑正中的矢状裂隙，室腔后下部经中脑水管通第四脑室，上部经室间孔通侧脑室（图 11-16）。

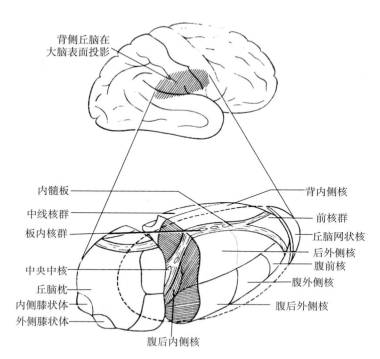

内髓板

背内侧核

中线核群

前核群

板内核群

丘脑网状核

后外侧核

中央中核

腹前核

丘脑枕

腹外侧核

内侧膝状体

腹后外侧核

外侧膝状体

背侧丘脑在
大脑表面投影

腹后内侧核

图 11-15　背侧丘脑结构示意图

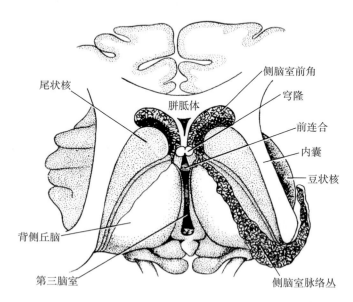

图 11-16　第三脑室的位置

（四）端脑

端脑又叫大脑，是脑的最高级部位，由左、右大脑半球在近底部处借胼胝体连接而成。胼胝体的上方为大脑纵裂，分隔左、右大脑半球。每个半球表层的灰质，为大脑皮质。皮质深面为髓质，位于髓质内的灰质核团称为基底核。大脑半球内的腔隙，称为侧脑室。

1. **大脑半球的外形和分叶** 大脑半球可分为 3 面和 3 极，即隆凸的上外侧面、平直的内侧面和凹凸不平的下面；前端突出的部分为额极，后端突出的部分为枕极，在外侧面向前、下突出的部分为颞极。半球表面有许多深、浅不等的沟，沟与沟之间的隆起，称为脑回。重要的沟有（图 11-17，图 11-18）：①外侧沟位于半球上外侧面，是由前下行向后上的深沟；②中央沟位于上外侧面，由半球上缘中点稍后起始，行向前下；③顶枕沟位于半球的内侧面后部，自胼胝体后端的后面斜向后上，并延伸至上外侧面。

大脑半球借上述 3 条沟分为 5 叶：额叶是中央沟以前、外侧沟以上的部分，位于颅前窝内。枕叶是顶枕沟以后的部分，位于小脑上方。顶叶是中央沟与顶枕沟之间、外侧沟以上的部分，位于顶骨深方。颞叶是外侧沟以下的部分，位于颅中窝内。岛叶位于外侧沟深部，又称为脑岛。

2. **大脑半球重要的沟和回** 大脑半球各面有很多的沟和回，加大了大脑皮质的面积，形成了不同的功能定位区。

（1）**大脑半球上外侧面**（图 11-17） 中央前沟位于中央沟的前方，走行方向与中央沟平行，两沟之间是中央前回。额上沟和额下沟位于中央前沟的前方，呈前后方向与大脑半球上缘平行，将中央前沟以前的额叶部分分成额上回、额中回和额下回。中央后沟位于中央沟的后方，与中央沟平行，两沟之间是中央后回。颞上沟位于外侧沟的下方，它与外侧沟之间是颞上回。在外侧沟的下壁、颞上回的上方有颞横回。

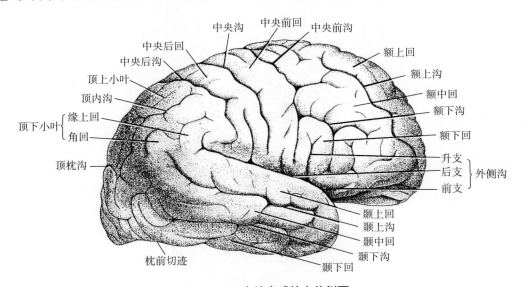

图 11-17 大脑半球的上外侧面

（2）大脑半球内侧面（图11-18） 位于胼胝体上方并与其平行的沟称扣带沟，扣带沟与胼胝体之间有扣带回。在扣带回中部的上方有中央旁小叶，与中央前、后回延续。枕叶内有前后走向的距状沟，呈弓形与顶枕沟呈"T"形交叉。距状沟的前下方，有侧副沟。侧副沟前部上方有海马旁回，其前端弯向后称钩。扣带回、海马旁回及钩围绕胼胝体形成环状结构，因位于间脑和大脑半球的边缘，故称边缘叶。

（3）大脑半球下面 在额叶下面的前内侧有嗅球，后端延续为嗅束。嗅球、嗅束是传导嗅觉的神经通路（图11-19）。

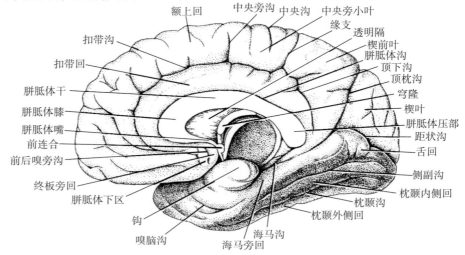

图 11-18 大脑半球的内侧面

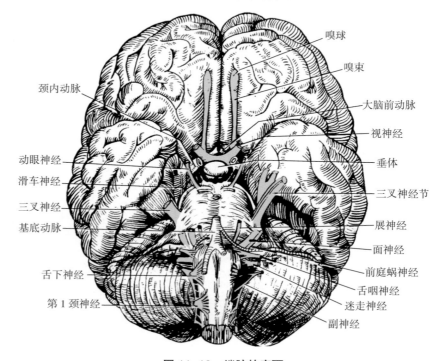

图 11-19 端脑的底面

3. 大脑半球的内部结构　大脑半球表面被灰质覆盖，称大脑皮质；深面有大脑的白质。在端脑底部的白质中有基底核，端脑内的腔为侧脑室。

（1）大脑皮质的功能定位　大脑皮质是人体功能活动的高级中枢，人类在长期的进化和社会实践中，不同部位的皮质逐渐形成了接受某种刺激和完成某种反射的相对定位区，称为大脑皮质的功能区。其中最具临床意义的功能区有（图 11-20，图 11-21）：

① 躯体感觉区　位于中央后回和中央旁小叶后部，接受来自对侧半身体传导的浅、深感觉的纤维。

② 躯体运动区　位于中央前回和中央旁小叶前部，支配对侧半身体骨骼肌的随意运动。

③ 视觉区　位于枕叶内侧面距状沟的两侧皮质，接受传导视觉的传入纤维。

④ 听觉区　位于颞横回，接受传导听觉的纤维。

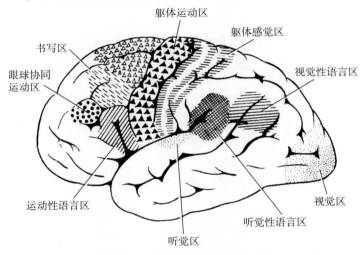

图 11-20　大脑皮质主要功能区（上外侧面）

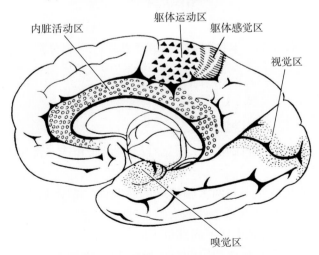

图 11-21　大脑皮质主要功能区（内侧面）

（2）基底核　位于大脑半球基底部的白质内，包括尾状核、豆状核和杏仁体（图11-22）。尾状核位于丘脑的上外侧以及后方和下方，前端膨大称尾状核的头，自中部向后逐渐变细称尾状核体，其尾部与杏仁体相连。豆状核位于背侧丘脑的外侧，分外侧部的壳和内侧大部分的苍白球。尾状核和豆状核又合称为纹状体。苍白球出现较早，称旧纹状体。壳和尾状核称新纹状体。纹状体的功能是维持和调节骨骼肌张力、协调肌群间的随意运动。

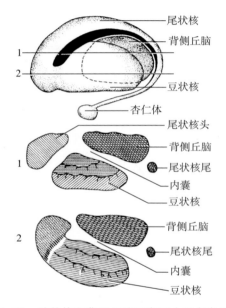

图 11-22　纹状体和背侧丘脑示意图（示内囊位置）

（3）大脑髓质　由神经纤维构成。根据纤维的走向和连接部位及功能的不同可分为3种（图11-23）：

①连合纤维　是联系左、右两大脑半球的胼胝体。在大脑正中矢状切面标本中，胼胝体呈弓状，纤维呈放射状联系着两侧大脑半球。

②联络纤维　是联系同侧半球不同部位皮质的纤维。

③投射纤维　是联系大脑皮质、间脑、脑干和脊髓的上、下行纤维。位于丘脑、尾状核和豆状核之间的投射纤维称内囊（图11-24），为一厚的白质板。在半球水平切

面上，内囊呈开口向外侧的"＞＜"状。内囊分为 3 部分：内囊前肢较短，位于豆状核与尾状核之间；内囊后肢较长，位于豆状核与背侧丘脑之间；内囊膝位于前后肢相交处。

通过内囊膝的是皮质核束；通过内囊后肢的为皮质脊髓束、丘脑中央辐射（来自丘脑腹后核的躯体感觉纤维）、视辐射（来自外侧膝状体的视觉纤维）和听辐射（来自内侧膝状体的听觉纤维）。

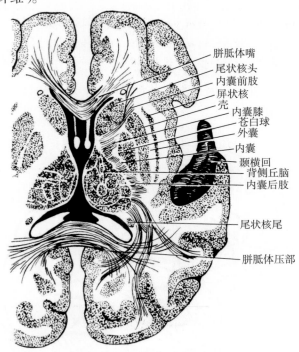

图 11-23　大脑半球的水平切面

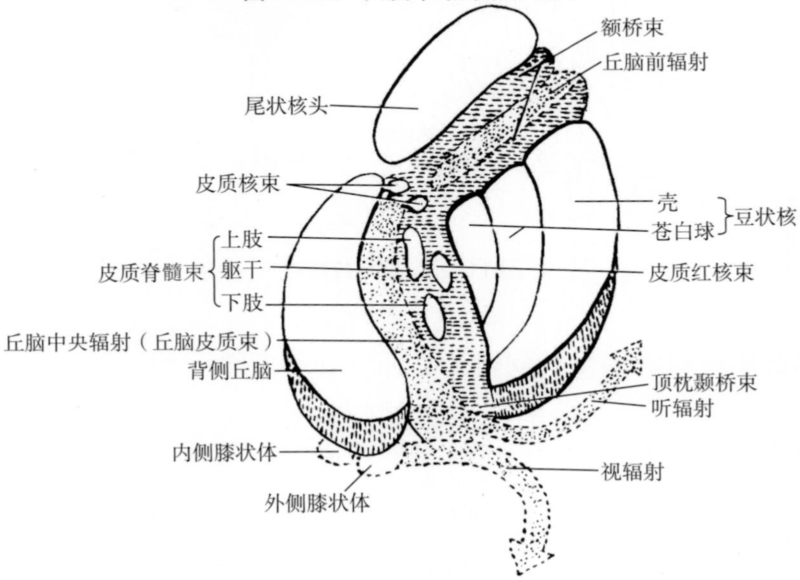

图 11-24　内囊模式图

由于内囊狭小，又是出入大脑半球纤维高度集中的区域，故内囊后肢受到损害时，可出现"三偏综合征"，即对侧身体的感觉丧失（偏身感觉丧失）、对侧肢体运动丧失（偏瘫）、双眼出现对侧视野偏盲。

巧 记 忆

内囊口诀：背侧丘脑豆尾间，投射纤维从中穿；
　　　　　组成结构分三部，前肢后肢由膝连；
　　　　　皮质脊髓丘辐射，内囊后肢上下窜；
　　　　　出血缺血伤内囊，感觉丧失对侧瘫。

（4）侧脑室　位于大脑半球内，为左、右对称的腔隙，略呈"C"形，其前部经室间孔与第三脑室相通（图 11-25）。

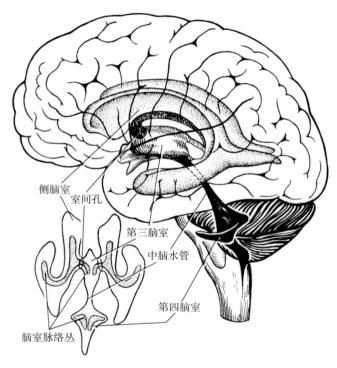

图 11-25　脑室投影图

三、脑脊髓被膜、血管和脑脊液循环

（一）脑脊髓的被膜

该被膜包于脑和脊髓表面，由外向内依次为硬膜、蛛网膜和软膜。它们对脑和脊髓起支持和保护作用。

1. 硬膜　由致密结缔组织构成，包于脊髓表面的称硬脊膜，包于脑表面的称硬脑膜。

（1）硬脊膜 上端在枕骨大孔的周缘与硬脑膜相续；下端自第2骶椎以下包裹终丝，附着于尾骨背面。硬脊膜与椎管内面骨膜之间的腔隙称硬膜外隙，其中有脊神经根、淋巴管和静脉丛通过，隙内略呈负压（图11-26）。临床手术麻醉时，将麻醉药物注入此间隙以阻断脊神经的传导，称硬膜外麻醉。

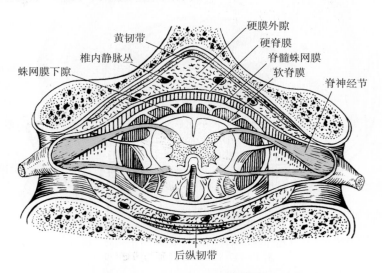

图11-26 脊髓的被膜（水平切面）

（2）硬脑膜 由外层的颅骨内骨膜和内层的硬脑膜两层构成；两层紧密结合，不易分离。硬脑膜与颅骨结合疏松，故颅骨损伤时，易引起硬膜外血肿。硬脑膜与颅底的连结十分紧密，当颅底骨折时，易撕裂硬脑膜和蛛网膜，导致脑脊液外漏。

①硬脑膜形成的结构（图11-27） 大脑镰在正中线上呈镰刀状，垂直伸入大脑纵裂，分隔左右大脑半球；小脑幕伸入大脑横裂内，上与大脑镰相连，前缘游离形成小脑幕切迹，围绕中脑。

②硬脑膜形成的静脉窦（图11-27，图11-28） 上矢状窦：位于大脑镰的上缘。下矢状窦：位于大脑镰的下缘，与直窦相通。横窦和乙状窦：横窦位于小脑幕的后缘，其外侧续于乙状窦；乙状窦终止于颈静脉孔，颈内静脉由此起始。直窦：位于大脑镰与小脑幕的结合处，向后通窦汇。窦汇：位于枕内隆凸处，由上矢状窦和直窦汇合而成，横窦由此向两侧延续为乙状窦。海绵窦：位于蝶骨体两侧，内有颈内动脉、动眼神经、滑车神经、展神经和三叉神经的分支眼神经通过。

硬脑膜窦经板障静脉与颅外的静脉相交通，海绵窦经眼静脉与面静脉交通，因此，头面部的感染可通过上述途径蔓延到颅内。

2. 蛛网膜 薄而透明，分别包在脑和脊髓的外面。蛛网膜与软膜之间的间隙称蛛网膜下隙，内流有脑脊液。蛛网膜下隙扩大的部分形成：①小脑延髓池：位于颅后窝小脑和延髓之间；②终池：位于椎管内，脊髓圆锥下端至第2骶椎平面，池内有马尾和终丝。蛛网膜在上矢状窦附近形成米粒状结构，深入上矢状窦，称蛛网膜粒，脑脊液经蛛

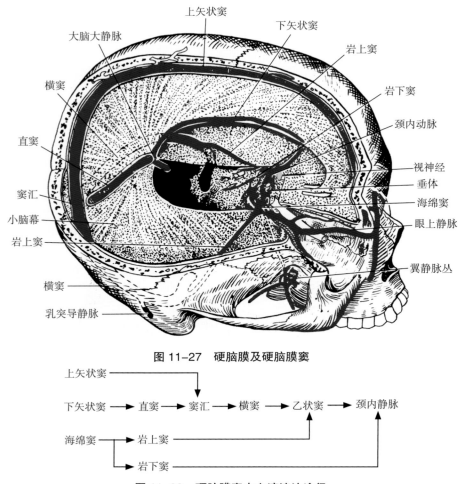

图 11-27　硬脑膜及硬脑膜窦

上矢状窦 ────────────┐
　　　　　　　　　　　　　　↓
下矢状窦 ──→ 直窦 ──→ 窦汇 ──→ 横窦 ──→ 乙状窦 ──→ 颈内静脉
　　　　　　　　　　　　　　　　　　　　　↑　　　　　↑
海绵窦 ──→ 岩上窦 ──────────────┘　　　　│
　　　　└─→ 岩下窦 ────────────────────┘

图 11-28　硬脑膜窦内血液流注途径

网膜粒渗入上矢状窦。

　　3. 软膜　薄而透明，富含神经、血管，紧贴脊髓和脑的表面，并深入到沟和裂内。软脑膜血管在脑室内形成毛细血管丛，与覆盖在它表面的软脑膜、室管膜上皮一起突入脑室，形成脉络丛，产生脑脊液。

（二）脊髓的血管

　　1. 动脉　脊髓动脉的主要来源有椎动脉和肋间后动脉、腰动脉等的脊髓分支（图11-29）。椎动脉经枕骨大孔进入颅腔后，发出一对脊髓前动脉和一对脊髓后动脉，沿脊髓表面下降，与进入椎管的肋间后动脉、腰动脉的分支吻合，形成营养脊髓的血管网。
　　2. 静脉　脊髓的静脉与动脉伴行，多数汇入硬膜外隙内的静脉丛。

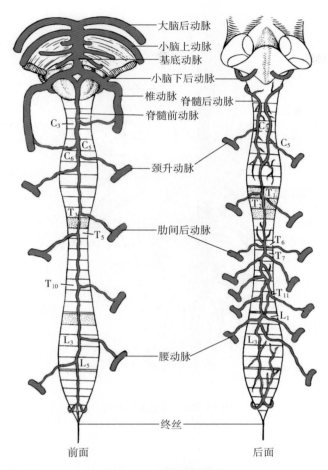

大脑后动脉
小脑上动脉
基底动脉
小脑下后动脉
椎动脉　脊髓后动脉
脊髓前动脉
颈升动脉
肋间后动脉
腰动脉
终丝
前面　　　　　后面

图 11-29　脊髓的动脉

（三）脑的血管

1. **动脉**　脑的动脉主要来自颈内动脉和椎动脉（图 11-30，图 11-31）。

（1）颈内动脉的分支有：①大脑前动脉：供应大脑半球内侧前 2/3（顶枕沟以前部分）和部分间脑。②大脑中动脉：分支布于大脑半球的上外侧面，其中有营养纹状体和内囊的豆纹动脉（中央支）（图 11-32）。

（2）椎动脉经枕骨大孔入颅后合成基底动脉，分支供应大脑半球的后 1/3 及间脑、脑干和小脑部分，其重要的分支有大脑后动脉。

颈内动脉和椎动脉两动脉的分支在脑的底面互相分支吻合形成大脑动脉环（图 11-30），对保证脑的血液供应有重要意义。

2. **静脉**　脑的静脉分浅、深两组，不与动脉伴行。大脑皮质和髓质浅层的毛细血管先汇集成小静脉，并在软膜内吻合成静脉网，最终汇合成较大的静脉注入横窦。大脑的深静脉收集大脑髓质深层、基底核、脑室脉络丛和间脑的静脉血，汇入直窦。

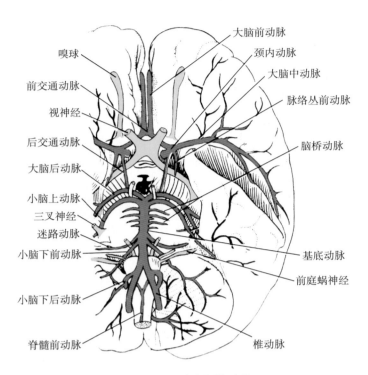

嗅球

前交通动脉

视神经

后交通动脉

大脑后动脉

小脑上动脉

三叉神经

迷路动脉

小脑下前动脉

小脑下后动脉

脊髓前动脉

大脑前动脉

颈内动脉

大脑中动脉

脉络丛前动脉

脑桥动脉

基底动脉

前庭蜗神经

椎动脉

图 11-30 脑底面的动脉

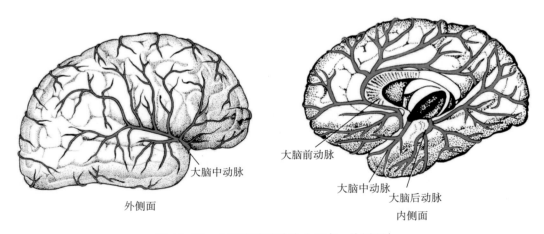

大脑中动脉

外侧面

大脑前动脉

大脑中动脉

大脑后动脉

内侧面

图 11-31 大脑半球的动脉（示内、外侧面）

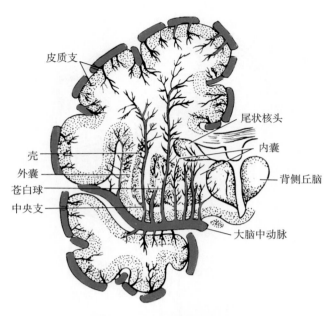

皮质支

尾状核头

内囊

壳

外囊

苍白球

中央支

背侧丘脑

大脑中动脉

图 11-32　大脑中动脉的分支

（四）脑脊液及其循环

脑脊液（图 11-33，图 11-34）为无色透明的液体，由脑室脉络丛产生。成人脑脊液总量约为 140ml。

侧脑室→室间孔→第三脑室→中脑水管→第四脑室→正中孔和外侧孔→蛛网膜下隙→蛛网膜粒→渗入硬脑膜静脉窦→颈内静脉

图 11-33　脑脊液的循环途径

脑脊液有保护脑和脊髓、维持颅内压的作用，对中枢神经系统有营养和清除代谢产物的作用。如脑脊液循环阻塞，可导致脑脊液潴留，造成脑积水和颅内压升高。

知识拓展

脑出血

内囊由上行的感觉传导束和下行的运动传导束构成。营养内囊的血管是大脑中动脉的中央支，当动脉硬化高血压时，此血管因血压过高而发生破裂出血，称脑出血。因出血压迫躯干四肢的感觉传导束和运动传导束以及视传导束，从而造成偏身运动瘫痪、偏身感觉障碍及两眼对侧视野偏盲，严重者还有伸舌偏向患侧、睑裂以下面肌瘫痪、口眼歪斜向健侧等症状，即偏瘫，俗称"半身不遂"。

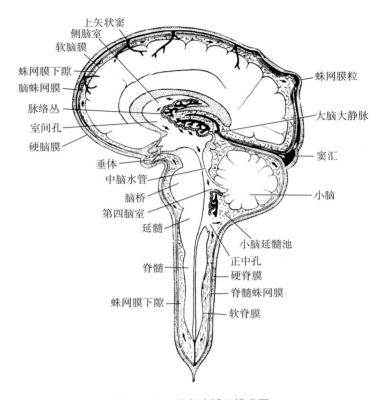

上矢状窦
侧脑室
软脑膜
蛛网膜下隙
脑蛛网膜
脉络丛
室间孔
硬脑膜
垂体
中脑水管
脑桥
第四脑室
延髓
脊髓
蛛网膜下隙

蛛网膜粒
大脑大静脉
窦汇
小脑
小脑延髓池
正中孔
硬脊膜
脊髓蛛网膜
软脊膜

图 11-34　脑脊液循环模式图

（五）血脑屏障

在中枢神经系统内，毛细血管无孔的内皮及内皮细胞间的紧密连接、毛细血管的基膜和星形胶质细胞形成的胶质膜，这三层结构形成了血液和脑组织之间进行选择性物质交换的血脑屏障。它是阻止有害物质进入脑组织、保证脑细胞内环境稳定的结构基础。

第三节　周围神经系统

一、脊神经

脊神经共 31 对，包括 8 对颈神经、12 对胸神经、5 对腰神经、5 对骶神经和 1 对尾神经。每对神经由前、后根在椎间孔处汇合而成，后根上有一椭圆形膨大，称为脊神经节，主要由假单极神经元胞体组成。前根为运动性，后根为感觉性，因此每对脊神经都是混合性神经（图 11-35）。

脊神经出椎间孔后分为两支，后支细小，分布于躯干背侧的皮肤和深层肌肉；前支粗大，分支分布于头颈、躯干前外侧、上肢和下肢的皮肤、肌肉和关节等处。当脊神经受损伤时，可引起相应部位的肌肉运动障碍和皮肤感觉障碍。

　　脊神经的前支除胸神经前支外，均分别交织成丛，形成颈丛、臂丛、腰丛和骶丛，再由各丛发出分支分布于相应区域。

（一）颈丛

　　颈丛由第 1 ~ 4 颈神经前支组成（图 11-36），主要分支有：

　　1. 皮支　分布于枕部、颈部、肩部和胸上部的皮肤（图 11-37）。

　　2. 膈神经　是颈丛的主要分支，入胸腔后在心包与纵隔胸膜之间下行至膈。运动纤维支配膈肌，感觉纤维分布于心包、胸膜和膈下的腹膜（图 11-38）。

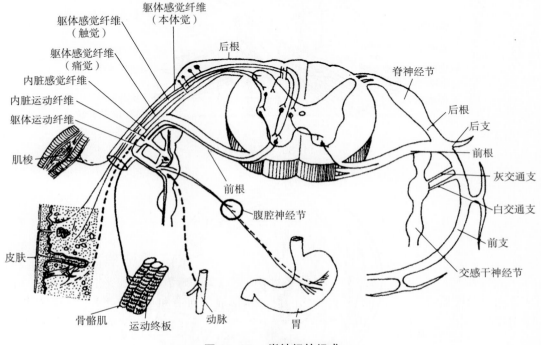

图 11-35　脊神经的组成

（二）臂丛

　　臂丛由第 5 ~ 8 颈神经的前支和第 1 胸神经前支的大部分纤维组成（图 11-36），经锁骨中点后方入腋窝，围绕腋动脉排列。主要分支有：

　　1. 腋神经　分支分布于三角肌、肩关节和肩部的皮肤。肱骨外科颈骨折易伤及腋神经。

　　2. 肌皮神经　分布于臂肌前群和前臂外侧部皮肤。

　　3. 正中神经　肌支分布于前臂前群大部分肌、手肌外侧群，皮支分布于手掌桡侧 2/3 的皮肤，以及桡侧三个半手指的掌面皮肤。

　　4. 尺神经　肌支支配前臂前群尺侧的屈肌、手掌内侧和中间肌，皮支分布于手掌尺侧半皮肤及尺侧一个半手指的掌面皮肤，以及手背尺侧半皮肤和尺侧两个半指的背面皮肤。肱骨下端骨折易损伤尺神经。

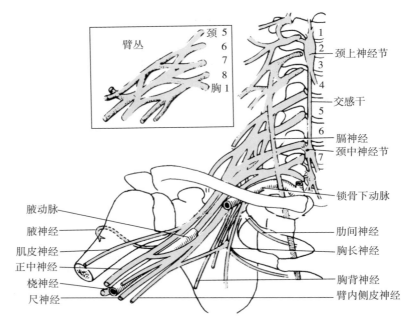

颈 5
6
7
8
胸 1

臂丛

1
2　颈上神经节
3
4　交感干

5
6　膈神经
　　颈中神经节
7

锁骨下动脉

腋动脉
腋神经
肌皮神经
正中神经
桡神经
尺神经

肋间神经
胸长神经
胸背神经
臂内侧皮神经

图 11-36　颈丛和臂丛

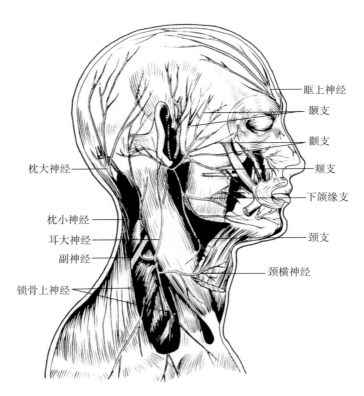

眶上神经
颞支
颧支
颊支
下颌缘支
颈支
颈横神经

枕大神经
枕小神经
耳大神经
副神经
锁骨上神经

图 11-37　颈丛的皮支

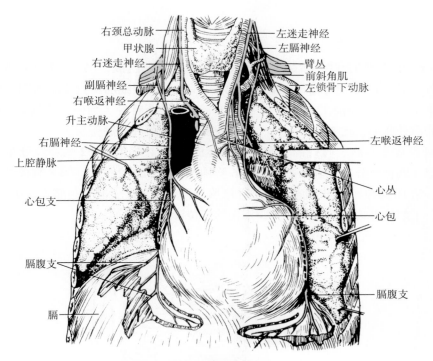

右颈总动脉
甲状腺
右迷走神经
副膈神经
右喉返神经
升主动脉
右膈神经
上腔静脉
心包支
膈腹支
膈

左迷走神经
左膈神经
臂丛
前斜角肌
左锁骨下动脉
左喉返神经
心丛
心包
膈腹支

图 11-38 膈神经

5. 桡神经　肌支支配上肢的伸肌，皮支分布于上肢背面、手背桡侧半及桡侧两个半近节手指的皮肤。

上述 3 个神经在手部皮肤的分布见图 11-39。

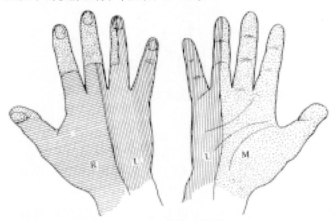

图 11-39 手部皮肤的神经分布
U. 尺神经；R. 桡神经；M. 正中神经

 课堂互动

当手臂受到长时间压迫（如趴在桌子上睡觉）时可产生手部局部皮肤的麻木感，同学们能不能根据感到麻木的部位不同，判断出受到压迫的是哪一神经的分支呢?

（三）胸神经前支

胸神经前支共 12 对，除第 1 对的大部分参与臂丛组成，第 12 对的少部分参与组成腰丛外，其余均独立行走。出椎管后第 1 ~ 11 对胸神经前支行于肋间隙，称为肋间神经；第 12 对胸神经前支位于第 12 肋下方，称为肋下神经。胸神经的肌支支配肋间肌和腹肌的前外侧群，皮支分布于胸、腹部的皮肤及胸膜和腹膜壁层。

胸神经皮支在胸、腹壁的分布具有明显的节段性规律：第 2 胸神经分布于胸骨角平面，第 4 胸神经分布于乳头平面，第 6 胸神经分布于剑突平面，第 8 胸神经分布于肋弓平面，第 10 胸神经分布于脐平面，第 12 胸神经分布于耻骨联合与脐连线中点平面（图 11-40）。了解这种规律，有助于脊髓损伤的定位诊断。

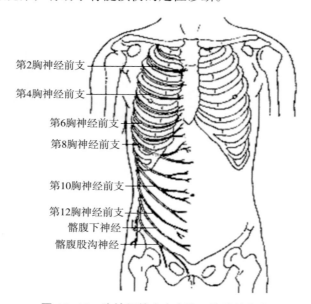

第2胸神经前支

第4胸神经前支

第6胸神经前支

第8胸神经前支

第10胸神经前支

第12胸神经前支

髂腹下神经

髂腹股沟神经

图 11-40 胸神经的皮支在胸、腹壁的分布

（四）腰丛

腰丛由第 12 胸神经前支的一部分、第 1 ~ 3 腰神经前支、第 4 腰神经前支的一部分组成（图 11-41）。主要分支有：

1. 髂腹下神经和髂腹股沟神经 主要分布于腹股沟区的肌肉和皮肤，髂腹股沟神经还分布于男性阴囊（或女性大阴唇）的皮肤。

2. 闭孔神经 分布于股内侧肌群、股内侧面皮肤及髋关节。

3. 股神经 是腰丛最大的分支。肌支支配大腿肌前群，皮支除分布于股前部皮肤外，还有一支称隐神经，向下与大隐静脉伴行至足的内侧缘，分布于小腿内侧面及足内侧缘的皮肤（图 11-42）。

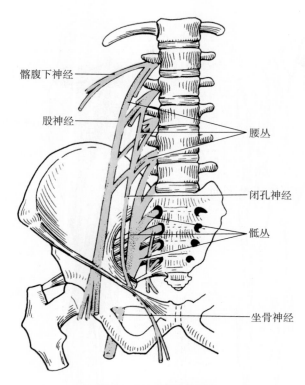

髂腹下神经

股神经

腰丛

闭孔神经

骶丛

坐骨神经

图 11-41　腰丛和骶丛

（五）骶丛

骶丛由腰骶干（由第 4 腰神经前支和第 5 腰神经前支组成）和全部骶、尾神经的前支组成（图 11-41）。主要分支有：

1. 臀上神经　支配臀中肌和臀小肌。

2. 臀下神经　支配臀大肌和髋关节。

3. 阴部神经　分布于会阴部、外生殖器和肛门的肌肉和皮肤。

4. 坐骨神经　是全身最粗大的神经，自梨状肌下孔出骨盆，在臀大肌深面经坐骨结节与股骨大转子连线的中点下行，在大腿后面股二头肌深面下降，到达腘窝上角处分为胫神经和腓总神经。坐骨神经本干分布于髋关节和股后肌群（图 11-43）。

（1）胫神经　是坐骨神经本干的直接延续，沿腘窝中央下行，于小腿肌深面伴胫后动脉下降，经内踝后方到达足底，分为足底内侧神经和足底外侧神经。肌支支配小腿后群肌和足底肌，皮支分布于小腿后面及足底皮肤。

（2）腓总神经　沿腘窝外侧缘下行，绕过腓骨颈外侧行向前下，分为腓浅神经和腓深神经。腓浅神经除支配小腿外侧肌群外，还分布于小腿外侧、足背及第 2～5 趾背的皮肤。腓深神经穿过小腿前群肌至足背，分布于小腿前群肌、足背肌和小腿前面及第 1、2 趾相对缘的皮肤。

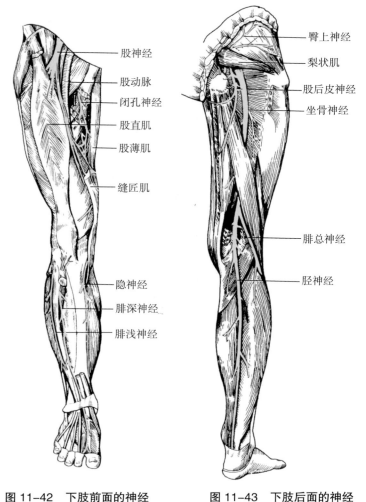

图 11-42　下肢前面的神经　　　图 11-43　下肢后面的神经

股神经
股动脉
闭孔神经
股直肌
股薄肌
缝匠肌
隐神经
腓深神经
腓浅神经

臀上神经
梨状肌
股后皮神经
坐骨神经
腓总神经
胫神经

知识链接

坐骨神经痛

　　坐骨神经痛是一种常见疾病，表现为腰腿痛，疼痛沿坐骨神经的走行分布，并向一侧臀部、大腿后面、腘窝、小腿外侧和足背放射。由坐骨神经的炎症刺激引起的是原发性坐骨神经痛，但更多的是由于组成坐骨神经的脊神经根受压导致的继发性坐骨神经痛。临床上多见于第 5 腰椎与第 1 骶椎间的椎间盘突出，压迫了第 1 骶神经的神经根导致的坐骨神经痛。另外，来自盆腔内、臀区和大腿后区的压迫也有可能导致坐骨神经痛。

二、脑神经

　　脑神经有 12 对，其顺序用罗马数字表示。脑神经的顺序和名称分别是：Ⅰ嗅神经、Ⅱ视神经、Ⅲ动眼神经、Ⅳ滑车神经、Ⅴ三叉神经、Ⅵ展神经、Ⅶ面神经、Ⅷ前庭蜗神

经、IX舌咽神经、X迷走神经、XI
副神经、XII舌下神经。其中第 I 对
脑神经与端脑相连，第 II 对脑神经
与间脑相连，第 III、IV 对脑神经与
中脑相连，第 V～VIII 对脑神经与脑
桥相连，第 IX～XII 对脑神经与延髓
相连。脑神经出颅腔后主要分布于
头颈部，第 X 对脑神经还分布到胸、
腹腔器官（图 11-44）。

脑神经所含的纤维成分有 4 种，
包括躯体感觉纤维、内脏感觉纤维、
躯体运动纤维和内脏运动纤维。按
照各脑神经所含的主要纤维成分进
行分类，可将 12 对脑神经分为感觉
性神经、运动性神经和混合性神经
（表 11-2）。

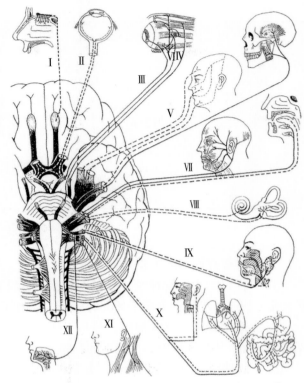

图 11-44　脑神经

巧 记 忆

12 对脑神经顺序和名称歌诀：一嗅二视三动眼，四滑五叉六外展，

七面八听九舌咽，十迷十一副十二舌下全。

表 11-2　脑神经的名称、性质、分布范围及损伤后的主要表现

脑神经顺序和名称	性质	分布范围	损伤后主要表现
I 嗅神经	感觉性	鼻腔嗅黏膜	嗅觉障碍
II 视神经	感觉性	眼球视网膜	视觉障碍
III 动眼神经	运动性	上、下、内直肌，以及下斜肌、上睑提肌、瞳孔括约肌、睫状肌	眼向外下斜视，上睑下垂；对光反射消失
IV 滑车神经	运动性	上斜肌	眼不能向外下斜视
V 三叉神经	混合性	额、顶及颅面部皮肤，眼球及眶内结构，口、鼻腔黏膜，舌前 2/3 黏膜，牙及牙龈，咀嚼肌	头面部皮肤、口鼻腔黏膜感觉障碍；咀嚼肌瘫痪，张口时下颌偏向患侧
VI 展神经	运动性	外直肌	眼内斜视
VII 面神经	混合性	面肌、颈阔肌、泪腺、下颌下腺、舌下腺、鼻腔及腭腺体、舌前 2/3 味蕾	面肌瘫痪，额纹消失；眼睑不能闭合，口角歪向健侧；腺体分泌障碍，角膜干燥；舌前 2/3 味觉障碍
VIII 前庭蜗神经	感觉性	半规管、壶腹嵴、椭圆囊斑	眩晕，眼球震颤，听力障碍

续表

脑神经顺序和名称	性质	分布范围	损伤后主要表现
IX舌咽神经	混合性	咽肌、腮腺、咽壁及鼓室黏膜、颈动脉窦、颈动脉小球、舌后1/3黏膜及味蕾	咽反射消失，泌障碍，咽壁等感觉障碍，舌后1/3味觉障碍
X迷走神经	混合性	咽、喉肌，胸、腹腔脏器的平滑肌，腺体、心肌，胸腹腔脏器及咽、喉，硬脑膜、耳郭及外耳道皮肤	发音困难、声音嘶哑；咽困难，内脏运动、腺体分泌障碍，内脏感觉障碍；耳郭、外耳道皮肤感觉障碍
XI副神经	运动性	随迷走神经至咽喉肌、胸锁乳突肌、斜方肌	面不能转向健侧，不能上提患侧肩胛骨
XII舌下神经	运动性	舌内、外肌	舌肌瘫痪，伸舌时舌尖偏向患侧

（一）三叉神经

三叉神经在面部的主要分支有：

1. 眼神经　为感觉神经，分布于泪腺、结膜和鼻黏膜及鼻背的皮肤，其中一支经眶上孔（切迹）出眶，分布于额部的皮肤，称为眶上神经。"压眶反射"即压迫此神经。

2. 上颌神经　为感觉神经，分布于硬脑膜、上颌窦、睑裂与口裂之间的皮肤，以及上颌牙齿、牙龈及鼻腔、口腔顶的黏膜。

3. 下颌神经　为混合性神经，分布于咀嚼肌，下颌牙齿、牙龈、舌前2/3及口腔底的黏膜，耳颞区和口裂以下的皮肤（图11-45，图11-46）。

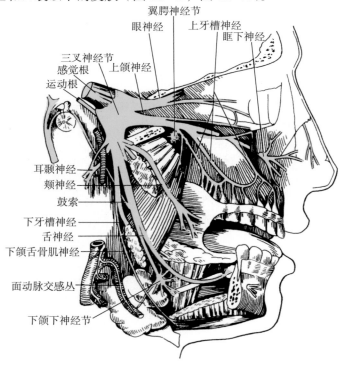

图 11-45　三叉神经

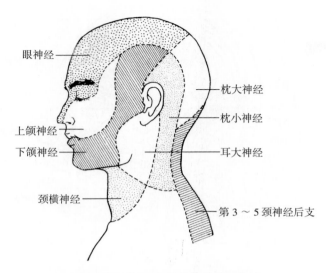

眼神经

上颌神经

下颌神经

颈横神经

枕大神经

枕小神经

耳大神经

第 3 ～ 5 颈神经后支

图 11-46　头面部皮神经分布示意图

知识链接

压眶反射

　　检查昏迷状态的患者，用拇指紧压其一侧的眶上孔，观察患者有无反应。若见患者出现皱眉，同侧上肢或下肢皆屈曲，或仅一侧肢体出现活动，即为压眶反应。

　　临床意义：压眶反应可用来反映昏迷程度及肢体有无瘫痪。如出现压眶反应，说明昏迷程度不深；若患者毫无反应，则表示已深度昏迷。如同侧肢体不动对侧肢体出现活动，表示伴有同侧肢体瘫痪。

三叉神经痛

　　三叉神经痛表现为突发性的面部或额部疼痛发作，每次持续时间数秒至 2 分钟。疼痛通常具备下列特点：①疼痛固定在三叉神经一支或多支分布区内；②疼痛的性质为突发的、尖锐的、剧烈的、浅表性刺痛或灼痛；③疼痛的强度为极度疼痛；④突发疼痛起始于触发区，或由某种日常活动如吃饭、谈话、洗脸、刷牙等引发；⑤发作间期无疼痛。医学界对于三叉神经痛的发病原因尚未形成统一认识，目前被广泛认可的有血管压迫学说、局部刺激学说、病因中枢学说等。

（二）面神经

面神经经茎乳孔出面神经管，穿腮腺实质向前呈爪状分支，支配面肌（图 11-47）。

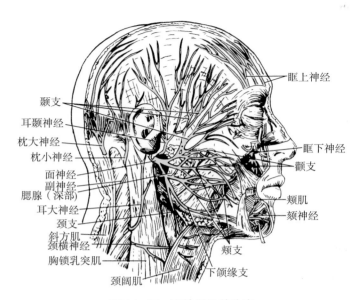

图 11-47　面神经及其分支

（三）迷走神经

迷走神经自延髓发出后，伴舌咽神经、副神经，经颈静脉孔出颅腔，随颈部大血管下行达颈根部，围绕食管形成神经丛，在食管下段形成迷走神经前、后干，二者穿膈的食管裂孔进入腹腔再形成神经丛。沿途分支分布于颈、胸部器官，肝、脾、胰、肾、胃及结肠左曲以上的肠管（图 11-48）。

迷走神经在颈、胸部的主要分支有：

1. 喉上神经　分支分布于声门裂以上的喉黏膜、会厌、舌根、喉外肌。

2. 颈心支　参与构成心丛，发出分支支配心肌。

3. 喉返神经　右喉返神经绕右锁骨下动脉、左喉返神经绕主动脉弓后返回至颈部，沿气管与食管之间的沟内上行，分支分布于喉内肌及声门裂以下的黏膜。

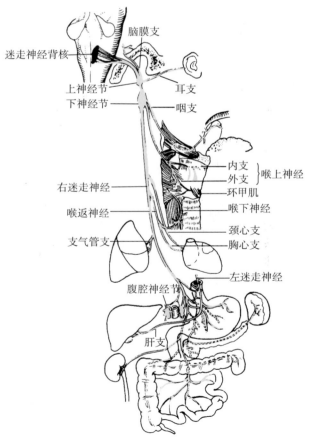

图 11-48　迷走神经

三、内脏神经

内脏神经分为内脏运动神经和内脏感觉神经。

（一）内脏运动神经

内脏运动神经和躯体运动神经在功能和形态结构上有很多不同：①支配的器官不同：躯体运动神经支配的是骨骼肌，受意识支配；内脏运动神经支配平滑肌、心肌和腺体，在一定程度上不受意识控制。②低级中枢部位不同：躯体运动神经的低级中枢位于脑干内的躯体运动核和脊髓前角细胞；内脏运动神经的低级中枢位于脑干内的内脏运动核和脊髓胸 1 ~ 腰 3 节段侧角内的中间外侧核及第 2 ~ 4 骶节的骶副交感核。③纤维成分不同：躯体运动神经只有一种纤维成分；内脏运动神经含有交感和副交感两种纤维成分，并且多数内脏器官同时接受两种纤维的支配。④神经元的数目不同：躯体运动神经自低级中枢到达骨骼肌只有一个神经元；内脏运动神经自低级中枢发出后（节前纤维），必须在内脏运动神经节内更换神经元，由此发出的纤维（节后纤维）才能到达所支配的器官。⑤神经的分布形式不同：躯体运动神经以神经干的形式分布于效应器；内脏运动神经的节后纤维通常先在效应器周围形成神经丛，再由神经丛分支到达器官。

1. **交感神经**　低级中枢位于脊髓胸 1 ~ 腰 3 节段侧角，由此发出节前纤维；周围部由交感干、交感神经节及其发出的节后纤维、交感神经丛组成（图 11-49）。

交感神经节分为椎旁节和椎前节两类。椎旁节位于脊柱两旁，有 21 ~ 26 对，同侧椎旁节借节间支相连形成的串珠状结构称交感干。椎前节位于椎体前方的动脉根部，包括成对的腹腔神经节、主动脉肾神经节及单个的肠系膜上神经节和肠系膜下神经节等。

交感神经的节前纤维有三种走向：①终止于相应的椎旁节；②在交感干内上升或下降，终止于相邻的椎旁节；③穿过椎旁节，到椎前节内更换神经元。

交感神经的节后纤维有三种走向：①返回脊神经，随脊神经分布到头颈、躯干和四肢的血管、汗腺和立毛肌；②附着于动脉表面形成神经丛，随动脉走行到所支配的器官；③离开交感干直接到达所支配的器官。

交感神经的分布概况：

（1）颈部交感神经　随 8 对颈神经走行，分布到头颈、上肢的血管、汗腺和立毛肌；附着于邻近的动脉，分布到头颈的腺体（如泪腺、唾液腺、甲状腺等）、血管、瞳孔开大肌；发出分支组成咽丛、心丛等。

（2）胸部交感神经　随 12 对胸神经走行，分布于胸腹壁的血管、汗腺和立毛肌；形成胸主动脉丛、食管丛、肺丛及心丛等，并分布于相应器官；6 ~ 12 胸交感干神经节的节前纤维组成内脏大神经和内脏小神经，节后纤维分布到肝、脾、肾等实质性器官及结肠左曲以上的消化管。

（3）腰部交感神经　随 5 对腰神经分布到结肠左曲以下的消化管及盆腔脏器，部分纤维随血管分布到下肢。

（4）盆部交感神经　随骶、尾神经分布于下肢及会阴部的血管、汗腺和立毛肌；

一些小分支加入盆丛，分布于盆腔器官。

2. 副交感神经　低级中枢由脑干的副交感神经核和脊髓灰质的骶副交感核组成，

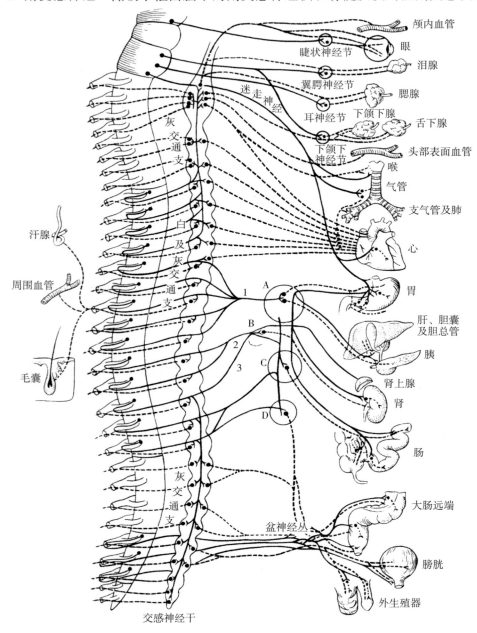

图 11-49　内脏运动神经概况
A.腹腔神经节；B.主动脉肾神经节；C.肠系膜上神经节；D.肠系膜下神经节；
1.内脏大神经；2.内脏小神经；3.内脏最小神经

副交感神经节多位于脏器附近或脏器壁内，称器官旁节或壁内节。由脑干副交感神经核发出的副交感神经纤维随Ⅲ、Ⅶ、Ⅸ、Ⅹ对脑神经分布；由脊髓的骶副交感核发出的节前纤维随骶神经走行，组成盆内脏神经加入盆丛，节后纤维支配结肠左曲以下的消化管及盆腔脏器。

3. 交感神经与副交感神经的主要区别（表 11-3）

表 11-3　交感神经与副交感神经的主要区别

	交感神经	副交感神经
低级中枢位置	脊髓灰质胸 1 至腰 3 节段侧角	脑干内副交感神经核，脊髓的骶副交感核
周围神经节位置	椎旁节、椎前节	器官旁节、壁内节
节前、后纤维特点	节前纤维短，节后纤维长	节前纤维长，节后纤维短
分布范围	全身血管及胸、腹、盆腔内脏的平滑肌，以及心肌、腺体、立毛肌和瞳孔开大肌	胸、腹、盆腔内脏的平滑肌，以及心肌、腺体、瞳孔括约肌、睫状肌

（二）内脏感觉神经

内脏感觉神经分布于内脏及心血管，可接受来自内环境的各种刺激，将其转变为神经冲动经脑干传入大脑皮质的感觉中枢，产生内脏感觉。

内脏感觉的特点是：①内脏活动一般不引起明显的感觉，只有强烈活动时才引起感觉（如内脏剧烈收缩时可引起疼痛），且缓慢、持久；②对冷热、膨胀、牵拉、缺血痉挛及炎症等刺激敏感，对切割、烧灼等刺激反而不敏感；③定位模糊，分辨能力差。

当某些脏器发生病变时，在体表的一定部位产生感觉过敏或疼痛，这种现象称为牵涉痛。例如：心绞痛时常在心前区及左臂内侧感到疼痛；胆囊炎症时，常在右肩感到疼痛；阑尾炎的患者，最初常感到上腹部或脐周疼痛等。临床上可根据牵涉痛的部位来观察病情和协助诊断疾病。

第四节　脑和脊髓的传导通路

传导通路是指大脑皮质与感受器或效应器之间的传导神经冲动的通路，其实质是由若干突触连接而成的神经元链。由感受器经传入神经传至大脑皮质的神经通路称感觉传导通路（图 11-50），又称上行传导通路；由大脑皮质经传出神经至效应器的神经通路称运动传导通路，又称下行传导通路。

一、感觉传导通路

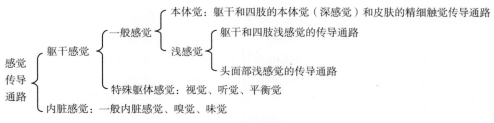

图 11-50　感觉传导通路组成

（一）躯干和四肢的本体觉和皮肤的精细触觉传导通路

1. 传导途径（图11-51，图11-52）

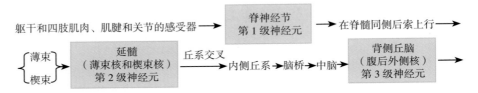

图 11-51　本体觉传导途径

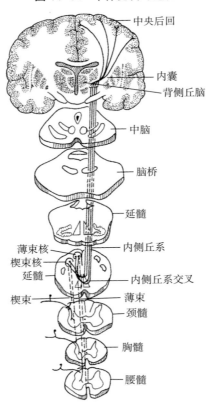

图 11-52　躯干和四肢的本体觉和皮肤的精细触觉传导通路

2. 神经元的位置及纤维交叉部位　第1级神经元位于脊神经节内；第2级神经元位于延髓的薄束核和楔束核；第3级神经元位于背侧丘脑腹后外侧核。第2级神经元的轴突组成纤维在延髓交叉到对侧，组成内侧丘系上行至第3级神经元。

此通路损伤时，患者在闭眼时不能确定相应部位各关节的位置姿势和运动方向，同时皮肤还不能确认两点间的距离。

巧 记 忆

躯干和四肢深感觉及精细触觉传导通路口诀：

脊 N 节内一路摇，薄楔二束后索笑；

薄楔二束两个核，二级神经出发了；

内侧丘系相交叉，腹后核内三级发；

丘脑皮质向上投，中央后回在等候。

（注："N"是神经的缩写。）

（二）躯干和四肢的痛觉、温度觉和粗触觉传导通路

1.传导途径（图 11-53，图 11-55）

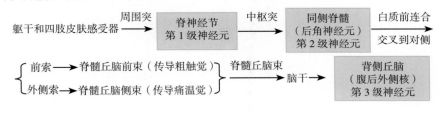

图 11-53　躯干和四肢的痛觉、温度觉和粗触觉传导途径

2. 神经元的位置及纤维交叉部位　第 1 级神经元位于脊神经节内；第 2 级神经元位于脊髓后角；第 3 级神经元位于背侧丘脑腹后外侧核。第 2 级神经元的轴突组成纤维在脊髓交叉到对侧，组成脊髓丘脑束上行至第 3 级神经元。

 课堂互动

练一练：神经传导接龙，用笔帽刺激你的手掌皮肤，你能说出经哪些传导路径到达躯体感觉区而使你感受到了这个刺激吗？

巧 记 忆

躯干和四肢浅感觉传导通路口诀：

浅感觉，传三级，终于后回起于皮；

首为节内假单极，次在脊髓后角里；

三级藏在腹后核，纤维投向感觉区。

（三）头面部痛觉、温度觉和粗触觉传导通路

1.传导途径（图 11-54，图 11-55）

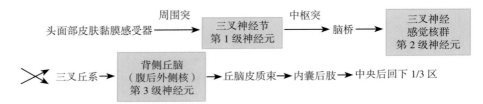

图 11-54　头面部痛觉、温度觉和粗触觉传导途径

2. 神经元的位置及纤维交叉部位　第 1 级神经元位于三叉神经节内；第 2 级神经元位于三叉神经感觉核群；第 3 级神经元位于背侧丘脑腹后内侧核。第 2 级神经元的轴突组成纤维在脑干交叉到对侧，组成三叉丘系上行至第 3 级神经元。

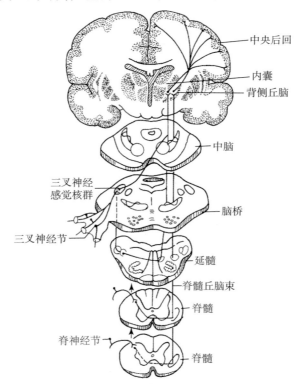

图 11-55　痛觉、温度觉和粗触觉传导通路

（四）视觉传导通路

1. 传导途径（图 11-56，图 11-57）

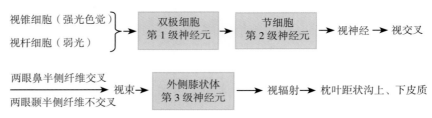

图 11-56　视觉传导途径

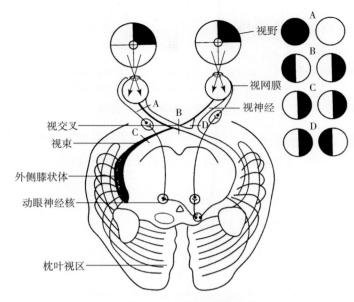

图 11-57　视觉传导通路

2. 神经元的位置及纤维交叉部位　第 1 级神经元位于视网膜的双极细胞；第 2 级神经元位于视网膜的节细胞；第 3 级神经元位于外侧膝状体。第 2 级神经元的轴突组成视神经在蝶鞍上方不完全交叉到对侧，来自两侧视网膜鼻侧的纤维左、右相互交叉，来自两侧视网膜颞侧半的纤维不交叉，组成视束上行至第 3 级神经元。

巧 记 忆

视觉传导通路：光线入眼视网膜，视锥视杆感受器；
　　　　　　　信息传给双极元，换节细胞入颅腔；
　　　　　　　鼻侧交叉颞不交，合成视束入间脑；
　　　　　　　外膝状体再换元，内囊后肢视中枢。

知识拓展

瞳孔对光反射

以强光照射一侧瞳孔时，引起两侧瞳孔均缩小的反应，称瞳孔对光反射。被照侧瞳孔缩小叫直接对光反射，另一侧缩小叫间接对光反射。反射的路径是视束的一部分纤维进入中脑的上丘，更换神经元后，发出的纤维到达两侧的动眼神经副核，动眼神经副核发出的副交感纤维经动眼神经到达睫状神经节，后者发出节后纤维分布于瞳孔括约肌，引起瞳孔缩小。

瞳孔对光反射中枢在中脑，当中脑患肿瘤、外伤或脑疝等病变时，两侧瞳孔对光反射均消失。

二、运动传导通路（图11-58）

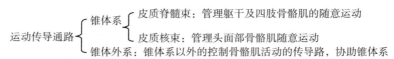

运动传导通路 { 锥体系 { 皮质脊髓束：管理躯干及四肢骨骼肌的随意运动
皮质核束：管理头面部骨骼肌随意运动
锥体外系：锥体系以外的控制骨骼肌活动的传导路，协助锥体系

图11-58　运动传导通路的组成

锥体系主要由上、下两极神经元组成。上运动神经元的胞体主要位于中央前回和中央旁小叶前部，下运动神经元的胞体位于脊髓灰质前角运动细胞和脑干脑神经躯体运动核。

（一）锥体系

1. 皮质脊髓束（图11-59，图11-60）

（1）传导途径

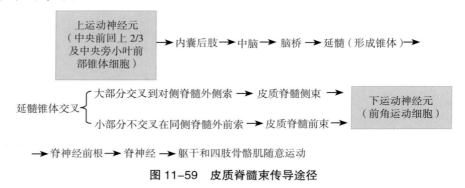

图11-59　皮质脊髓束传导途径

（2）上、下神经元的位置及纤维交叉部位　上运动神经元位于中央前回上2/3区及中央旁小叶前部，下运动神经元的胞体位于脊髓灰质前角运动细胞。上运动神经元的轴突下行至延髓锥体交叉处交叉到对侧脊髓外侧索内，组成皮质脊髓侧束。

知识拓展

上、下运动神经元损伤后临床表现的比较

症状和体征	上运动神经元	下运动神经元
瘫痪特点	痉挛性瘫痪（硬瘫）	弛缓性瘫痪（软瘫）
病理反射	出现（阳性）	不出现（阴性）
肌张力	增高	降低
肌萎缩	不明显	明显
腱反射	亢进	减弱

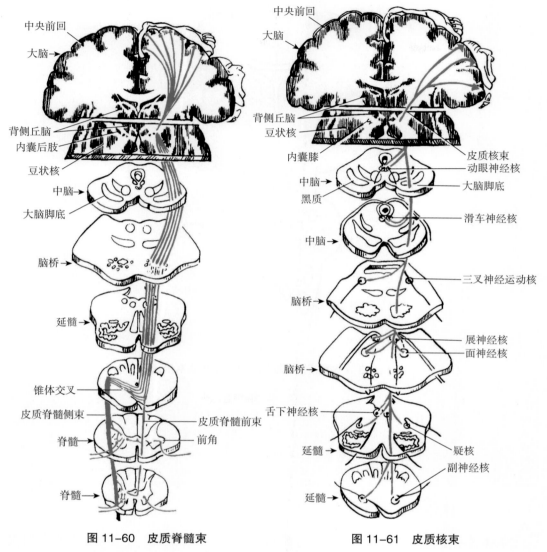

图 11-60　皮质脊髓束　　　　　图 11-61　皮质核束

2. 皮质核束（图 11-61~ 图 11-63）

（1）传导途径

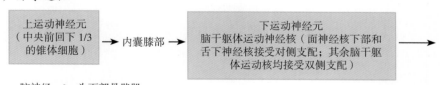

图 11-62　皮质核束传导途径

（2）上、下运动神经元的位置及纤维交叉部位　上运动神经元位于中央前回下 1/3，下运动神经元的胞体位于脑干躯体运动神经核。上运动神经元的轴突下行至脑干交叉。

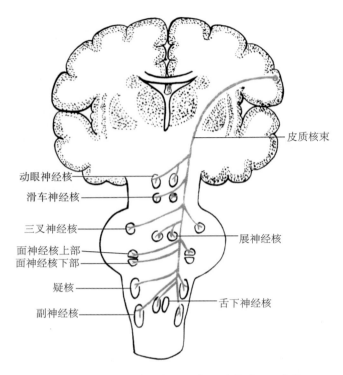

动眼神经核
滑车神经核
三叉神经核
面神经核上部
面神经核下部
疑核
副神经核

皮质核束
展神经核
舌下神经核

图 11-63　皮质核束与脑干躯体运动核联系示意图

巧 记 忆

上、下运动神经元损伤后的表现口诀：

上硬下软都是瘫，硬瘫萎缩不明显；

强直痉挛张力高，病理反射经常见；

软瘫症状正相反，病理反射不出现。

（二）锥体外系

锥体外系是指锥体系以外的控制骨骼肌运动的下行纤维束，主要功能是调节肌张力、协调肌群的运动和协调锥体系完成精细的随意运动。

同步训练

一、名词解释

神经核　神经节　内囊　硬膜外隙　蛛网膜下隙

二、填空题

1. 脊髓上、下两个膨大，分别为_____和_____。每一对脊神经所连的该段脊髓称_____。

2. 上、下丘统称为_____，分别与_____和_____有关。

3. 小脑下面前内侧，接近枕骨大孔处的突起是_____。

4. 语言区包括_____、_____、_____和_____。

5. 听觉区位于_____，视觉区位于_____。

6. 躯干、四肢本体觉传导通路的三级神经元胞体分别位于_____、_____和_____。

7. 皮质脑干束与皮质脊髓束合称_____，管理_____随意运动。

8. 营养脑的动脉来自于_____和_____。

9. 周围神经系统包括_____、_____和_____。

10. 属于混合性的脑神经有_____、_____、_____和_____。

11. 三叉神经的三个分支分别称为_____、_____和_____。

三、单项选择题

1. 下列结构属于中枢部的是（　　）

A. 脑神经节　B. 脊神经节　B. 神经　D. 神经核　E. 坐骨神经

2. 成人脊髓下端约平（　　）

A. 第 1 腰椎下缘　B. 第 3 腰椎下缘　C. 第 1 骶椎下缘

D. 第 3 骶椎下缘　E. 第 4 腰椎下缘

3. 脑干的分部是（　　）

A. 脑桥、延髓和小脑　B. 中脑和小脑　C. 延髓和小脑

D. 中脑、脑桥和延髓　E. 都不是

4. 脑的被膜由内向外依次为（　　）

A. 硬脑膜、软脑膜、蛛网膜　B. 硬脑膜、蛛网膜、软脑膜

C. 软脑膜、蛛网膜、硬脑膜　D. 蛛网膜、软脑膜、硬脑膜

E. 以上都不对

5. 胆囊炎时出现牵涉痛的部位是（　　）

A. 左臂内侧　B. 右肩　C. 上腹部　D. 脐周围　E. 后腰

6. 分布于手掌桡侧 2/3 的皮肤，以及桡侧三个半手指掌面皮肤的神经是（　　）

A. 腋神经　B. 尺神经　C. 肌皮神经　D. 桡神经　E. 正中神经

四、简答题

1. 请说出与脑干相连的脑神经有哪些？

2. 简述内囊的分部及各部通过的纤维束。

3. 简述脑脊液的产生及循环途径。

4. 请按顺序说出 12 对脑神经的名称。

5. 请说出坐骨神经的走行及主要分支情况。

第十二章　人体胚胎学概要

掌握：受精的概念；植入的概念和条件；蜕膜的概念和蜕膜各部的区分，各部蜕膜之间的关系；胎盘的结构和功能。

熟悉：受精和卵裂的过程；植入过程；胚泡的形成过程和结构特点；男、女生殖细胞染色体的差异；胎膜的概念、分类和功能；胎儿血液循环途径，胎儿出生后心血管系统的变化；孪生的概念及孪生的种类。

了解：精子和卵细胞的发育过程；三胚层的形成及胚盘的组成；胚泡的形成和结构特点；脐带的形成和功能；胎儿血液循环的结构特点；多胎、联体双胎的概念。

难点：三胚层的形成及胚盘的组成；胚泡的形成和结构特点；胎盘的形成和胎儿血液循环途径及胎儿出生后心血管系统的变化。

人体胚胎学是研究人体在发生发育过程中，形态结构变化规律的科学。人体胚胎在母体子宫中发育是一个连续复杂的变化过程，从受精开始到胎儿出生约需38周（266天），如果从末次月经算起要经历40周（约280天）。通常将胚胎发育分为两个时期：① 胚期：是从第1周初至第8周末，包括受精、卵裂、胚层形成和器官原基的建立。此期末，胚胎已初具人形。② 胎儿期：从第9周至出生，此期胎儿逐渐长大，各器官、系统进一步发育成形，一些器官功能也逐步建立，最终成熟而被娩出。

第一节　生殖细胞的成熟

一、精子的成熟

（一）精子的生成

精子是在睾丸小叶内的精曲小管中生成的。精曲小管上皮中的精原细胞是最幼稚的生精细胞，从青春期开始，在垂体分泌的促性腺激素的作用下，经过 2 ～ 3 次有丝分裂后，其中部分细胞演变为初级精母细胞，其染色体核型为 46，XY。初级精母细胞很快进行两次连续的成熟分裂，分别称为第 1 次成熟分裂和第 2 次成熟分裂。第 1 次成熟分裂称为减数分裂，次级精母细胞在这次分裂中，每对同源染色体（一条来自父体，一条来自母体）分别进入子细胞。因此，次级精母细胞所含的染色体数目比正常体细胞减少一半，即只有 23 条，其中性染色体只有 1 条，为 X 或 Y。次级精母细胞形成后，不再经 DNA 合成和染色体复制，经过一个简短的分裂间期，便完成第 2 次成熟分裂，即有丝分裂。这次分裂，每条染色体着丝点分裂，使每条染色体的两个单体分别进入新的子细胞即精子细胞。因此，精子细胞仍含 23 条染色体（单体），但其 DNA 含量减少了一半。一个初级精母细胞经过两次成熟分裂，形成 4 个精子细胞（图 12-1）。

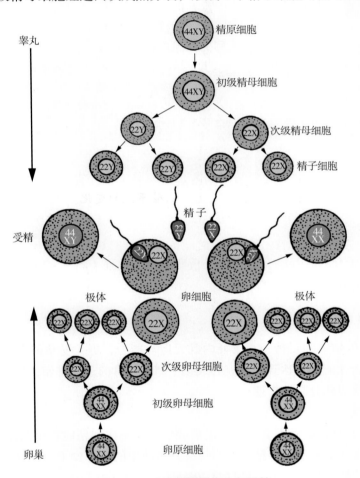

图 12-1　生殖细胞的发生与受精

（二）精子的成熟与获能

精子在精曲小管中形成后，并未达到功能上的成熟。进入附睾后，在附睾液的营养下成熟，但尚无受精能力。精子进入女性生殖管道以后，抑制精子释放顶体酶的作用被解除，精子才获得了受精能力，这一过程成为获能。

二、卵的成熟

卵巢是女性产生卵的器官，卵是在卵巢皮质部发生的。卵细胞的发生与精子类似，也要经过两次成熟分裂，染色体数目和 DNA 含量比正常体细胞减少一半，但与精子发生的不同之处主要有以下三点：①左、右卵巢每月只排出一个卵，一生共排出约 400 个左右；②卵细胞的两次成熟分裂，结果只形成一个大而圆的成熟卵细胞和三个小而圆的极体；③出生后卵巢内不含卵原细胞，停留在第 1 次成熟分裂前期的初级卵母细胞阶段，排卵时所排的是次级卵母细胞，只有受精时才完成第 2 次成熟分裂。

知识拓展

人卵为何是单精受精

成年男性一次正常射精可含 3 亿 ~ 5 亿个精子，最终只有 1 个精子能和卵子结合，这是由于第 1 个精子进入卵子后，卵子浅层细胞质内的皮质颗粒立即向卵周隙释放蛋白酶，引起透明带精子受体的构型发生变化，从而阻止其他精子穿越透明带，防止多精受精，这一过程称透明带反应。因此，人卵的受精是单精受精。

第二节　胚胎的早期发育

一、受精

受精是精子和卵相互融合、形成受精卵的复杂过程（图 12-2）。受精卵又叫孕卵，是一个新生命的开始。

（一）受精的条件

1. 成熟的生殖细胞：精子在睾丸内既无运动能力，更无受精能力，只有经过附睾内的物质作用后才能逐步达到功能上的成熟。卵巢每月的正常排卵，且卵细胞在排卵前必须处于第 2 次成熟分裂的中期。

2. 精子获能。

3. 正常精子的数量和质量：一个正常成年男子每次射精时排出的精液为 2 ~ 5ml，每毫升精液中含 3 亿 ~ 5 亿个精子，当每毫升精液中的精子少于 500 万个时，常可导致不育。当畸形的精子数超过精子总数的 20% 时，也可导致不育。

4. 精子和卵在限定的时间内相遇：精子的受精能力只能维持 24 小时，卵在排出后也只能存活 12 ~ 24 小时，受精一般都发生在排卵后的 12 小时内。如果精子和卵不能在限定的时间相遇，就不能受精。

5. 男女生殖管道必须保持通畅。

6. 女性体内雌激素和孕激素的水平。

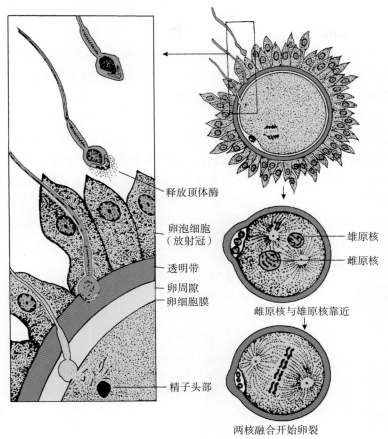

图 12-2 受精示意图

（二）受精的过程

受精的全过程约需 24 小时。受精时获能精子游向卵，穿过放射冠和透明带后，精子的胞膜与卵细胞膜很快融合。于是精子的细胞质与细胞核进入卵内。卵细胞受到激发后完成第 2 次成熟分裂，形成一个成熟的卵细胞和第二极体，此时的卵细胞核称为雌原核。精子的细胞核膨大变圆，称雄原核。两个原核靠近，核膜消失，染色体互相混合，同源染色体配成 23 对，形成二倍体的受精卵。这样雌雄原核的接触、融合形成一个新细胞，恢复 46 条染色体数目，此时的细胞就称受精卵（图 12-2）。

（三）受精的意义

1. 新生命开始 受精是两性生殖细胞相互融合和相互激活的过程，标志着一个新个体的开始。

2. **恢复染色体原来数目** 受精过程是双亲的遗传基因随机组合的过程，形成一个二倍体细胞。二倍体46条染色体中，23条来自父方，另外23条来自母方，因而使新个体具有双亲的遗传特征。

3. **决定性别** 受精决定了新个体的性别。如果带有Y染色体的精子与卵受精，受精卵的核型即为46，XY，则新个体的性别为男性；如果带有X染色体的精子和卵受精，受精卵的核型即为46，XX，则新个体的性别为女性。

二、卵裂

受精卵由输卵管向子宫运行的过程中，不断进行细胞分裂，此过程称卵裂（图12-3）。卵裂产生的细胞称卵裂球。卵裂是在透明带内进行的，随着卵裂球数目的增加，卵裂球的体积愈变愈小，卵裂的结果是受精卵分成大量的小细胞，便于以后进行组织分化和器官发生。到受精后第3天时形成一个12～16个卵裂球组成的实心胚，称桑椹胚，其表面仍有透明带包绕。胚借助于输卵管上皮纤毛的摆动、管壁平滑肌的收缩及输卵管液的流动，逐渐移向子宫腔。

知识链接

试管婴儿

人卵体外受精联合胚胎移植技术俗称"试管婴儿"技术。试管婴儿并不是真正在试管长大的婴儿，而是从母体卵巢内取出几个卵子，在实验室里模拟受精环境让它们与男方的精子结合并发育成桑椹胚或早期胚泡，然后移植到母体子宫内发育而诞生的婴儿，适用于男性和女性不孕不育症。

三、胚泡的形成

桑椹胚进入子宫腔后，其细胞继续分裂，细胞间逐渐出现小的腔隙，它们最后汇合成一个大腔，此时的胚转变为囊泡状，称胚泡或囊胚（图12-3）。胚泡外面为一层扁平细胞，称滋养层；中心的腔称胚泡腔；腔内一侧的一群细胞附着于滋养层内面，称内细胞群，内细胞群侧的滋养层称极端滋养层。早期胚泡外面还包有透明带，随着胚泡逐渐长大，透明带变薄而消失，胚泡得以与子宫内膜接触，植入开始。

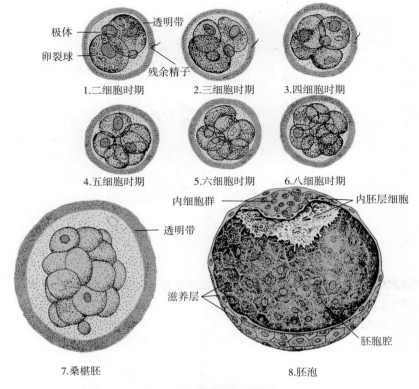

图 12-3　卵裂与胚泡形成

四、植入

胚泡逐渐埋入子宫内膜的过程称植入，又称着床。植入于受精后第 5 ~ 6 天开始，第 11 ~ 12 天完成。

1. 植入的过程　植入时，内细胞群侧的滋养层先与子宫内膜接触，并分泌蛋白酶消化与其接触的内膜组织，胚泡则沿着被消化组织的缺口逐渐埋入内膜功能层。在植入过程中，与内膜接触的滋养层细胞迅速增殖，滋养层增厚，并分化为内、外两层。外层细胞间的细胞界线消失，称合体滋养层；内层由单层立方细胞组成，称细胞滋养层。后者的细胞通过细胞分裂使细胞数目不断增多，并补充合体滋养层。胚泡全部植入子宫内膜后，缺口修复，植入完成（图 12-4）。

2. 植入的部位　胚泡的植入部位通常在子宫体和底部，最多见于后壁（图 12-4）。若胚泡植入在子宫以外的部位，统称为宫外孕（异位植入）。通常见于输卵管（约占宫外孕的 80%），偶见于子宫阔韧带、肠系膜、卵巢等处（图 12-5），易致胚胎早期死亡或母体大出血，甚至危及生命。若植入发生在近子宫颈处，在此形成胎盘，称前置胎盘，分娩时胎盘可堵塞产道，导致胎儿娩出困难或出现胎盘早剥而引起大出血。

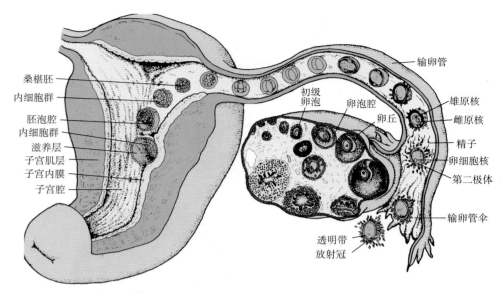

图 12-4　排卵、受精、卵裂及植入部位示意图

3. 植入的条件　植入过程受雌激素与孕激素的分泌调节，如果这种激素调节紊乱，植入就不能完成。胚泡与子宫内膜的同步发育、胚泡必须适时进入子宫腔、宫腔的正常内环境等都是植入所必须的条件。若母体内分泌紊乱或内分泌受药物干扰、子宫内膜周期性变化与胚泡的发育不同步、子宫内膜有炎症或有避孕环等导物，均可阻碍胚泡的植入。

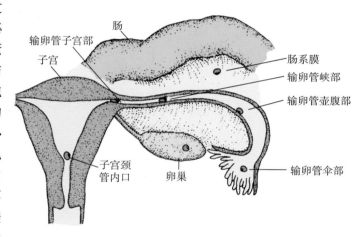

图 12-5　异位植入

五、蜕膜

胚泡植入后的子宫内膜称为蜕膜。根据蜕膜与胚胎的位置关系，可将蜕膜分为三部分（图 12-6）：①位于胚泡深部的蜕膜，称基蜕膜，它随着胚泡的发育而不断扩大，后参与胎盘的构成；②覆盖在胚泡表面的蜕膜，称包蜕膜，它随着胚体的生长逐渐与壁蜕膜融合，使子宫腔消失；③基蜕膜和包蜕膜以外的蜕膜，称壁蜕膜，早期与包蜕膜之间为子宫腔，后与包蜕膜融合。

植入与蜕膜归纳如下（表12-1）：

表 12-1 植入与蜕膜的特点

名称		特 点
植入	时间	从受精的第5～6天开始，至第11～12天完成
	过程	胚泡极端滋养层接触子宫内膜→产生蛋白水解酶溶解子宫内膜→胚泡逐渐埋入子宫内膜→内膜缺口处周围的内膜上皮增生→缺口修复
	部位	通常在子宫底或子宫体的上部
	条件	子宫内膜处于分泌期；胚泡适时进入子宫腔；透明带适时消失；子宫内环境正常
蜕膜	基蜕膜	又称底蜕膜，位于胚胎深部
	包蜕膜	覆于胚胎子宫腔面的部分
	壁蜕膜	包蜕膜以外的部分

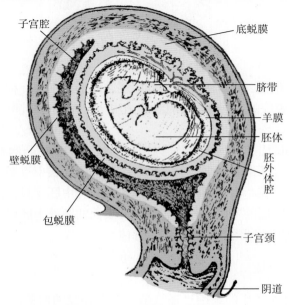

图 12-6 蜕膜与胚胎的位置关系

六、三胚层的形成

人体的各种组织和器官都是由内、中、外三个胚层演变来的（图12-7）。三个胚层的形成是胚胎发育的关键一步。

（一）二胚层的形成

第2周，在胚泡植入的过程中，内细胞群的细胞分裂增生，面向胚泡腔一侧的细胞分裂、增生，形成一层立方形细胞，称内胚层。内胚层上方的内细胞群细胞形成一层柱状细胞，称外胚层。外胚层和内胚层的细胞紧密相贴形成一个椭圆形的盘状结构，为胚盘，它是胚体的原基。

外胚层形成后，其背侧的滋养层分裂增生，形成一层新的细胞，称羊膜上皮。其

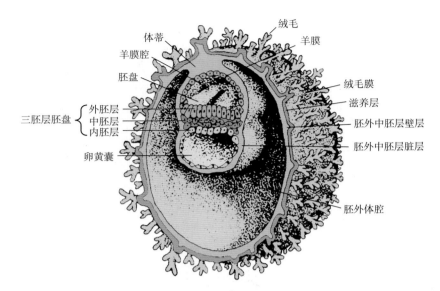

图 12-7　三胚层的形成

周缘与外胚层的周缘相接，在羊膜上皮与外胚层之间形成一腔，称羊膜腔，内含液体称羊水。外胚层即为羊膜腔的底。内胚层周缘的细胞增生向下迁移围成一个囊，称卵黄囊，其顶为内胚层。

在上述变化的同时，细胞滋养层向内增殖形成一些星状凸起的细胞，填充于胚泡腔内，称胚外中胚层。胚泡腔因之消失。以后在胚外中胚层中逐渐出现一些小腔，小腔合并成大腔，称胚外体腔。由于胚外体腔的出现，胚外中胚层衬在滋养层内表面和羊膜腔外表面，称胚外中胚层的壁层；衬在卵黄囊外表面的胚外中胚层，称胚外中胚层的脏层；胚盘尾端与滋养层之间的胚外中胚层，称体蒂。

（二）三胚层的形成

第3周初，胚盘外胚层的细胞迅速增殖，并由胚盘的两侧向尾端中线转移，形成一条增厚的细胞索，称原条。原条的出现决定了胚盘的头尾端和中轴，即原条出现侧为尾端，其前方为头端。原条头端的细胞增殖较快，形成结节状称原结，原结中央的深窝称原凹。

原条的细胞继续增生，两侧细胞隆起，中央凹陷称原沟，沟底的细胞在内、外胚层间向胚盘左右两侧及头、尾侧扩展，于是在内、外胚层间形成一层新细胞层，即为胚内中胚层，简称中胚层。原结的细胞增殖，在内、外胚层之间沿胚盘中线向头端迁移，形成一条细胞索，称脊索（图12-8）。原条和脊索构成了胚盘的中轴，并成为该发育阶段的支持组织，同时脊索还诱导外胚层形成神经系统。诱导作用后的脊索退化形成椎间盘中央的髓核。

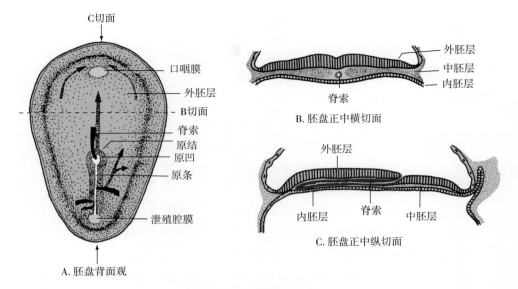

图 12-8 脊索的形成

三胚层的形成归纳如下（表 12-2）：

表 12-2 三胚层的形成

名称	形成特点	位置
内胚层	第 2 周初，内细胞群朝向胚泡腔一侧的细胞增生、分裂形成的一层整齐的立方形细胞	朝向胚泡腔的一层
外胚层	在内胚层形成的同时，内胚层上方的内细胞群重新排列出现的一层柱状细胞	内胚层与极端滋养层之间的一层
中胚层	原条的细胞分裂、增殖并向深部迁移，进入内、外胚层之间，形成的一个新细胞层	位于内胚层和外胚层之间

七、三胚层的分化

三胚层的分化归纳如下（图 12-9）：

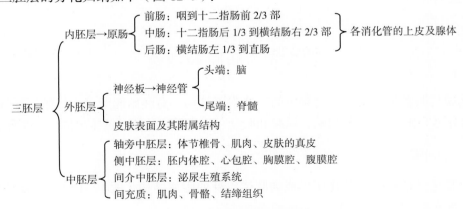

图 12-9 三胚层的分化结果

八、胎儿期外形特征、胎龄及预产期的推算

（一）胎儿期外形特征（第 9 ~ 38 周）

胎儿外形特征归纳如下（表 12-3）：

表 12-3　胎儿外形特征

胎龄（月）	胎儿外形特征
第 3	眼睑已闭合，颈已形成，性别可辨认
第 4	颜面已具人形，母体已感胎动
第 5	出现胎毛，有胎心音，胎儿有吞咽活动
第 6	出现指甲、眉毛、睫毛明显，皮下脂肪少、胎体消瘦，呼吸系统发育不完善
第 7	眼睑张开，头发明显，体瘦有皱褶，早产易存活
第 8	皮下脂肪增多，皮肤淡红而丰满，睾丸开始下降，指甲达指尖
第 9	胎毛开始脱落，趾甲达趾尖，四肢屈曲紧紧相抱
第 10	胎体圆润，乳房略隆起，指甲过指尖，睾丸入阴囊

（二）推算胎龄及预产期的方法

1. 胚胎龄的推算

（1）月经龄　从孕妇末次月经的第 1 天起至胎儿分娩为止，共计 280 天。把 28 天作为一个妊娠月，共计 10 个月。

（2）受精龄　从孕妇末次月经的第 1 天起至排卵需 14 天，用月经龄（280 天）减去 14 天为 266 天，共计 9 个半月。

2. 预产期的计算　预产期的计算是从末次月经第 1 天算起，月份加 9 或减 3，日数加 7。如孕妇末次月经是 2012 年 12 月 20 日，其预产期是次年即 2013 年 9 月（月减 3）27 日（日加 7）。又如孕妇末次月经是 2013 年 1 月 15 日，其预产期是 2013 年 10 月（月加 9）22 日（日加 7）。

第三节　胎膜和胎盘

胎膜与胎盘是胚胎发育过程中的一些附属结构，对胚胎起营养、保护、呼吸、排泄和内分泌等作用。胎儿娩出后，胎膜和胎盘一起与子宫分离并被排出体外，总称衣胞。

一、胎膜

胎膜是受精卵分裂分化所形成的胚体以外的附属结构（图 12-10），包括绒毛膜、羊膜、卵黄囊、尿囊和脐带。

（一）绒毛膜

1. **绒毛膜的形成**　植入完成后，滋养层已分化为合体滋养层和细胞滋养层两层，胚外体腔已将胚外中胚层分为脏、壁两层。从第 2 周末开始，细胞滋养层的细胞局部增殖，形成许多伸入合体滋养层内的隆起，这时，表面有许多突起的滋养层和内面的胚外中胚层脏层合称为绒毛膜。绒毛膜包在胚胎及其他附属结构的最外面，直接与子宫内膜接触，膜的表面形成大量绒毛。绒毛的发育使绒毛膜与子宫蜕膜接触面增大，利于胚胎与母体间的物质交换。

2. **绒毛膜的退化**　胚胎早期，整个绒毛膜表面的绒毛均匀分布。第 8 周以后，由于包蜕膜侧的血供匮乏，绒毛逐渐退化、消失，形成表面无绒毛的平滑绒毛膜。基蜕膜

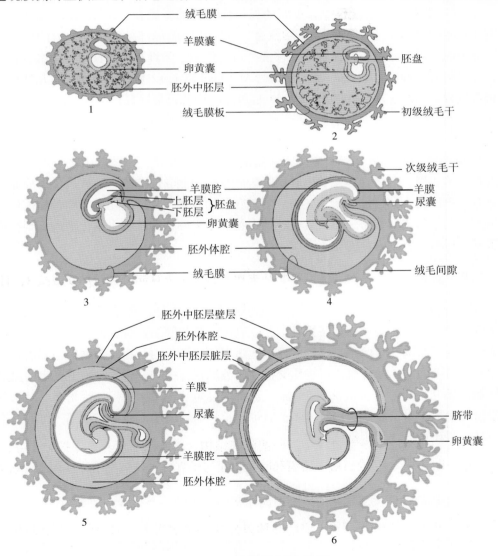

图 12-10　胎膜的形成与发展

侧的绒毛因血液供应充足、营养丰富而生长茂密，反复分支形成丛密绒毛膜，它与基蜕膜组成胎盘。

在绒毛的发育过程中，如果绒毛表面的滋养层细胞过度生长，内部的结缔组织变性水肿，血管消失，形成许多大小不等的囊泡状结构，形似葡萄，称葡萄胎，其中的胚胎因营养缺乏停止发育后被吸收而消失。如果滋养层细胞发生恶变，则形成绒毛膜上皮癌。

（二）羊膜

羊膜为一层半透明薄膜，由羊膜上皮和覆盖其外的胚外中胚层组成。它们围成的腔称羊膜腔，腔内充满羊水。羊水主要由羊膜不断分泌产生，又不断地被羊膜吸收和被胎儿吞饮，故羊水是不断更新的。

羊膜和羊水在胚胎发育中起重要的保护作用，如胚胎在羊水中可较自由地活动，有利于胚胎体表器官和骨骼肌的正常发育，并防止胚胎局部粘连及受外力的压迫与震荡。分娩时，羊水还具有扩张宫颈、冲洗产道的作用。随着胚胎的长大，羊水也相应增多，分娩时有 1000 ~ 1500ml。若羊水过少（500ml 以下），易发生羊膜与胎儿粘连，影响正常发育；羊水过多（2000ml 以上），也可影响胎儿正常发育。

（三）卵黄囊

卵黄囊位于原始消化管腹侧。人胚胎的卵黄囊不发达，卵黄囊内没有卵黄。在胚胎发育的第 4 周，卵黄囊顶壁的内胚层随着胚盘向腹侧卷曲被裹入胚体内，形成原始的消化管，称原肠，其余部分留在胚外。随着胚胎的发育，与原肠相通的卵黄囊被包入脐带后逐渐闭锁形成卵黄蒂，卵黄囊也逐渐退化。如果卵黄蒂基部未退化消失，则在成人回肠壁上保留一盲肠，称麦克尔憩室。

（四）脐带

脐带是连于胚胎脐部与胎盘间的圆索状结构。脐带外被覆羊膜，内除有闭锁的卵黄蒂和尿囊外，还有脐动脉和脐静脉。脐血管的一端与胚胎血管相连，另一端与胎盘绒毛血管相连。脐动脉有两条，将胚胎血液运送至胎盘绒毛内，在此，绒毛毛细血管内的胚胎血与绒毛间隙内的母血进行物质交换。脐静脉仅有一条，将胎盘绒毛汇集的血液送回胚胎。胎儿出生时，脐带长约 55cm 。若脐带过短（20cm 以下），胎儿娩出时易引起胎盘过早剥离，可引起产妇出血过多；脐带过长，易缠绕胎儿肢体或颈部，可致局部发育不良，甚至可导致胎儿窒息死亡。

（五）尿囊

尿囊是从卵黄囊顶部尾侧的内胚层向体蒂内伸出的一个盲管。尿囊为退化性器官，其壁上的胚外中胚层逐渐分化出一对尿囊动脉和一对尿囊静脉，后逐渐演化成胎儿与母体进行物质交换的唯一通道，即脐动脉和脐静脉。尿囊根部参与膀胱顶部的形成，其余部分退化并卷入脐带内。

二、胎盘

（一）胎盘的结构

胎盘是胚体外的丛密绒毛膜和母体的基蜕膜共同构成的圆盘形结构（图 12-11）。足月胎儿的胎盘重约 500g，直径为 15 ~ 20cm，中央厚，周边薄，平均厚约 2.5cm。胎盘的胎儿面光滑，表面覆盖着羊膜，脐带一般附于近中央处，透过羊膜可见脐血管呈放射状分布在绒毛膜上。

胎盘由胎儿部和母体部两部分构成：

1. 胎儿部　由丛密绒毛膜构成，胎儿面被覆羊膜。脐血管的分支沿绒毛干进入绒毛内，形成毛细血管。绒毛干又发出许多细小的游离绒毛浸润在母体血中。游离绒毛数量众多，有利于胎儿和母体之间的物质交换。

2. 母体部　由基蜕膜构成。基蜕膜向绒毛间隙发出胎盘隔，将胎盘分隔成 15 ~ 30 个胎盘小叶，胎盘隔不完全分隔绒毛间隙，故绒毛间隙互相连通。子宫螺旋动脉与子宫静脉开口于绒毛间隙，故绒毛间隙内充以母体血液，绒毛浸润在母血中。

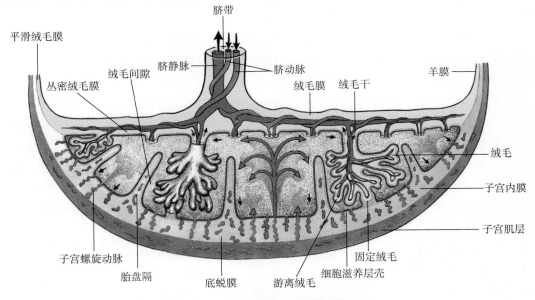

图 12-11　胎盘的结构及血循环模式图

（二）胎盘的血液循环和胎盘屏障

胎盘内有母体和胎儿两套血液循环系统，两者的血液在各自的封闭管道内循环，互不相混，但可进行物质交换。母体动脉血从子宫螺旋动脉流入绒毛间隙，在此与绒毛内毛细血管的胎儿血进行物质交换后，由子宫静脉回流入母体。胎儿的静脉血经脐动脉及其分支流入绒毛毛细血管，与绒毛间隙内的母体血进行物质交换后，成为动脉血，又经脐静脉回流到胎儿。

胎儿血与母体血在胎盘内进行物质交换所通过的结构，称胎盘屏障或胎盘膜。早期胎盘膜由合体滋养层、细胞滋养层和基膜、薄层绒毛结缔组织及毛细血管内皮和基膜组成。发育后期，胎盘膜变薄，胎儿血与母体血间仅隔以绒毛毛细血管内皮和薄层合体滋养层及两者的基膜，更有利于胎儿血与母体血间的物质交换。

胎盘屏障在正常情况下，能阻挡母体血内大分子物质进入胎体，对胎儿具有保护作用，但是大部分药物和激素可以通过胎盘屏障进入胎体，某些病毒（如风疹、麻疹、水痘、脊髓灰质炎和艾滋病毒）可以通过胎盘屏障进入胎体使胎儿感染，有些病毒（如风疹）和药物还可引起先天畸形，故孕妇用药需慎重。

知识链接

前置胎盘

正常妊娠时，胎盘附着于子宫体上部；如果胎盘附着在子宫下段，或直接覆盖在子宫颈内口上，位置低于胎儿的先露部位者，称为前置胎盘。前置胎盘是晚期妊娠出血的重要原因之一，能威胁母子的生命安全，故应及时处理。

（三）胎盘的功能

1. 物质交换　进行物质交换是胎盘的主要功能，胎儿通过胎盘从母体血中获得营养物质和氧，又将代谢产物和二氧化碳透过胎盘排入母体。因此，胎盘既是胎儿吸收营养的器官，又是呼吸和排泄的器官（图 12-12）。

2. 内分泌功能　胎盘的合体滋养层能分泌数种激素，对维持妊娠起重要作用。主要有：①绒毛膜促性腺激素（HCG）：其作用与黄体生成素类似，能促进母体黄体的生长发育，以维持妊娠。绒毛膜促性腺激素在妊娠第 2 周开始分泌，第 8 周达高峰，以后逐渐下降。②绒毛膜促乳腺生长激素（HCS）：能促使母体乳腺生长发育。HCS 于妊娠第 2 月开始分泌，第 8 月达高峰，直到分娩。③孕激素和雌激素：于妊娠第 4 月开始分泌，以后逐渐增多。母体的黄体退化后，胎盘的这两种激素起着继续维持妊娠的作用。

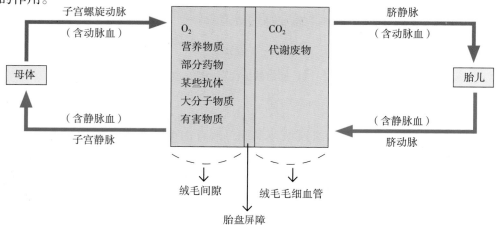

图 12-12　母体与胎儿之间的物质交换

第四节 胎儿血液循环

一、胎儿血液循环途径

胎儿血液循环途径归纳如下（图 12-13，图 12-14）：

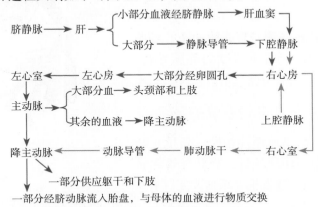

图 12-13 胎儿血液循环途径

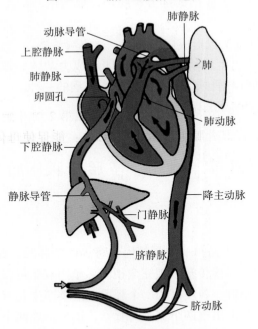

图 12-14 胎儿血液循环模式图

二、胎儿血液循环的结构特点

1. **卵圆孔** 在房间隔右侧，左、右心房经卵圆孔相通。由于胎儿右心房内血液的压力大于左心房，所以血液只能自右心房经卵圆孔流入左心房。

2. 动脉导管　是一条连接肺动脉和主动脉弓的大血管。由于胎儿肺无呼吸功能，故肺动脉血液经动脉导管注入降主动脉。

3. 脐动脉　一对，自髂动脉发出，经胎儿脐部进入脐带。

4. 脐静脉和静脉导管　脐静脉一条，经胎儿脐部进入其体内，经肝下缘续为静脉导管，直接汇入下腔静脉，并有分支入肝。

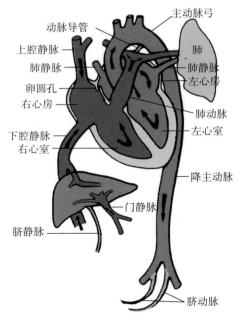

图12-15　胎儿出生后血液循环变化模式图

三、胎儿出生后心血管系统的变化

胎儿出生后，胎盘血循环中断。新生儿肺开始进行呼吸活动，动脉导管、静脉导管和脐血管均废用，血液循环遂发生一系列改变。主要变化如下（图12-15）：

1. 脐静脉　脐静脉（腹腔内的部分）闭锁，成为由脐部至肝的肝圆韧带；肝的静脉导管闭锁为静脉韧带。

2. 脐动脉　脐动脉近侧段形成髂内动脉，远侧端萎缩。

3. 动脉导管　胎儿出生后动脉导管逐渐闭锁成为动脉韧带。若出生后3个月仍未闭锁或闭锁不全，称动脉导管未闭，是先天性心脏病的一种。

4. 卵圆孔　出生后卵圆孔闭锁形成卵圆窝。

第五节　双胎、多胎与联体胎儿

一、双胎

1. 单卵双胎　单卵孪生是由一个受精卵发育为两个胚胎，此种双胎儿的性别相同，相貌和生理特征极为相似、遗传基因则完全相同。单卵双胎可以有以下几种情况：①一个胚泡内出现两个内细胞群，各发育为一个胚胎。这类孪生儿有各自的羊膜，但共有一个绒毛膜与胎盘。②胚盘上出现两个原条与脊索，诱导形成两个神经管，发育为两个胚胎。这类孪生儿同位于一个羊膜腔内，也共有一个绒毛膜与胎盘。③卵裂球分离为两团，它们各自发育为一个完整的胚胎，各具有独立的胎膜和胎盘。

由于单卵孪生的两个个体的遗传基因完全一样、血型及组织相容性抗原相同，故互相做组织或器官移植时无排斥反应。

2. 双卵双胎　一次排出两个卵分别受精后发育为双卵孪生，占双胎的大多数。它们有各自的胎膜与胎盘，性别相同或不同，相貌和生理特性的差异如同一般兄弟姐妹，仅是同龄而已。

双胎的形成特点见表 12-4：

表 12-4　双胎的形成特点

分类	受精卵	发生原因	性别	外貌
单卵双胎	一个	①一个受精卵分裂形成两个胚泡； ②一个胚泡内形成两个内细胞群； ③在一个二胚层的胚盘上出现两个原条	相同	相似
双卵双胎	两个	两个卵细胞各自受精，分别发育成一个胎儿	可同，可不同	与普通兄弟姐妹相似

二、多胎

一次娩出两个以上新生儿的为多胎。多胎的原因可以是单卵性、多卵性或混合性，常为混合性多胎。多胎发生率低，三胎约万分之一，四胎约百万分之一，五胎以上更为罕见，多不易存活。

三、联体胎儿及先天性畸形

1. 联体胎儿　在单卵孪生的形成过程中，当一个胚盘出现两个原条并分别发育为两个胚胎时，若两个原条靠得较近，胚体形成时发生局部联接，称联体双胎。联体双胎有对称型和不对称型两类。对称型指两个胚胎大小一致，他们又可根据联接的部位分为头联胎、臀联胎及胸腹联胎等。不对称型联胎是指两个胚胎一大一小，小者常发育不全，形成寄生胎或胎中胎（图 12-16）。

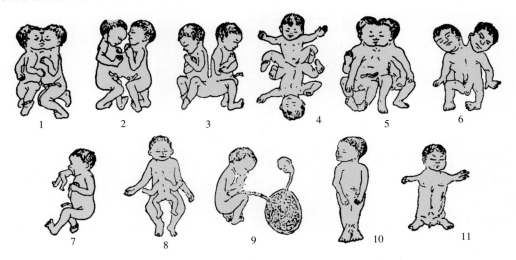

图 12-16　胎儿畸形
1~6 为对称型联体胚胎；7~9 为不对称型联体双胎；10 为并联畸形；11 为无肢畸形

2. 先天性畸形　先天性畸形归纳如下（表 12-5）：

表 12-5　先天性畸形

分类	举例
器官不发育或发育受阻	短肢、隐睾、肛门闭锁、脐疝
合并不全	唇裂、多囊肾、双子宫
器官发育过度	多指
器官异位	右位心、盆肾
返祖现象	多毛、多乳头、有尾

同步训练

一、名词解释

受精　卵裂　植入

二、填空题

1. 胚胎在母体内发育需_____天，人胚发育可分为_____和_____两个时期。
2. 蜕膜可分为_____、_____和_____部分。胎膜包括_____、_____、和_____。
3. 胎盘分泌的激素有_____、_____和_____。
4. 胎盘由母体的_____和胎儿的_____共同组成。

三、简答题

1. 简述受精的必要条件。
2. 请说出受精的意义。
3. 简述胎盘的结构与功能。

实验指导

实验一　显微镜的构造、使用及细胞结构观察

【实验要点】

1. 在光学显微镜上指认机械部分和光学部分的构造及功能。
2. 通过学习能熟练使用光学显微镜。
3. 在光学显微镜下能辨认细胞的结构。

【实验材料】

1. 显微镜、二甲苯、擦镜纸。
2. 口腔脱落细胞涂片。
3. 脊神经节组织切片。
4. 多媒体:《显微镜的构造和使用》教学光盘。

【实验方法】

1. 观看《显微镜的构造和使用》教学光盘。
2. 教师讲解、示教光学显微镜的构造和使用方法。
3. 学生独立操作、反复练习使用显微镜。
4. 学生观察、辨认细胞的结构。
5. 学生绘制出细胞的结构,即细胞膜、细胞质和细胞核,教师巡回检查、指导和矫正。

【实验内容与步骤】

1. **光学显微镜的构造**　普通光学显微镜由机械和光学两部分构成(实验图 1-1)。

(1)机械部分

①镜座　是显微镜的底座,与桌面接触的部位,一般呈马蹄形、方形或圆形。

②镜臂　是显微镜的支柱,也是手持握的部位,常呈弧形。直筒显微镜镜臂的下端与镜柱连接处有一活动关节,称倾斜关节,可使镜体在一定范围内后倾,便于观察(一般倾斜不超过 30°)。

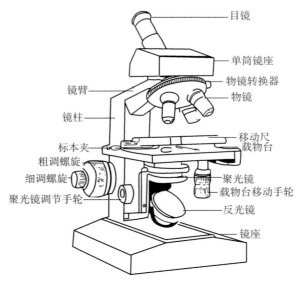

实验图 1-1　显微镜的构造

③载物台　是放置切片标本的平台，中央有一通过光线的圆孔，其上装有压片夹，用来固定玻片标本。在载物台的侧面或上面有推进器螺旋，用于向前后、左右方向移动玻片。

④镜筒　是镜臂前上方的空心圆筒，其上端装有目镜，下端连接物镜转换器。

⑤物镜转换器　又称旋转盘，安装在镜筒的下方，可以转动。盘上有 3~4 个圆孔，用来安装不同放大倍数的物镜。

⑥调焦螺旋　位于镜臂上端或下端的两侧，用于调节镜筒与载物台之间的距离，从而调节焦距。常有粗调螺旋（大螺旋）和细调螺旋（小螺旋）两组。

（2）光学部分

①目镜　装在镜筒的上端，其上标有"5×"、"10×"等放大倍数。镜内可装指针，以指示观察物。

②物镜　装在旋转盘的下面，一般显微镜有几个放大倍数不同的物镜，例如"4×"、"10×"为低倍物镜，"40×"为高倍物镜，这类物镜与标本之间不需要加任何液体介质即可进行观察，称为干燥物镜；而"100×"的称为油浸物镜。显微镜放大倍数 = 目镜放大倍数 × 物镜放大倍数。

③聚光器　装在载物台的下方，可聚集光线。在聚光器左侧的后方，有调节聚光器升降的螺旋。聚光器的底部装有光圈，可开大或缩小，用以调节进入的光线量。

④反光镜　位于聚光器下方，有平、凹两面，可朝任意方向转动，其作用是将光源的光线反射进入物镜。凹面镜有聚光作用，适于光线较弱时使用；光线较强时则选用平面镜。

2. 显微镜的使用方法

（1）取镜和放置　取显微镜时，应以右手紧握镜臂，左手托住镜座，镜臂朝向自己，轻放在实验台偏左侧，以镜座后端离实验台边 7~10cm 为宜。

（2）对光　①打开实验台上的工作灯。②转动粗调螺旋，使载物台略升高，用拇指和食指转动旋转盘（切忌手持物镜转动），将低倍镜对准通光孔（当听到"咔"声时，说明物镜已经对准通光孔中心）。③上升聚光器，打开光圈。④左眼在目镜上观察（注意勿闭右眼），同时调整反光镜方向，使视野内的光线均匀、明亮。⑤右眼可观察资料或注意绘图。

（3）低倍镜的使用　①将切片标本放在载物台上，有盖玻片的一面朝上，用压片夹固定，把观察物移至通光孔中央。②用粗调螺旋将载物台上升到最高高度（有的显微镜将镜筒下降到最低高度，注意操作时必须从侧面注视镜头与切片的距离）。③左眼观察目镜，同时转动粗调螺旋，使载物台缓慢下降（有的显微镜上升镜筒），直至看到清晰物像（此时，如果物像欠清晰，可轻调细调螺旋至物像清晰为止）。若第1次未看到物像，重复上述操作。

（4）高倍镜的使用　①在低倍镜下找到要观察的结构，将其移至视野中央（物像要清晰）。②转动旋转盘，将高倍镜对准通光孔（如高倍镜头碰到玻片，说明低倍镜的焦距没有调好，应重新操作）。③左眼观察目镜，同时轻轻转动细调螺旋（禁止使用粗调螺旋），直到物像清晰为止。

需要更换切片标本时，先将高倍镜转换为低倍镜，再换上组织切片标本，然后从低倍镜到高倍镜重复操作。

（5）显微镜的保养　显微镜使用结束后，升起镜筒，取下玻片，转动旋转盘使物镜呈八字形，并将镜筒（载物台）、聚光器下降到最低位置，关上光圈，将反光镜调至垂直位置，用绸布擦拭镜筒、镜臂等处，最后套上显微镜套，放回原处。

（6）使用显微镜应注意的事项　①取送显微镜时，应轻拿轻放，切勿斜提和前后摆动。②不可随便取出目镜，以免落入灰尘，影响观察效果。③光学部件如有不洁，应用擦镜纸擦拭，切不可用纱布、手帕或其他纸张擦拭，以免磨损镜面。

3. 观察细胞结构

（1）观察口腔脱落细胞涂片　①低倍镜：可见单个或几个细胞聚集在一起。②高倍镜：细胞呈圆形或不规则形；胞质粉红色；细胞核圆形，被染成紫蓝色，位于细胞中央。

（2）观察脊神经节切片　①低倍镜：可见许多大小不等的圆形脊神经节的神经细胞（假单极神经元）；胞质粉红色；细胞核圆形，被染成紫蓝色，位于细胞中央。②高倍镜：脊神经节细胞呈圆形；大小不等。胞质粉红色，分布均匀；细胞核圆形，染色浅，核膜清楚，核仁明显。每个节细胞周围有一层小细胞，为神经胶质细胞。

【实验报告】

绘制出高倍镜下细胞的结构，并标注出细胞膜、细胞质和细胞核。

【实验评价】

对学生的学习态度、学习成果和操作技能进行评价。

实验二　基本组织（上皮组织和神经组织结构特点观察）

【实验要点】

1. 确认　单层上皮和复层上皮。
2. 辨认　单层柱状上皮的极性（游离面、基底面）、细胞核和细胞质；复层扁平上皮的结构特点；辨认神经元的结构（胞体、突起、胞核、尼氏体）。

【实验材料】

1. 组织切片　小肠切片（HE 染色）、食管切片（HE 染色）、脊髓横切片（尼氏染色）。
2. 组织学图谱　单层柱状上皮、复层扁平上皮、脊髓横切面结构（神经元）。
3. 多媒体　上皮组织、神经组织的组织学光盘。
4. 其他　显微镜、二甲苯、擦镜纸。

【实验方法】

1. 观看上皮组织、神经组织的组织学光盘。
2. 学生观察组织切片，教师巡回指导、解惑答疑。
3. 教师示教多极神经元（脊髓横切片）。
4. 学生绘图，教师巡回指导、矫正。

【实验内容与步骤】

1. 单层柱状上皮（小肠切片，HE 染色）
（1）肉眼观察　切片为长条形，可见肠腔黏膜面高低不平，有许多突起。
（2）低倍镜观察　黏膜内表面有大量指状突起。选择一段完整的纵切面，观察排列整齐且密集的单层柱状上皮，然后移至视野中央，换高倍镜观察。
（3）高倍镜观察　细胞呈长方形，排列整齐，细胞质呈粉红色，细胞核呈椭圆形，靠近基底部，呈紫蓝色。在柱状细胞间可见杯状细胞，因制片缘故呈空泡状。

2. 复层扁平上皮（食管横切片，HE 染色）
（1）肉眼观察　切片呈环形，靠近管腔面有深染的部分就是食管的上皮。
（2）低倍镜观察　上皮细胞层数很多，排列紧密，胞质粉红色，胞核深蓝色。选结构清晰的部位移至视野中央，换高倍镜观察。
（3）高倍镜观察　浅层细胞扁平形，胞核扁圆形；中间层细胞多边形，体积大，胞核圆形，细胞界限清晰；基底部一层细胞呈立方形或低柱形，核椭圆形、染色深，整齐地沿基底膜排列。

3. 示教多极神经元（脊髓横切片，尼氏染色）
（1）肉眼观察　标本呈椭圆形，中央深染的部分为灰质，周围淡染的部分为白质。

（2）低倍镜观察　灰质较宽处为前角，内可见深黄色、多突起的细胞，即多极神经元，小而圆的是神经胶质细胞的胞核。

（3）高倍镜观察　多极神经元的胞体不规则，可呈星形、锥体形，可见自胞体发出的突起的根部；细胞核位于中央，大而圆，染色淡。移动视野至淡染色区域（白质），可见神经纤维束的横切面。

【实验报告】

绘图：单层柱状上皮切片（HE 染色）。

选一段结构完整的单层柱状上皮，在高倍镜下绘图，并标注游离面、基底面、细胞质、细胞核。

【实验评价】

对学生的学习态度、学习成果和操作技能进行评价。

实验三　基本组织（结缔组织和肌组织结构特点观察）

【实验要点】

1. 确认　各种血细胞。
2. 辨认　疏松结缔组织的结构（胶原纤维、弹性纤维、成纤维细胞、巨噬细胞、肥大细胞）；骨骼肌的结构特点。

【实验材料】

1. 组织切片　疏松结缔组织铺片（经台盼蓝处理后 HE 染色）、血涂片（瑞士染色）、舌骨骼肌切片（HE 染色）。
2. 组织学图谱　疏松结缔组织、血涂片、骨骼肌。
3. 多媒体　结缔组织和肌组织的组织学光盘。
4. 其他　显微镜、二甲苯、擦镜纸。

【实验方法】

1. 观看结缔组织和肌组织的组织学光盘。
2. 学生观察组织切片，教师巡回指导、解惑答疑。
3. 教师示教血涂片。
4. 学生绘图，教师巡回指导、矫正。

【实验内容与步骤】

1. 骨骼肌（舌肌切片，特殊染色）

（1）肉眼观察 标本呈蓝色椭圆形。

（2）低倍镜观察 骨骼肌纤维呈细长圆柱状，有明暗相间的横纹，且与纤维的长轴垂直。胞核呈扁椭圆形，深蓝色，位于肌膜深面，数量较多。肌纤维间有少量结缔组织。

（3）高倍镜观察 肌纤维内有许多纵行的线条状结构，即肌原纤维。下降聚光镜，在暗视野下观察肌原纤维及其明带和暗带，肌细胞核的形态、位置。

2. 疏松结缔组织（肠系膜铺片，经台盼蓝处理后 HE 染色）

（1）肉眼观察 标本呈淡紫红色，纤维交织成网，选择切片较薄（染色淡）的部位进行观察。

（2）低倍镜观察 胶原纤维和弹性纤维交织成网，细胞分散其间。

（3）高倍镜观察 胶原纤维粗大，粉红色；弹性纤维为细丝状，有分支；成纤维细胞数量最多，胞质淡红色，胞核椭圆形、淡蓝色；巨噬细胞的外形不规则，胞质内含有吞噬的台盼蓝颗粒（呈蓝色），核小而圆、染色深；肥大细胞呈椭圆形，核圆形或卵圆形，胞质内充满粗大的异染颗粒。

3. 示教血细胞（血涂片，瑞士染色）

（1）肉眼观察 涂片呈薄层粉红色。

（2）高倍镜观察 红细胞呈红色，圆形，偶见有核的白细胞。①红细胞染成淡红色，中央部色浅，周围部色深，无细胞核。②移动视野寻找有核的白细胞：中性粒细胞体积比红细胞大，胞质淡粉色，可见紫红色的细小颗粒，胞核紫蓝色，分成 2 ~ 5 叶不等，核叶间有细丝相连；嗜酸性粒细胞体积比中性粒细胞大，胞质内可见橘红色的粗大而发亮的颗粒，胞核分为 2 叶，呈"八"字形；嗜碱性粒细胞很少见，胞质内含有大小不等、分布不均的紫蓝色颗粒，胞核呈"S"形或不规则，着色浅；淋巴细胞较小，胞质少，胞核圆形，往往一侧凹陷，染成深蓝色；单核细胞体积最大，胞核呈肾形或马蹄铁形，常偏于细胞一侧，胞质染成浅灰蓝色；血小板呈不规则的紫蓝色小体，成群分布。

【实验报告】

绘图：血涂片（瑞士染色）。
绘制出红细胞、中性粒细胞、嗜酸性粒细胞、淋巴细胞、单核细胞、血小板。

【实验评价】

对学生的学习态度、学习成果和操作技能进行评价。

实验四　骨的形态、构造和躯干骨及其连结大体结构观察

【实验要点】

1. **确认**　骨的形态、分类、构造；关节的结构（关节面、关节腔和关节囊）；脊柱的组成；胸廓的组成。

2. **辨认**　各部椎骨、骶骨、胸骨和肋；躯干骨的骨性标志。

3. **观察**　脊柱的连结和形态；胸廓的形态。

【实验材料】

1. **大体标本**　人体骨骼标本、全身散骨标本、股骨剖面标本、脱钙骨及煅烧骨标本、脊柱标本、椎骨连结标本和胸廓标本。

2. **解剖模型**　脊柱模型、胸廓模型。

3. **多媒体**　骨的概述和躯干骨及其连结光盘。

【实验方法】

1. 教师演示煅烧骨、经盐酸浸泡过的脱钙骨 10 分钟。

2. 学生分组在标本上确认躯干骨的位置、形态、结构。

3. 学生分组观察脊柱、胸廓的整体观。

4. 结合活体指出躯干骨的骨性标志。

5. 教师巡回指导、解惑答疑。

6. 注意事项：①在辨认任何一个标本时，首先要确认该标本在全身骨骼上的位置。②观察时，一定要结合图谱和所学内容，边观察，边看书，做到理论和实际相结合，融会贯通。③在观察标本和模型时，一定要轻拿轻放，防止破损。

【实验内容与步骤】

1. **骨的分类、构造和成分**　在人体骨骼标本及模型上，辨认各类骨的形态、分布及构造。取股骨及其纵切标本以辨认长骨的骨干和两端以及骨密质、骨松质、骨髓腔。通过观察脱钙骨及煅烧骨标本，理解骨的成分及与骨物理特性的关系。

2. **骨连结的分类和构造**

（1）直接连结　取骶骨观察骨的直接结合，通过脊柱矢状面标本辨认椎间盘。

（2）关节　① 基本结构：取肩关节标本观察关节的关节面、关节囊、关节腔。② 辅助结构：取膝关节标本观察关节韧带的外形、纤维排列及与关节囊的关系；观察膝关节内半月板的位置、形态。

3. **躯干骨及其连结**

（1）脊柱　在人体骨骼标本上观察脊柱的位置、外形和组成。① 椎骨：取各部位

椎骨观察其组成及形态特点，辨认椎体、椎弓、椎孔、横突、棘突、上关节突、下关节突；观察骶骨的主要结构。②椎骨的连结：取切除 1 ~ 3 个椎弓的脊柱腰段标本，观察椎间盘的位置和结构。③在脊柱标本上，观察椎体的变化、棘突排列的方向、脊柱的4 个生理弯曲。

（2）胸廓　在人体骨架标本上观察胸廓的外形和组成。①胸骨：取胸骨标本观察其组成和形态结构，辨认颈静脉切迹和胸骨角。②肋：取肋标本观察其形态。

4. 在活体上辨认躯干骨的重要骨性标志　①低头弯腰时在后正中线上大部分椎骨棘突都可摸到。②第 7 颈椎棘突较长，颈前屈时，在项背交界处最高的骨隆起即是，常作为辨认椎骨序数的标志。③骶角：是位于骶管裂孔两侧向下的突起，是骶管麻醉进针的定位标志。④颈静脉切迹：在胸骨上缘极易触及，它向后平对第 2、3 胸椎之间。⑤胸骨角：用食指横贴在胸骨前面，沿胸骨上缘向下移动至隆起部位时，就是胸骨角，位于颈静脉切迹下方约 5cm 处，胸骨角两侧平对第 2 肋软骨，是从前面计数肋骨的重要标志。平静呼吸时，向后平对第 4 胸椎。⑥剑突为胸骨的下部，所在部位及其下方的凹窝，是吸入性呼吸困难产生"三凹征"的部位之一。⑦肋弓位于胸廓前壁下缘，自剑突向两侧外下方呈弓状延伸，是触诊肝胆脾胃的标志。

【实验报告】

记录各种躯干骨的名称、数目、主要结构，关节的基本结构，椎间盘的结构，脊柱的 4 个生理弯曲，胸廓的组成和躯干骨的重要体表标志。

【实验评价】

对学生的学习态度、学习成果和操作技能进行评价。

实验五　四肢骨、颅骨及其连结大体结构观察

【实验要点】

1. 确认　上肢骨、下肢骨的组成和各骨的位置；肩关节、肘关节、髋关节、膝关节的组成和构造特点；颅的分部；新生儿颅的特点。

2. 辨认　上、下肢骨的骨性标志和颅的体表标志。

3. 观察　颅各面观的形态、构造，颞下颌关节的组成；骨盆的组成和分部；男、女性骨盆的差异。

【实验材料】

1. 大体标本　人体骨骼标本、全身散骨标本，被打开关节囊的肩关节、肘关节、髋关节、膝关节标本，男、女性骨盆标本，整颅标本，颅的矢状切面及水平切面标本，

新生儿颅标本、鼻旁窦标本、颞下颌关节标本。

2. **解剖模型** 整颅模型，男、女性骨盆模型。

3. **多媒体** 四肢骨和颅的光盘。

【实验方法】

1. 学生分组在标本上确认四肢骨的位置、结构，肩、肘、髋、膝四大关节的结构特点。

2. 学生分组在颅骨标本上辨认颅上的主要结构。

3. 结合活体指出四肢骨、颅骨上的骨性标志。

4. 教师巡回指导、解惑答疑。

5. 注意：四肢骨注意区分左、右侧。颅骨结构较脆弱，在观察标本时，一定要轻拿轻放，防止破损。

【实验内容与步骤】

1. 上肢骨及其连结

（1）上肢骨 取肩胛骨、锁骨、肱骨、桡骨、尺骨、手骨标本，观察各骨的位置和重要形态特点。

（2）在活体上辨认上肢骨的重要体表标志 肩胛冈为肩胛骨背面的骨嵴，沿肩胛冈向外上移行为肩峰，为肩部最高点；肩胛骨上角平对第 2 肋、下角平第 7 肋，是背部计数肋的标志；肱骨内、外上髁为肱骨下端的突起，于肘关节内、外侧易触及；鹰嘴为肘关节后最明显的突起；桡骨茎突在腕部桡侧可明显摸到；尺骨茎突为尺骨下端的突起，当前臂处于半旋前位时更为突出，尺骨茎突比桡骨茎突位置高且偏后。

（3）上肢骨的连结 取肩关节、肘关节、腕关节切开标本，观察各关节的组成和构造特点，并在活体上验证各关节的运动。

2. 下肢骨及其连结

（1）下肢骨 取髋骨、股骨、髌骨、胫骨、腓骨、足骨标本，观察各骨的重要形态特点。

（2）在活体上辨认下肢骨的重要体表标志 ①髂嵴：髋骨的上缘为髂嵴，两侧髂嵴最高点的连线中点即为第 4 腰椎棘突。②髂前上棘：为髂嵴前面的隆起。③髂后上棘：是髂嵴后方的骨性突起，两侧髂后上棘的连线平对第 2 骶椎棘突。④坐骨结节：当髋关节处于屈位时，在臀部触到的骨性隆起即是。⑤大转子：位于髂前上棘和坐骨结节连线的中点处，用手指按在大转子上并旋转下肢，可感到大转子的活动。⑥胫骨粗隆：位于胫骨上端，在膝关节下方。⑦内踝：位于踝关节内侧的骨隆起。⑧外踝：位于踝关节外侧的骨隆起。

（3）下肢骨的连结 取骨盆、髋关节、膝关节的切开标本，观察骨盆及各关节的组成和构造特点，在活体上验证各关节的运动；注意女性骨盆的特点。

3. 颅及其连结

（1）颅的组成　取整颅和分离颅骨标本，观察颅的组成及重要颅骨的形态和位置。

（2）颅的整体观　取整颅和颅的水平切面和正中矢状切面标本，分别观察颅的顶面、颅底内面、颅底外面、颅的侧面、颅的前面的重要结构，并区分颅底内面各部位主要的孔裂。

（3）颞下颌关节　取已切除关节囊外侧壁的颞下颌关节标本，观察颞下颌关节的组成及结构特点。

（4）在活体上辨认颅骨的重要骨性标志　①下颌角：位于下颌体下缘与下颌支后缘的相交处。②枕外隆凸：位于枕骨外面中部的隆起。③乳突：位于耳垂后方。④颧弓：位于耳屏至眶下缘的连线上。⑤髁突：以食指伸入外耳道，指端掌面朝向耳屏或以指端掌面按压在耳屏前方，然后进行张口、闭口运动，即可感觉到髁突的活动情况。张口时，髁突滑向前下方，故原位处有一凹陷；闭口时又恢复原位。

【实验报告】

记录四肢各骨和颅骨的名称、数目，各骨的主要结构，肩关节、肘关节、髋关节、膝关节的组成，骨盆的组成，下肢骨的重要体表标志和颅骨的重要体表标志。

【实验评价】

对学生的学习态度、学习成果和操作技能进行评价。

实验六　骨骼肌大体结构观察

【实验要点】

1. **确认**　胸锁乳突肌、斜方肌、背阔肌、竖脊肌、胸大肌、肋间肌、膈、三角肌、肱二头肌、肱三头肌、臀大肌、股四头肌、缝匠肌、小腿三头肌的位置。

2. **观察**　肌的分类、构造和辅助结构；膈的形态、结构；腹前外侧壁各肌的位置及形成的主要结构。

【实验材料】

1. **大体标本**　全身骨骼肌标本。
2. **解剖模型**　全身肌的模型。
3. **多媒体**　人体骨骼肌解剖的光盘。

【实验方法】

1. 观看全身骨骼肌解剖光盘。

2.学生分组在全身肌的标本或模型上辨认各部主要肌的位置，说出其名称及作用。

3.结合活体指出全身各部主要肌的位置。

4.教师巡回指导、解惑答疑。

【实验内容与步骤】

1.观察肌的分类和构造　在全身肌标本上观察长肌、短肌、扁肌和轮匝肌的形态，辨认出肌腹、肌腱和筋膜。

2.**全身重要肌的观察**

（1）头肌　在面肌和颅顶层次解剖标本上辨认枕额肌。观察眼轮匝肌、口轮匝肌和呈放射状分布的面肌。观察咬肌和颞肌的位置，并咬紧上、下颌，在自己身上触摸两肌和轮廓。

（2）颈肌　确认胸锁乳突肌的位置，在体表辨认它的轮廓，验证其功能。

（3）躯干肌

①背肌　浅层上部是斜方肌，下部是背阔肌，深层是竖脊肌。

②胸肌　胸前壁浅层是胸大肌，体验它们的作用；肋间肌位于肋间隙内，区别肋间内、外肌。

③膈　查看膈附着于胸廓下口周缘的情况、膈周围和中央的结构差别，并辨认膈上的三个裂孔和通过的结构。

④腹肌　查看腹肌三层扁肌的位置和肌束走行的方向、腱膜与腹直肌鞘的关系、腹直肌鞘包绕腹直肌的情况。辨认腹外斜肌腱膜与腹股沟韧带的关系及腹股沟韧带的附着部位。

（4）四肢肌

1）上肢肌

①肩肌　确认三角肌的位置，验证其功能。

②臂肌　确认肱二头肌、肱三头肌的位置，验证其功能。

③前臂肌　观察前臂各肌的位置、肌腱的分布。

④手肌　观察手肌外侧群（鱼际）和内侧群（小鱼际）。

2）下肢肌

①髋肌　观察髂腰肌、臀大肌的位置，理解它们的作用。

②股肌　观察股的前区、股内侧区、股后群肌的位置，缝匠肌、股四头肌和髌韧带的位置。

③小腿肌　观察小腿前群、外侧群和后群肌的位置，以及它们与距小腿关节的位置关系，理解它们的作用。辨别跟腱的形成和起止部位，并在自己身上确定具体的部位。

【实验报告】

记录观察到的肌的构造（肌腹和肌腱及筋膜），全身主要肌的名称、位置，同时说出各肌的功能。

【实验评价】

对学生的学习态度、学习成果和操作技能进行评价。

实验七 消化系统和呼吸系统各器官位置、大体形态和结构观察

【实验要点】

1. **确认** 消化、呼吸系统各器官；消化管各段的位置；肝、胰的位置；肺的位置。
2. **辨认** 消化管各段的主要结构特点；肝脏的主要结构；辨认左、右主支气管。
3. **观察** 消化管各段的形态；肝、胰的形态及腹膜与脏器的关系。

【实验材料】

1. **大体标本** 食管、胃、小肠切开标本，盲肠、阑尾、大肠、直肠和肛管切开标本，肝、胆和胰离体标本，头颈部正中矢状切面标本，人体腹腔剖开完整标本，呼吸系统概观标本，鼻旁窦标本，喉标本，气管与主支气管标本，左、右肺标本，纵隔标本，胸腔解剖标本。

2. **解剖模型** 消化系统概观模型，牙、胃、小肠、大肠、肝、十二指肠和胰模型，腹膜后间隙器官模型，头颈部正中矢状切面模型、喉模型、气管与主支气管模型，左、右肺模型。

3. **多媒体** 消化、呼吸系统大体结构的光盘。

【实验方法】

1. 观看消化、呼吸系统大体结构光盘。
2. 学生分组在标本上指认消化、呼吸系统各个器官的名称和位置。
3. 学生分组在模型上观察消化、呼吸系统各个器官的形态结构特点。
4. 结合标本和模型观察腹膜与脏器的关系。
5. 教师巡回指导、解惑答疑。

【实验内容与步骤】

1. 消化系统的观察

（1）消化管的观察

①在头颈部正中矢状切面标本上观察口腔各壁、腭垂，结合标本和模型观察牙的形态和分部，舌的形态、结构，咽的形态和分部，并能在活体上说出上述结构的位置和名称。

②在标本上观察食管形态及其三处狭窄的位置。

③结合标本和模型观察胃的形态，确认胃的分部，观察黏膜皱襞和胃小凹。

④结合标本和模型观察小肠的位置、外形和分部，十二指肠的分部，十二指肠大乳头的位置，空肠和回肠纵切面黏膜的特点。

⑤在标本和模型上观察大肠的位置和分部，盲肠和结肠的特征性结构，阑尾的形态，观察直肠的位置和弯曲，肛柱、肛瓣和齿状线。在自身上确定麦氏点的位置。

（2）消化腺的观察

①在头颈部正中矢状切面标本上观察口腔腺的位置并确认其开口位置。

②结合腹腔标本和模型观察肝的位置、外形，在脏面上辨认肝门，观察胆囊的位置、外形和分部，在活体上指出胆囊底的体表投影。

③结合腹腔标本和模型观察胰的位置、外形和分部。

（3）腹膜的观察

①结合标本和模型观察腹膜和腹膜腔、大网膜、小网膜、网膜囊、网膜孔、肠系膜。

②结合标本和模型观察腹膜和腹腔各器官的关系。

③结合标本和模型观察男性直肠膀胱陷凹、女性膀胱子宫陷凹和直肠子宫陷凹的位置。

2. 呼吸系统的观察

（1）呼吸系统概况观察　观察呼吸系统标本，确认呼吸系统的组成及各器官之间的连通关系。

（2）鼻　在活体上观察外鼻的形态，指认外鼻各部分名称。在头颈正中矢状切面标本上，观察鼻腔外侧壁的结构，指出鼻前庭、固有鼻腔、鼻甲、鼻道、鼻中隔。在鼻旁窦标本上，观察鼻旁窦的位置，指认名称及开口部位。

（3）喉　在活体上观察喉的位置及吞咽时喉的运动。在喉标本上观察喉软骨的位置，观察喉腔的前庭襞与声襞的位置及喉腔的分部，比较前庭裂与声门裂的大小。最后在活体上触摸并辨认甲状软骨、喉结。

（4）气管与主支气管　在气管与主支气管标本上比较左、右主支气管的走行及形态差异。

（5）肺　在胸腔解剖标本上确认肺的位置、毗邻关系。在肺标本上，比较两肺的形态、裂隙及分叶，观察肺尖、肺底、两面、两肺前缘的形态差异，辨认出入肺门的主支气管及血管，分辨左、右肺的区别。

（6）胸膜与纵隔　在胸腔解剖标本或模型上观察胸膜配布，指认壁胸膜与脏胸膜，注意观察肋膈隐窝。在纵隔模型上观察纵隔的境界、分部和内容物。

【实验报告】

记录观察的消化管和消化腺各器官的位置、形态和主要结构，腹膜形成的结构；呼吸系统各器官的位置、形态及其主要结构，胸膜的分布。

【实验评价】

对学生的学习态度、学习成果和操作技能进行评价。

实验八　消化系统、呼吸系统主要器官微细结构观察

【实验要点】

1. **辨认**　消化管壁的4层结构（由内到外为黏膜层、黏膜下层、肌层和外膜）；胃壁的微细结构特点（黏膜、肌层）；肝和胰的微细结构特点（肝小叶、门管区、胰的外分泌部和胰岛）。

2. **分清**　气管壁的3层结构；肺导气部和呼吸部的各段结构特点。

【实验材料】

1. **组织切片**　食管横切面组织切片、胃底组织切片、肝组织切片、胰组织切片、气管组织切片、肺组织切片。

2. **组织学图谱**　食管的微细结构、胃的微细结构、肝的微细结构、胰的微细结构、气管的微细结构、肺的微细结构。

3. **多媒体**　食管、胃底腺、肝脏、胰腺、气管、肺组织学光盘。

4. **其他**　显微镜、二甲苯、擦镜纸。

【实验方法】

1. 观看食管、胃底腺、肝、气管、肺组织学光盘。
2. 学生观察组织切片，教师巡回指导、解惑答疑。
3. 教师示教胰组织切片。
4. 学生绘图，教师巡回指导、矫正。

【实验内容与步骤】

1. **食管横切片（HE染色）**
（1）**肉眼观察**　组织为紫红色，呈环形，中间有空白区。
（2）**低倍镜观察**　食管壁由内向外依次分为4层，即黏膜层、黏膜下层、肌层和外膜。黏膜的表层为复层扁平上皮，上皮深面为固有层；黏膜下层为疏松结缔组织，内含食管腺；黏膜肌层为薄层纵形平滑肌，位于固有层的深面，肌层分内环、外纵两层；外膜由纤维膜组成。

2. **胃底切片（HE染色）**
（1）**肉眼观察**　表面不平整，染成紫蓝色的部分为胃黏膜，外面依次为黏膜下层、

肌层和外膜。

（2）低倍镜观察　胃黏膜的上皮是单层柱状上皮，细胞切面呈长方形，排列整齐，细胞间界限清楚，细胞核呈椭圆形，位于细胞的基底部。固有层内含有大量的胃底腺，呈红蓝相间的颜色。

（3）高倍镜观察　主要观察胃底腺中的主细胞和壁细胞。①主细胞：数量较多，细胞呈柱状；细胞核呈圆形，位于细胞的基底部；细胞质呈蓝色或淡蓝色。②壁细胞：数量较少，细胞体积较大，呈圆形或锥体形；细胞核呈圆形，位于细胞的中央；细胞质呈红色或粉红色。

3. 肝切片（HE 染色）

（1）低倍镜观察　肝实质被结缔组织分隔成许多肝小叶，呈多边形（人肝小叶界限不清晰），中央的圆形管腔是中央静脉，管壁不完整，与肝血窦相通。中央静脉周围的肝细胞呈放射状排列，形成肝索，是肝板的断面，肝板之间的腔隙称为肝血窦。几个相邻的肝小叶之间结缔组织较多的区域称为门管区，区内可见三种管道：①小叶间动脉：管壁厚，管腔小而圆，有少量环形平滑肌，染成红色。②小叶间静脉：管壁薄，管腔大而不规则，着色较淡。③小叶间胆管：管腔较小，管壁由单层立方上皮构成，核圆形，排列整齐，染成紫蓝色。

（2）高倍镜观察　肝细胞体积较大，呈多边形，核圆，位于细胞中央。

4. 气管横切片（HE 染色）

（1）肉眼观察　对光观察，标本呈环形，管壁中可见淡蓝色的软骨。

（2）低倍镜观察　由管壁的管腔面向外依次是黏膜层、黏膜下层和外膜，在外膜可见淡蓝色的软骨组织。

（3）高倍镜观察　①黏膜层：管腔内为假复层纤毛柱状上皮，染成淡紫红色，游离面的纤毛清晰可见，上皮细胞间有空泡状的杯形细胞。固有层红染。②黏膜下层：位于黏膜外周，与固有层无明显界限。黏膜下层内可见腺体和血管。③外膜：可见淡蓝色的透明软骨，软骨缺口处有横行平滑肌束。

5. 肺切片（HE 染色）

（1）肉眼观察　对光观察，组织疏松，其内有血管和支气管形成的空隙。

（2）低倍镜观察　视野中有许多染色浅淡、大小不等、形态不规则的空泡状结构，为肺泡。肺泡之间的薄层结缔组织为肺泡隔。肺泡之间还可见细支气管、呼吸性细支气管和肺泡管。

（3）高倍镜观察　细支气管管壁无软骨，上皮为单层柱状上皮，有或无纤毛；平滑肌呈完整的环形。呼吸性细支气管管壁不完整，管腔与肺泡相连，上皮为单层立方上皮；管壁内有少量平滑肌。肺泡管呈不规则的弯曲状，连有较多肺泡，管壁结构已较少。肺泡壁极薄，在相邻肺泡开口处呈结节状膨大。上皮细胞不易辨认。相邻两肺泡之间可见薄层肺泡隔，肺泡隔内有巨噬细胞，细胞质内含有黑色颗粒者为尘细胞。

6. 胰切片（HE 染色）

（1）低倍镜观察　胰的外分泌部主要由腺泡构成，被结缔组织分隔成许多小叶，结缔组织内可见导管和血管。腺泡为浆液性腺泡，上皮细胞呈粉红色，细胞核圆形。腺泡之间染色较淡且大小不等的细胞团称为胰岛。

（2）高倍镜观察　腺泡内的腺细胞呈锥体形，核圆，位于细胞基底部。细胞顶部染色较淡，基底部染色较深。胰岛内的细胞染色淡，排列不规则，细胞间有丰富的毛细血管。

【实验报告】

绘图：胃底腺和气管壁的结构。

在低倍镜下观察并选择组织结构特点完整的部分绘图，并在绘制的胃底腺上标注上皮、胃小凹、主细胞和壁细胞，在绘制的气管壁上标注黏膜层（假复层纤毛柱状上皮、固有层）、黏膜下层和外膜（透明软骨）。

【实验评价】

对学生的学习态度、学习成果和操作技能进行评价。

实验九　泌尿系统和生殖系统各器官位置、大体形态和结构观察

【实验要点】

1. **确认**　肾、输尿管、膀胱、尿道（男、女）、卵巢、睾丸、输卵管、输精管、子宫、阴道、前列腺的位置；确认男性尿道的三个分部、两个弯曲和三个狭窄。

2. **辨认**　肾剖面结构、膀胱三角、输卵管伞；分清子宫三部及女性尿道外口的开口部位。

3. **观察**　肾、输尿管、膀胱、尿道（男、女）、卵巢、睾丸、输卵管、输精管、子宫、阴道、前列腺的形态；子宫的前倾前屈位及子宫和阴道的毗邻。

【实验材料】

1. **大体标本**　男、女泌尿及生殖系统标本；男、女性盆腔正中矢状切面标本；离体女性生殖器官；肾冠状切面标本。

2. **解剖模型**　男、女泌尿和生殖系统概观模型；睾丸和附睾模型；前列腺、精囊及尿道球腺模型；男、女性盆腔模型；肾脏模型。

3. **多媒体**　男、女性泌尿及生殖系统大体形态结构光盘。

【实验方法】

1. 观看男、女性泌尿及生殖系统大体形态结构光盘。

2. 学生分组在标本上指认男、女性泌尿及生殖系统各器官的位置、形态结构。

3. 学生分组在标本或模型上观察男、女性泌尿和生殖系统游离标本，确认膀胱三角、男性尿道的三个狭窄和两个弯曲、输卵管分部、子宫分部、阴道口开口部位、女性尿道外口的部位。

4. 教师巡回指导、解惑答疑。

【 实验内容与步骤 】

1. 泌尿系统的观察

（1）肾的观察 ①在标本或模型上观察肾脏的外形，确认肾的位置（比较左、右肾的高低），注意肾的毗邻关系。②在肾脏剖面的游离标本上观察肾脏剖面结构及连通关系。

（2）输尿管的观察 在大体标本上观察输尿管的起始及行程，确认输尿管三狭窄的位置。

（3）膀胱的观察 在男、女性盆腔正中矢状切面标本上观察膀胱的外形，确认膀胱的位置，注意膀胱的毗邻关系；在膀胱标本或模型上确认膀胱三角。

（4）女性尿道的观察 在女性盆腔正中矢状切面标本上观察女性尿道的结构特点及女性尿道外口的开口部位。

2. 男性生殖器的观察

（1）睾丸和附睾的观察 在男性生殖系统概观标本、睾丸和附睾模型上，观察睾丸和附睾的位置、形态，睾丸鞘膜的配布及鞘膜腔的形成。

（2）输精管、射精管的观察 取男性生殖器概观标本和男性盆腔正中矢状切面标本，观察输精管的起始、行程，射精管的合成、行程和开口部位。

（3）精囊和前列腺的观察 取男性生殖器概观标本、男性盆腔正中矢状切面标本和前列腺、精囊及尿道球腺模型，观察精囊的位置和形态，前列腺的位置、形态及毗邻。

（4）男性尿道的观察 取男性盆腔正中矢状切面标本，观察尿道三个狭窄的部位、两个弯曲的位置和形态。

3. 女性生殖器的观察

（1）卵巢和输卵管的观察 在大体标本上观察卵巢、输卵管的位置及形态，注意卵巢及输卵管与子宫阔韧带的关系。辨认输卵管的分部，观察输卵管伞，注意输卵管与腹膜腔的连通关系。

（2）子宫颈和阴道的观察 在盆腔矢状切面标本上，观察子宫的位置、形态及分部，注意子宫颈与阴道的相互关系，辨认子宫颈阴道部和阴道上部的位置，理解阴道穹的形成。观察子宫腔与输卵管、子宫颈管与阴道的连通关系，理解子宫的前倾前屈位。观察阴道的位置、形态及前后壁的毗邻关系，比较阴道前、后穹的深浅并注意其毗邻。

（3）女性外阴的观察 在大体标本上辨认阴阜、大小阴唇、阴蒂及阴道前庭，观察尿道外口和阴道口的位置及形态。

【实验报告】

记录观察到的肾、输尿管、膀胱、睾丸、附睾、卵巢、输卵管、子宫和阴道的位置和形态结构;输尿管、输精管的起始、行程;射精管的合成、开口部位;前列腺的位置、形态及毗邻,男性尿道的三个狭窄的部位、两个弯曲的位置和形态;卵巢、输卵管、子宫和阴道的位置和形态结构。

【实验评价】

对学生的学习态度、学习成果和操作技能进行评价。

实验十 泌尿系统和生殖系统主要器官微细结构观察

【实验要点】

1. **分清** 肾皮质和肾髓质;卵巢皮质和髓质;子宫壁的三层结构(内膜、中膜和外膜)。
2. **辨认** 肾小体和肾小管各段的结构;睾丸精曲小管和睾丸间质细胞;原始卵泡、生长卵泡。

【实验材料】

1. **组织切片** 肾组织切片、睾丸组织切片、人卵巢组织切片和子宫组织切片。
2. **图谱** 肾、睾丸、卵巢和子宫的组织学微细结构。
3. **多媒体** 肾、睾丸、卵巢、子宫组织学光盘。
4. **其他** 显微镜、二甲苯、擦镜纸。

【实验方法】

1. 观看男、女性泌尿及生殖系统组织学光盘。
2. 学生自己观察组织切片,教师巡回指导、解惑答疑。
3. 学生自己绘图,教师巡回指导、矫正。

【实验内容与步骤】

1. **肾的组织切片(HE 染色)**

(1)肉眼观察 观察肾脏组织切片,在组织切片周边的部分染色较深的是肾皮质,在肾皮质深部颜色较浅的部分是肾髓质。

(2)低倍镜观察 肾皮质内散在的红色圆形结构是肾小体的断面,密集在肾小体周围的管腔是近端小管曲部和远端小管曲部。肾皮质深面是肾髓质，其内充满近端小管直部、细段及远端小管直部和集合管等结构。

（3）高倍镜观察　观察肾脏组织切片，重点观察以下结构：肾小体、近端小管曲部、远端小管曲部。

①肾小体　肾小体的中央是肾小球，由盘曲的毛细血管构成。肾小球的外周是肾小囊，分内、外两层，内层的足细胞不易辨认，外层由单层扁平上皮构成，内、外两层之间的腔隙是肾小囊腔。

②近端小管曲部　管壁由单层立方上皮构成，相邻细胞间界限不清楚，管腔小而不规则。

③远端小管曲部　管壁由单层立方上皮构成，细胞界限较清楚，细胞核排列较紧密，管腔较大且规则。

2. 睾丸组织切片（HE 染色）

（1）肉眼观察　较大的椭圆形或圆形组织是睾丸，其实质表面红色带为白膜。

（2）低倍镜观察　睾丸实质内的精曲小管被切成许多断面，精曲小管之间的结缔组织为睾丸间质。

（3）高倍镜观察　管壁由多层细胞构成，周围有一条红线为基膜。紧靠基膜的细胞为精原细胞，精原细胞的腔面可见初级精母细胞，胞体较大，核也较大。次级精母细胞存时短，不易找到。近腔面可见精子细胞，体积小，染色淡。在管壁的最内层或腔内，可见精子，头部似针尖，呈深紫蓝色，尾部多被切断不易看到。

在精曲小管之间的睾丸间质内，可见间质细胞，呈圆形或多边形，单个或成群存在，胞体较大，胞质淡红色，核大而圆、色淡。

3. 卵巢组织切片（HE 染色）

（1）肉眼观察　卵巢的周边部为皮质，其中可见大小不等的囊泡；中央较疏松的部分为髓质。

（2）低倍镜观察　卵巢表面覆有单层扁平或立方上皮，其下方由致密结缔组织构成白膜。

1）皮质　位于卵巢的周边部，主要有不同发育阶段的卵泡。①原始卵泡：位于白膜深面，数量多，体积小，由中央较大的初级卵母细胞和周围一层扁平的卵泡细胞组成。②生长卵泡：中央为初级卵母细胞，其表面有红色均质的透明带。透明带周围为卵泡细胞，为单层立方、柱状或多层。卵泡细胞逐渐增厚，细胞间出现一些大小不一的腔隙，小腔逐渐合并成一个较大的腔，即卵泡腔，腔内有卵泡液。初级卵母细胞与周围的一些卵泡细胞挤到卵泡腔的一侧，形成一个突入卵泡腔的隆起，为卵丘。紧贴卵细胞的一层卵泡细胞呈柱状整齐排列成放射状，为放射冠。③成熟卵泡：突向卵巢表面，卵泡腔很大，颗粒层相应变薄。标本上很少见到。

2）髓质　由疏松结缔组织组成，其中富有血管和神经。

4. 子宫组织切片（增生期、HE 染色）

（1）肉眼观察　标本着色深的部分为内膜。

（2）低倍镜观察　①内膜：由上皮和固有层组成。固有层内有子宫腺和血管。②肌层：由很厚的平滑肌构成。肌纤维分层排列，血管很多。③浆膜：由间皮和结缔组织构成。

（3）高倍镜观察　着重观察子宫内膜。①上皮：为单层柱状，少数细胞表面有纤毛。②固有层：由结缔组织构成，内含基质细胞。子宫腺上皮是单层柱状。腺细胞染色较深。腺腔狭窄。

【实验报告】

绘图：肾组织切片（HE 染色）。

在低倍镜下观察并选择肾皮质组织结构特点完整的部分绘图，在高倍镜下绘制肾小体、近端小管和远端小管，并在图上标注其结构。

【实验评价】

对学生的学习态度、学习成果和操作技能进行评价。

实验十一　脉管系统（心的位置、形态、结构和主要动静脉的起始、行程及分布的观察）

【实验要点】

1. **确认**　心脏的位置并描述心的外形和大小；主动脉起始、行程和分部及其主要分支、分布；临床护理工作常用的上、下肢浅静脉。
2. **辨认**　心腔的结构；肺动脉、肺静脉起始、行程和流注关系。
3. **观察**　上、下腔静脉的合成和流注关系，寻找上、下腔静脉的主要属支。

【实验材料】

1. **大体标本**　胸腔的解剖标本，胸腔纵隔切开心包的标本，离体心脏标本，切开心房和心室的离体标本，心血管铸造标本，全身动、静脉标本，上、下肢浅静脉标本，腹腔的血管解剖标本及脾游离标本。
2. **解剖模型**　血液循环模型、心模型和心传导系统挂图、全身浅淋巴结模型、胸导管和右淋巴导管模型。
3. **多媒体**　脉管系统大体结构的光盘。

【实验方法】

1.观看脉管系统大体形态结构光盘。
2.学生分组在标本上确认心的位置、形态、结构及各部血管，辨认全身主要的动脉和静脉，观察脾的位置、形态。

3.学生分组在心的模型上辨认心各腔的结构，结合血液循环模型分清体循环和肺循环途径。观察全身浅淋巴结模型，辨认全身的主要浅淋巴结群。观察胸导管和右淋巴导管模型，确认胸导管和右淋巴导管及它们的注入部位。

4.结合活体指出心体表投影的位置和上、下肢浅静脉。

5.教师巡回指导、解惑答疑。

【实验内容与步骤】

1.心的观察

（1）在胸腔纵隔切开心包的标本上观察心的外形，确认心的位置，注意心与肺、胸骨和肋的毗邻关系。

（2）结合活体指出心体表投影的位置。

（3）结合心血管铸造标本和模型观察左、右冠状动脉的起始、分支和分布。

（4）在切开心房和心室的离体标本上观察心壁和心各腔的结构及连通关系：①右心房、右心耳、卵圆窝、上腔静脉口、下腔静脉口和冠状窦口；②右心室、右房室口、三尖瓣、腱索、乳头肌、肺动脉口和肺动脉瓣；③左心房、左心耳和4个肺静脉口；④左心室、左房室口、二尖瓣、腱索、乳头肌、主动脉口及主动脉瓣。

（5）在胸腔纵隔切开心包的标本上辨认浆膜性心包、纤维性心包，观察心包腔的构成。

（6）结合心传导系统模型、图谱指出心传导系统的结构，即窦房结、房室结、房室束及左、右束支。

2.血管的观察

（1）在全身动、静脉标本上观察肺动脉、肺静脉的起始、行程和流注关系；观察主动脉的起始、行程和分部；观察上、下腔静脉的合成和注入部位。

（2）在全身动、静脉标本上观察下列结构：

①头颈部的动、静脉　颈总动脉（注意观察左、右颈总动脉起始部位）、颈内动脉、颈外动脉、面动脉（结合活体指出压迫止血点）、颞浅动脉及颈内静脉、颈外静脉、面静脉。

②上肢的动、静脉　锁骨下动脉（注意观察左、右锁骨下动脉起始部位）、腋动脉、肱动脉（结合活体指出压迫止血点）、尺动脉、桡动脉、掌深弓、掌浅弓及锁骨下静脉、腋静脉、肱静脉、头静脉、贵要静脉、肘正中静脉和手背静脉网（注意观察上肢浅静脉起始、行程及其连通关系）。

③胸部的动、静脉　肋间后动脉、奇静脉。

④腹部的动、静脉　腹腔干、肠系膜上动脉、肠系膜下动脉的起始、主要分支、分布，肾动脉、睾丸（卵巢）动脉、肾静脉（观察左、右肾静脉注入部位）、肝门静脉及其主要属支。

⑤盆部的动、静脉　髂总动脉、髂内动脉及主要分支，髂外动脉、髂总静脉、髂

内静脉及主要属支、髂外静脉。

⑥下肢的动、静脉 股动脉（结合活体指出压迫止血点）、腘动脉、股静脉、大隐静脉（观察起始、行程及其注入）、小隐静脉（观察起始、行程及其注入）、足背静脉。

3. 淋巴系统的观察

（1）全身的主要淋巴结群 在全身浅淋巴结模型上辨认全身的主要浅淋巴结群：下颌下淋巴结、颈外侧浅淋巴结、颈外侧深淋巴结、腋淋巴结、支气管肺门淋巴结、腰淋巴结、腹腔淋巴结、髂总淋巴结和腹股沟浅淋巴结。

（2）胸导管和右淋巴导管 在胸导管和右淋巴导管模型上观察、寻找和确认胸导管和右淋巴导管及其与静脉角的关系；在第1腰椎前方寻认胸导管起始处的膨大即乳糜池，以及其接收的左、右腰干和肠干；寻认胸导管注入左静脉角处收集的左颈干、左支气管纵隔干和左锁骨下干；寻认右淋巴导管注入右静脉角处收集的右颈干、右支气管纵隔干和右锁骨下干。

（3）脾 在腹腔的解剖标本上观察脾的位置，观察脾游离标本并确认其形态和主要结构。

【实验报告】

记录观察到的心脏的位置、形态，心房和心室的入口、出口及瓣膜，心的血管，全身的主要动脉、静脉，脾的位置、形态和全身的主要淋巴结群。

【实验评价】

对学生的学习态度、学习成果和操作技能进行评价。

实验十二　脉管系统（心、中等动静脉、淋巴结、脾的微细结构观察）

【实验要点】

1. 辨认　心壁的三层结构（心内膜、心肌层和心外膜）；淋巴结的被膜、小梁、淋巴小结、生发中心、副皮质区、髓索和髓窦。

2. 分清　动脉管壁的三层结构（内膜、中膜和外膜）；脾的白髓和红髓。

【实验材料】

1. 组织切片　心壁切片、中动脉和中静脉横切切片、淋巴结切片、脾切片。

2. 组织学图谱　心壁的微细结构、中动脉和中静脉的微细结构、淋巴结和脾的微细结构。

3. 多媒体　心壁、中动脉及中静脉、淋巴结、脾组织学光盘。

4. 其他　显微镜、二甲苯、擦镜纸。

【实验方法】

1. 观看心壁、中动脉及中静脉、淋巴结、脾组织学光盘。
2. 学生观察组织切片，教师巡回指导、解惑答疑。
3. 教师示教脾组织切片。
4. 学生绘图，教师巡回指导、矫正。

【实验内容与步骤】

1. 心壁组织切片（HE 染色）

（1）肉眼观察　此标本是心壁的一部分，可见心房肌较薄、心室肌较厚、心室腔内有突入的心瓣膜。

（2）低倍镜观察　观察心壁由内向外依次为心内膜、心肌层和心外膜。

①心内膜　由内向外可见三层：内皮在心腔最内面，为单层扁平上皮；内皮下层为一薄层较细密的结缔组织；心内膜下层为疏松结缔组织构成。

②心肌层　较厚，由心肌纤维构成，在标本中可见不同切面的心肌纤维，心肌纤维之间有少量结缔组织。

③心外膜　为心包脏层，由薄层结缔组织和间皮构成。

④心瓣膜　为心内膜向心腔内突入折叠的部分，表面被覆一层内皮，中间为致密结缔组织。

2. 中动脉和中静脉横切组织切片（HE 染色）

（1）肉眼观察　管腔小而圆、管壁厚的为中动脉；管腔大而不规则、管壁薄的是中静脉。

（2）低倍镜观察

1）中动脉管壁的全貌　中动脉管壁具有血管壁一般微细结构的共同特点，即内膜、中膜和外膜。①内膜：由内向外可见三层：内皮在管腔内面，为单层扁平上皮，细胞的轮廓不清晰，但细胞核明显；内皮下层较明显，由结缔组织构成；内弹性膜明显，在内膜与中膜之间为一条波浪状条纹，由弹性纤维构成。②中膜：最厚，主要由环形的平滑肌纤维构成，肌纤维之间有少量的弹性纤维。③外膜：由结缔组织构成，内含小动脉、小静脉和神经，在中膜与外膜之间有弹性纤维构成的外弹性膜。

2）中静脉　中静脉较中动脉的管壁薄，而且管腔大、不规则，也分为内膜、中膜和外膜三层，但三层界限不如动脉明显。

（3）高倍镜观察　①内膜：内皮为单层扁平上皮，细胞核突向管腔；内弹性膜为亮红色波浪膜。②中膜：辨认平滑肌纤维，着色较深而且有较大的杆状核。③外膜：在近中膜处较厚、染色较深的部分为外弹性膜。它不如内弹性膜完整、明显。

3. 淋巴结组织切片（HE 染色）

（1）肉眼观察　观察淋巴结的外形，区分皮质和髓质。皮质因细胞多、排列密集，故颜色深。髓质位于中央，因细胞少而颜色较浅，但两者无明显界限。

（2）低倍镜观察　淋巴结表面有结缔组织被膜，被膜伸入实质形成长短不等粉红色的结构为小梁，被膜下为皮质、色深，皮质中央为髓质、色浅。

1）皮质　由淋巴小结、副皮质区和皮质淋巴窦构成。①淋巴小结：为致密淋巴组织构成的球形结构，小结周围色深，中央色浅为生发中心。②副皮质区：位于淋巴小结之间和皮质深层的弥散淋巴组织。③皮质淋巴窦：位于被膜与皮质之间。

2）髓质　由髓索和髓窦构成。①髓索：淋巴细胞密集成条索状，颜色较深。②髓窦：位于髓质小梁和髓索之间。

4. 脾组织切片（HE 染色）

（1）低倍镜观察　脾由白髓和红髓构成：①白髓染成紫蓝色，呈球形，分布于红髓内，其中央有 1 ~ 2 条中央动脉穿过，有的可见生发中心。②红髓由脾索和脾窦构成。

（2）高倍镜观察　①白髓由动脉周围淋巴鞘和脾小结构成，动脉周围淋巴鞘位于脾小结的一侧。②红髓由脾索和脾窦构成：脾索呈条索状并交织成网，内有 B 淋巴细胞、网状细胞、巨噬细胞和红细胞；脾窦位于脾索之间。

【实验报告】

绘图：淋巴结组织切片（HE 染色）。

低倍镜下选择淋巴结组织结构特点完整的部分绘图，绘制出淋巴结的被膜、小梁、淋巴小结、生发中心、副皮质区、髓索和髓窦，并将其标注。

【实验评价】

对学生的学习态度、学习成果和操作技能进行评价。

实验十三　内分泌系统（甲状腺、肾上腺和垂体的微细结构观察）

【实验要点】

1. 辨认　甲状腺滤泡和滤泡旁细胞。
2. 识别　肾上腺球状带、束状带和网状带。
3. 分清　腺垂体和神经垂体，辨认腺垂体的嗜酸性细胞、嗜碱性细胞。

【实验材料】

1. 组织切片　甲状腺组织切片、肾上腺组织切片、垂体组织切片。
2. 组织学图谱　甲状腺的微细结构、肾上腺的微细结构、垂体的微细结构。
3. 多媒体　甲状腺、肾上腺、垂体组织学光盘。

4.其他　显微镜、二甲苯、擦镜纸。

【实验方法】

1.观看甲状腺、肾上腺、垂体组织学光盘。
2.学生观察组织切片，教师巡回指导、解惑答疑。
3.学生绘图，教师巡回指导、矫正。

【实验内容与步骤】

1.甲状腺组织切片（HE 染色）

（1）肉眼观察　标本为紫红色团块状结构。

（2）低倍镜观察　标本表面包着的结缔组织为被膜。腺实质内有大小不等的滤泡切面，滤泡腔内充满粉红色、均匀一致的胶质。滤泡间有少量结缔组织和丰富的毛细血管。

（3）高倍镜观察　①甲状腺滤泡：滤泡大小不等，滤泡壁一般由单层立方上皮围成，也可由单层扁平上皮或单层低柱状上皮围成。滤泡腔内充满粉红色的胶状物。②滤泡旁细胞：位于滤泡上皮之间或滤泡旁的结缔组织中，细胞体积较大，胞质染色浅，核圆形，可单个或成群分布。

2.肾上腺组织切片（HE 染色）

（1）肉眼观察　标本外周染成红色的为被膜，被膜深面染色较深的部分为皮质，中间着色浅的部分为髓质。

（2）低倍镜观察

1）被膜　表面覆盖一薄层结缔组织，即被膜。

2）皮质　在被膜下方由于细胞排列方式不同，由外向内可分为球状带、束状带、网状带。①球状带：位于被膜之下浅层，只有 1 ～ 2 层，细胞聚集成团状。②束状带：位于皮质的中部，此带较厚，在球状带的深面。细胞的排列与被膜垂直，呈索状紧密排列。③网状带：位于皮质的深部，在束状带的深面。细胞排列成索并相互连接成网状。细胞索之间有丰富的毛细血管，此带与髓质相接。

3）髓质　位于肾上腺的中央部，与网状带相接，染成淡紫蓝色，主要由髓质细胞组成，呈团索状分布。细胞团索之间有窦状毛细血管。

（3）高倍镜观察

1）皮质　①球状带：细胞较小，多为短柱状或多边形，排列成球状或团状，细胞核圆、染色深。②束状带：此带是皮质中最厚的一层。细胞体积大且有突起，细胞染色较浅、为多边形，核圆、染色较淡。细胞排列为条索状，细胞索之间可见血窦。③网状带：细胞染色较深，体积较小呈圆形或多边形，核圆、染色深。细胞排列成索并交织成网，网间可见丰富的血窦。

2）髓质　主要含嗜铬细胞，胞体较大呈多边形，胞质染成淡紫色，核圆。细胞排列成团索状并交织成网，网眼内有血窦。髓质中可见腔大壁薄的中央静脉和少量散在分布的交感神经节细胞。

3. 垂体组织切片（HE 染色）

（1）肉眼观察　标本着色较深的部分是脑垂体的远侧部，着色浅的部分是神经部。

（2）低倍镜观察　①腺垂体：细胞聚集成团或排列成索状，其间可见丰富的血窦和少量结缔组织。②神经垂体：染色最浅，细胞成分少，主要含有无髓神经纤维、神经胶质细胞和血窦。

（3）高倍镜观察　①腺垂体：重点观察和辨认嗜酸性细胞和嗜碱性细胞：嗜酸性细胞胞体呈圆形或多边形，细胞轮廓清晰，核圆、着色深，胞质内含有嗜酸颗粒，染成深红色；嗜碱性细胞胞体稍大，呈圆形或多边形，细胞轮廓较清楚，核圆、着色浅，胞质内含有嗜碱性颗粒，染成紫蓝色。②神经垂体：高倍镜下可见许多被横切的神经纤维、散在的神经胶质细胞。

【实验报告】

在高倍镜下选择甲状腺组织结构完整、清晰的部分绘图，并在所绘制的图上标注出甲状腺滤泡、胶状物和滤泡旁细胞。

【实验评价】

对学生的学习态度、学习成果和操作技能进行评价。

实验十四　神经系统（中枢神经系统各部位置、大体形态、结构和主要周围神经的分布观察）

【实验要点】

1. **确认**　脊髓、端脑、脑干、小脑、基底核、内囊、硬膜外隙的位置；基底核的组成；颈丛、臂丛、腰丛和骶丛的位置。

2. **辨认**　脑、端脑、脑干、小脑和间脑的分部；大脑半球的分叶及主要沟、回；脑和脊髓的三层被膜，大脑中动脉的分支（中央支）；颈丛、臂丛、腰丛和骶丛的主要分支及分布；12 对脑神经。

3. **观察**　脊髓和脑各部的外形及其主要结构；胸神经前支的分布概况；交感神经、副交感神经的分布概况及规律。

【实验材料】

1. **大体标本**　脊髓标本、整脑标本、脑正中矢状切面标本、小脑标本、间脑标本、脑干标本、大脑水平切面标本、硬脑膜标本、包有蛛网膜的整脑标本、脊髓被膜标本、脑血管标本、脊神经和脑神经标本。

2. 解剖模型 脊髓横断模型、脑干模型、小脑模型、整脑模型、间脑脑干模型及间脑模型、基底核模型、内囊模型、脑血管模型、脑脊髓被膜模型、脊神经和脑神经模型、自主神经模型、内脏神经模型。

3. 多媒体 神经系统光盘。

【实验方法】

1. 教师进行内容示教，观看神经系统光盘。

2. 学生分组在标本或模型上确认中枢神经系统各部的位置，并描述其形态及结构；在标本或模型上辨认脊神经和脑神经，并说出其主要分支及分部情况。

3. 教师巡回指导、解惑答疑。

【实验内容与步骤】

1. 脊髓的观察

（1）取切除椎管后壁的脊髓标本，用镊子向两侧拉开脊髓的被膜，然后观察以下内容：①脊髓的位置，脊髓上端、下端与椎骨对应的高度及终丝形成的部位。②脊髓与 31 对脊神经相连形成 31 个脊髓节段。③每对脊神经从椎间孔穿出的水平程度及马尾形成的特征。

（2）取离体脊髓标本，观察脊髓的外形特征：①脊髓全长呈粗细不等的圆柱形。②自上而下可见颈膨大、腰膨大、脊髓圆锥和终丝。③从前面观察可见正中有较深的前正中裂及其两侧的前外侧沟，从后面观察可见后正中沟及其两侧的后外侧沟，沟内常有血管附着。

2. 脑的观察

（1）取整脑标本和脑的正中矢状切面标本或模型，观察并确认脑的分部及其连接位置关系。

（2）取脑干标本和模型，首先由下而上观察并确认延髓、脑桥和中脑所在的部位，然后分别从腹侧面和背侧面观察其各部结构。

1）腹侧面 ①延髓：可见正中有前正中裂及其下份的锥体交叉。前正中裂外侧有膨大的锥体；锥体外侧有前外侧沟，沟内有舌下神经根穿出；其背侧的沟内自上而下可见舌咽神经、迷走神经、副神经根出脑。②脑桥：辨认并确定脑桥延髓沟的位置，并自沟的内侧向外侧找出展神经、面神经、前庭蜗神经根；在脑桥中部可见纵行的浅沟，即基底沟；沟两侧的膨大为脑桥基底部，基底部向两侧变细为小脑中脚（脑桥臂）；在脑桥基底部与小脑中脚间有粗大的三叉神经根与脑相连。③中脑：在脑桥的上方可见一对圆柱状结构即大脑脚，其间有较深的脚间窝，从窝内穿出一对动眼神经根。

2）背侧面 在脑干的背侧面，首先观察并确认中央管自延髓的上部到脑桥的上部从后面敞开形成的菱形窝的境界，然后再观察各部的结构。①延髓：可见下部正中有后正中沟，沟的两侧有薄束结节和楔束结节。延髓上部敞开，参与菱形窝下半部的组成。②脑桥：形成菱形窝的上半部。③中脑：可见 4 个隆起，上方的一对称上丘，下方的一对称下丘。下丘下方有滑车神经根穿出。

（3）取小脑标本或模型，观察其外形和内部结构：小脑中部缩细且卷曲的部分为小脑蚓；小脑蚓两侧膨大的部分为小脑半球；半球的下面近小脑蚓处每侧有一个膨大，即小脑扁桃体。

（4）取脑的正中矢状切面标本或模型，观察第四脑室的位置、形态及其与中脑水管、第四脑室正中孔、中央管的连通关系。

（5）取脑干标本、模型及间脑模型，结合脑正中矢状切面标本，观察间脑的位置、形态和分部。

（6）观察背侧丘脑及第三脑室：在中脑上方的一对卵圆形灰质团块即为背侧丘脑。两侧背侧丘脑之间的矢状裂隙即为第三脑室。在第三脑室的前端查找室间孔。

（7）观察下丘脑：在背侧丘脑的前下方可见下丘脑的结构，由前向后依次为视交叉、漏斗及其末端的垂体、灰结节和乳头体。

（8）端脑的观察：

1）在整脑标本上可观察到在大脑两半球之间的大脑纵裂及纵裂底部的胼胝体。另外，还可观察到大脑半球和小脑之间的大脑横裂。

2）大脑半球的外形观察：取大脑半球的标本，首先辨认出三个面，即上外侧面、内侧面和下面，然后依次观察下列结构：

大脑半球的 3 条叶间沟和 5 叶：①3 条叶间沟：外侧沟是起自大脑半球下面，沿大脑半球上外侧面自前下斜向后上的一条深沟；中央沟起自大脑半球内侧面，经半球上缘中点稍后方斜向前下，行在上外侧面，近外侧沟时终止；顶枕沟在半球内侧面，起自胼胝体后端稍后方，向后上行，略延伸至半球的上外侧面。②大脑半球的 5 叶：额叶在中央沟前方，外侧沟上方；顶叶在中央沟后方，顶枕沟前方，外侧沟上方；枕叶在顶枕沟之后；颞叶在外侧沟下方，顶枕沟前方；岛叶藏于外侧沟深部。

观察并辨认大脑半球各面的主要沟回：①上外侧面主要沟回：在中央沟的前方寻找与其平行的中央前沟和两沟间的中央前回，在中央前回的前方寻找近乎平行于上缘的额上沟和额下沟及被两沟分成的额上、中、下回。在中央沟的后方寻找与之平行的中央后沟及两沟间的中央后回。在颞叶上观察并辨认与外侧沟近平行的颞上沟、颞下沟及被此两沟分成的颞上回、颞中回和颞下回。拨开外侧沟，在颞上回后部可见 2 ~ 3 条斜行脑回，即为颞横回。②内侧面主要沟回：扣带回是环绕在胼胝体头端和背面的脑回；中央旁小叶为扣带回背侧的脑回，分别由中央前后回延续至内侧面形成；距状沟为枕叶内呈前后方向、弓状走行并与顶枕沟的下端呈 "T" 字形交叉的沟。③在大脑半球额叶下面，由前向后可观察到嗅球、嗅束。

3）大脑半球内部结构：在大脑水平切面上观察以下结构：

①基底核　先从基底核模型上观察尾状核及杏仁体的形态、位置及其与背侧丘脑的位置关系，然后在大脑水平切面上观察：豆状核位于背侧丘脑外侧；尾状核在大脑水平切面上，尾状核被切成位于背侧后脑前、后方两部分的圆形结构，前部较大，后部较小，分别是尾状核的头部和尾部；杏仁体因其连于尾状核尾端，位置较低，此种切面不

能看到，要结合模型观察尾状核的全貌。

②大脑的髓质　取脑的正中矢状切面标本，观察胼胝体的位置；在脑水平切面标本上，辨认内囊的位置，它位于豆状核、尾状核和背侧丘脑之间，形态呈"＞＜"形。

③侧脑室　取脑室标本或模型，观察侧脑室的位置、形态。

3. 脑和脊髓的被膜及血管　脑和脊髓是连续的，其被膜也是连续的，但为了操作和学习方便，常将脑和脊髓的标本分开观察。

（1）脊髓的被膜　在切除椎管后壁的脊髓标本上，由外向内观察硬脊膜、蛛网膜和软脊膜。

（2）脑的被膜　取脑的被膜标本，观察其层次及形成的结构：①硬脑膜：硬脑膜与颅骨内面之间连接紧密，确认大脑镰、小脑幕和硬脑膜窦。②脑蛛网膜：在带有蛛网膜的整脑标本上，翻开蛛网膜，观察蛛网膜下隙，并注意观察小脑延髓池的位置及形态。③软脑膜：紧贴脑表面，不易分离。

（3）脑的血管　在脑血管标本上，辨认和观察脑的各部血管，如大脑中动脉、大脑前动脉、椎动脉。

4. 周围神经的观察

（1）在脊神经标本上，观察颈、胸、腰、骶和尾神经的数目及其椎管的位置。

（2）观察脊神经丛和胸神经的前支：

①颈丛　利用头颈部的神经标本和模型，在胸锁乳突肌后缘中点寻找颈丛分支，观察膈神经的行程和分支。

②臂丛　利用上肢神经的标本和模型，在锁骨中点后方寻找臂丛；在腋窝内观察臂丛神经与腋动脉的关系，进一步寻找和观察臂丛的主要分支，包括腋神经、肌皮神经、正中神经、尺神经和桡神经的分支及分布，同时分析不同神经损伤时会引起哪些功能障碍。

③胸神经前支　在胸神经的标本或模型上观察第 1 ~ 12 对胸神经前支的行程及其在胸腹壁的分布部位，分析当脊髓不同部位受伤时会引起哪些部位的异常。

④腰丛　在腹前下壁、腰和下肢的神经标本或模型上，在腰大肌的深面寻找腰丛神经的分支。

⑤骶丛　在盆腔和下肢的标本上观察坐骨神经的走行及分支、分布，分析不同神经损伤时会引起哪些功能异常。

（3）观察 12 对脑神经在脑的连接部位。

（4）在胸、腹后壁标本上观察交感干的位置、组成；结合挂图和模型观察交感干在胸部发出的内脏大、小神经。

【实验报告】

记录在脑和脊髓上观察到的结构名称；12 对脑神经和颈丛、臂丛、腰丛、骶丛的主要分支。

【实验评价】

对学生的学习态度、学习成果和操作技能进行评价。

实验十五　感觉器（眼耳的位置、大体形态、结构观察及胚胎不同时期的胚体外形变化和主要结构观察）

【实验要点】

1. **确认**　角膜、巩膜、虹膜、睫状体、视网膜、晶状体、玻璃体的形态和位置；眼球外肌的位置；鼓膜的位置。

2. **辨认**　角膜、巩膜、虹膜、睫状体和视网膜视部、结膜的形态及结构特点；咽鼓管的形态及开口位置。

3. **分清楚**　外耳、中耳和内耳。

4. **观察**　皮肤模型，确认表皮和真皮的位置和结构；卵裂的过程，卵裂球、桑椹胚及胚泡的结构特点；蜕膜的位置、分部；羊膜、脐带和胎盘的形态及结构特点。

【实验材料】

1. **大体标本**　泪器和眼外肌的标本、颞骨锯开标本、胎盘标本、胎期的发育标本。

2. **解剖模型**　眼球解剖模型、耳概观解剖模型、听小骨和内耳模型、桑椹胚模型、胚泡模型、胎膜与蜕膜模型、植入系列模型、胎期的发育标本模型。

3. **多媒体**　眼的大体形态结构和人体早期胚胎发育光盘。

【实验方法】

1. 观看眼和胚胎早期发育光盘。

2. 学生分组在标本上确认眼球及耳的形态、结构，胚胎模型上的各部结构。

3. 教师巡回指导、解惑答疑。

【实验内容和步骤】

1. 眼的观察：

（1）在眼球标本或模型上观察眼球的形态和视神经穿出眼球的部位。

（2）在眼球切面标本或模型上观察眼球壁和眼的内容物及眼房。

（3）在泪器和眼外肌标本或模型上指出泪腺、泪点、泪小管、泪囊、鼻泪管的形态位置，指出上、下、内、外直肌和上、下斜肌的位置和作用。

（4）在眼球解剖模型上学会组装角膜、虹膜、晶状体、玻璃体。

（5）活体观察角膜、虹膜、结膜及眼球运动。

2.耳的观察：

（1）在耳模型上说出耳郭的形态、外耳道的分部和弯曲、鼓膜的位置、咽鼓管的位置和连通关系。

（2）在锯开的颞骨标本上观察鼓室、听小骨和乳突窦。

3.皮肤的观察：在皮肤的放大模型上观察表皮、真皮和皮下组织的位置关系及结构特点。

4.早期胚胎的观察：

（1）卵裂　取桑椹胚模型观察卵裂球的形态、数量，并比较卵裂球的大小。

（2）胚泡　取胚泡剖面标本观察：胚泡壁即滋养层，滋养层所围成的空腔即胚泡腔；内细胞群位于胚泡腔一侧，一端与滋养层相连。

（3）植入　取植入系列模型或图片，观察胚泡植入的过程。

（4）蜕膜　取妊娠子宫剖面模型，观察子宫内膜与胚胎的关系，确认基蜕膜、包蜕膜、壁蜕膜。

（5）胎膜　①绒毛膜：包在胚体最外面，其外面的树枝状突起叫绒毛。靠近基蜕膜部分，绒毛长而密集，故称丛密绒毛膜，属于胎盘的胎儿部分；面向包蜕膜的部分，绒毛因随胚胎发育与包蜕膜相贴而逐渐退化，又称平滑绒毛膜。②羊膜：衬在胚外中胚层内面，并包被于脐带的表面。羊膜所围的腔为羊膜腔。③卵黄囊：位于胚体腹侧面，在脐带形成时包入脐带内，以后闭锁为卵黄囊。④尿囊：在卵黄囊尾侧，随着胚胎的发育，尿囊近侧演变为膀胱，远侧部被包入脐带内，最后闭锁、退化。尿囊表面的胚外中胚层，形成一对尿囊动脉和一对尿囊静脉，包裹在脐带内，后改称为脐动脉和脐静脉。

（6）胎盘　由胎儿丛密绒毛膜和母体的基蜕膜构成。

观察足月分娩的新鲜胎盘标本，可见其呈圆盘状。胎盘的一面光滑，覆有羊膜，为胎儿面。中央连于脐带，透过羊膜可以看到以脐带为中心呈放射状排列的血管。另一面粗糙不平，为母体面。此面有许多不规则的浅沟，把母体面分为 15 ~ 20 个大小不等的胎盘小叶。

5.观察胚期和胎儿期的各期发育标本。

【实验报告】

记录观察到的眼球及耳的分部和结构、皮肤的结构、胎儿各期发育以及胎膜和胎盘的结构特点。

【实验评价】

对学生的学习态度、学习成果和操作技能进行评价。

主要参考书目

1. 邵水金 . 正常人体解剖学 . 第 3 版 . 北京：中国中医药出版社，2012.

2. 刘黎青 . 组织学与胚胎学 . 第 3 版 . 北京：中国中医药出版社，2012.

3. 严振国 . 正常人体解剖学 . 上海：上海科学技术出版社，2006.

4. 王怀生 . 解剖学基础 . 第 2 版 . 北京：人民卫生出版社，2009.

5. 刘贤钊 . 组织学和胚胎学 . 第 3 版 . 北京：人民卫生出版社，2002.

6. 杨壮来 . 人体结构学 . 北京：人民卫生出版社，2004.

7. 石玉秀 . 组织学与胚胎学 . 北京：高等教育出版社，2008.

8. 刘英林 . 正常人体学基础 . 北京：人民卫生出版社，2002.

9. 韩秋生 . 组织胚胎学彩色图谱 . 沈阳：辽宁科学技术出版社，2003.

10. 柏树令 . 系统解剖学 . 第 7 版 . 北京：人民卫生出版社，2008.

11. 王怀生，李召 . 解剖学基础 . 第 2 版 . 北京：人民卫生出版社，2001.

12. 刘桂萍，高明灿 . 正常人体学基础 . 郑州：河南科学技术出版社，2002.

13. 郭光文，王序 . 人体解剖彩色图谱 . 北京：人民卫生出版社，1986.

14. 王怀生，袁耀华 . 人体解剖学基础 . 第 2 版 . 北京：高等教育出版社，2011.

15. 曾冰冰 . 解剖学及组织胚胎学 . 北京：中国科技出版社，2008 .

16. 丁自海，范真 . 人体解剖学 . 第 2 版 . 北京：人民卫生出版社，2012.

17. 于晓谟 . 解剖学与组织胚胎学 . 郑州：河南科学技术出版社，2012.

18. 回俊岭 . 人体结构学 . 西安：第四军医大学出版社，2005.

19. 柏树令 . 系统解剖学 . 第 7 版 . 北京：人民卫生出版社，2009.

20. 邹仲之，李继承 . 组织学与胚胎学 . 第 7 版 . 北京：人民卫生出版社，2008.

21. 窦肇华，吴建清 . 人体解剖学与组织胚胎学 . 第 6 版 . 北京：人民卫生出版社，2012.

22. 杨壮来 . 人体结构学 . 北京：高等教育出版社，2010.

23. 程辉龙，涂腊根 . 人体解剖学与组织胚胎学（案例版）. 北京：科学出版社，2011.

24. 丁自海 . 人体解剖学 . 北京：人民卫生出版社，2010.

25. 邹锦慧，刘树元 . 人体解剖学 . 第 3 版 . 北京：科学出版社，2009.

26. 陈玲珑 . 临床应用解剖学 . 北京：人民卫生出版社，2011.

27. 程田志 . 人体解剖学 . 第 2 版 . 西安：第四军医大学出版社，2011.

28. 董华群 . 正常人体结构 . 第 2 版 . 北京：高等教育出版社，2011.

29. 刘璋 . 人体解剖及组织胚胎学 . 北京：教育出版社，2012.

30. 孙威 . 人体结构学 . 北京：人民卫生出版社，2007.

31. 王怀生 . 解剖学基础 . 第 2 版 . 北京：人民卫生出版社，2008.

32. 程田志，刘荣志 . 人体解剖学及组织胚胎学 . 西安：第四军医大学出版社，2009.

33. 甘泉涌，王滨 . 解剖组胚学（下册）. 北京：科学出版社，2003.

34. 李根源 . 解剖组胚学（下册）. 北京：科学出版社，2003.

35. 程田志，裴丽霞 . 人体结构学 . 上海：第二军医大学出版社，2012.

36. 杨壮来，牟兆新 . 人体结构学 . 北京：人民卫生出版社，2011.

37. 王怀生，李召 . 解剖学基础 . 北京：人民卫生出版社，2011.

38. 刘文庆，吴国平 . 系统解剖学与组织胚胎学 . 第 2 版 . 北京：人民卫生出版社，2010.